La mirada de Dios

BIBLIOTECA IBEROAMERICANA DE ENSAYO/9
COLECCIÓN DIRIGIDA POR MANUEL CRUZ, JULIANA GONZÁLEZ Y LEÓN OLIVÉ

1. Fernando Salmerón - *Diversidad cultural y tolerancia*
2. Isabel Cabrera - *El lado oscuro de Dios*
3. Luis Villoro - *Estado plural, pluralidad de culturas*
4. Mercedes de la Garza - *Rostros de lo sagrado en el mundo maya*
5. Ezequiel de Olaso - *Jugar en serio. Aventuras de Borges*
6. León Olivé - *Multiculturalismo y pluralismo*
7. Ernesto Garzón Valdés - *Instituciones suicidas. Estudios de ética y política*
8. Fernando Broncano - *Mundos artificiales. Filosofía del cambio tecnológico*
9. Fernando Escalante Gonzalbo - *La mirada de Dios. Estudio sobre la cultura del sufrimiento*

Fernando Escalante Gonzalbo

La mirada de Dios

Estudio sobre la cultura del sufrimiento

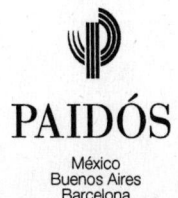

PAIDÓS
México
Buenos Aires
Barcelona

Cubierta: Margen Rojo/Yessica Ledezma, sobre un boceto de Mario Eskenazi

1ª edición, 2000

Quedan rigurosamente prohibidas, sin la autorización escrita de los titulares del *copyright,* bajo las sanciones establecidas en las leyes, la reproducción total o parcial de esta obra por cualquier medio o procedimiento, comprendidos la reprografía y el tratamiento informático, y la distribución de ejemplares de ella mediante alquiler o préstamo públicos.

D.R. © 2000 de todas las ediciones en castellano,
    Editorial Paidós Mexicana, S. A.
    Rubén Darío 118, col. Moderna, 03510 México, D. F.
    Tel.: 5579-5922. Fax: 5590-4361
D.R. © Editorial Paidós SAICF
    Defensa 599, Buenos Aires
D.R. © Ediciones Paidós Ibérica, S. A.
    Mariano Cubí 92, 08021, Barcelona

ISBN: 968-853-449-8

Página web: www.paidos.com

Impreso en México - Printed in Mexico

A la memoria de mi padre

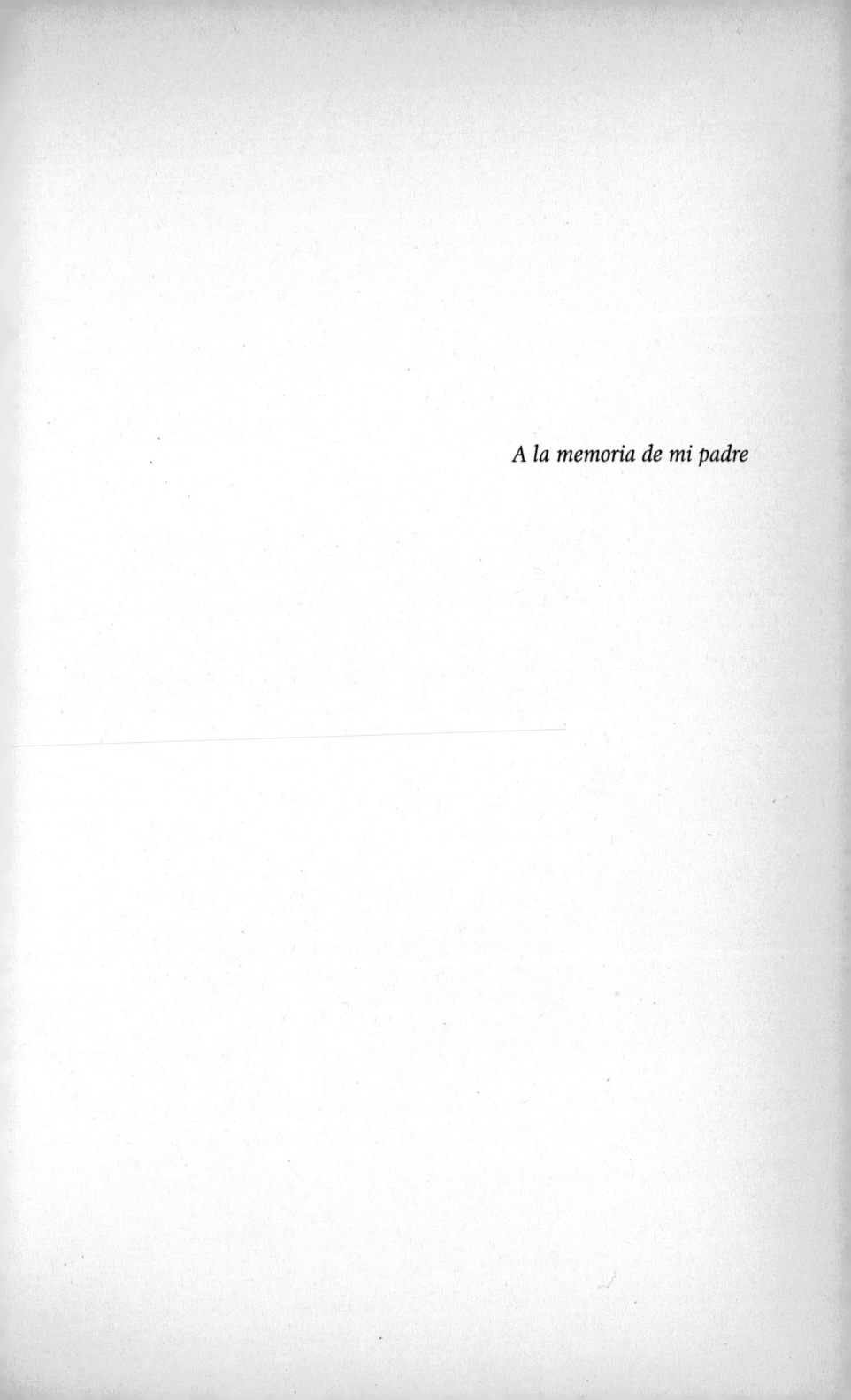

La redacción de este libro ha sido posible gracias al apoyo del Consejo Nacional de Ciencia y Tecnología de México y de don Dalmacio Negro Pavón, de la Universidad Complutense de Madrid. Agradezco al Conacyt la beca con la que apoyó mi estancia en España durante un año, y agradezco cordialmente a don Dalmacio Negro Pavón su generosidad y su confianza, su afectuosa atención hacia mi trabajo.

F. E. G.

Sumario

Nota introductoria.. 13

El sufrimiento de Rousseau.. 17

Un argumento de Freud.. 47

La agonía del mesianismo.. 79

El pecado original... 109

Voltaire mira el terremoto de Lisboa.................................. 145

Bienaventurados los pobres... 183

William James mira el terremoto de San Francisco......... 223

Adiós a todo aquello... 259

La pregunta de Dostoievski... 297

Bibliografía.. 333

Nota introductoria

Hay libros que se escriben solos; que uno comienza un día y, una página tras otra, se escriben como si estuviesen hechos de antemano. Hay libros que se escriben con orden y método, por sus partes, esforzadamente. Hay libros que no se escriben nunca. Las páginas que siguen forman parte de uno de esos libros que no se escriben nunca: constituyen un capítulo, una parte del argumento de un libro que no llegaré a escribir.

De hecho, estuve en la tentación de indicar debajo del título que se trataba de un cuaderno de trabajo, un cuaderno de notas o algo por el estilo. Porque eso es en la idea que tengo del libro que no llegaré a escribir sobre las formas y el significado cultural del *sentimentalismo*. Es una primera parte: la cultura del sufrimiento.

El supuesto básico sobre el que se sostiene mi argumentación es prácticamente un lugar común: los *sentimientos*, cualquiera que sea su naturaleza última y (probablemente) zoológica, tienen formas históricas. Es decir: su significado, su importancia, los matices que cabe ver en ellos, son producto de una cultura y un tiempo. Y de ese modo se hallan entrelazados con el resto de la experiencia y las formas del orden social.

Desde luego, el mismo supuesto expone mi argumento a una crítica bastante obvia y difícil de evitar: siendo históricos en su expresión, los sentimientos requieren un estudio mucho más preciso, acotado, mucho más matizado que el que ofrezco. Podría escribirse un volumen entero sólo para distinguir las variaciones de la sensibilidad que indican la «melancolía» y la «tristeza», y su relativa afinidad con la «nostalgia». Es verdad. Hablar de la cultura del sufrimiento en el Occidente moderno es una desmesura; hay todo tipo de variaciones nacionales, incluso locales, sombras y tintes de precisa ubicación cronológica que hay que tomar en cuenta.

Es verdad. No obstante, a sabiendas, propongo lo que podría ser un esquema general de interpretación, algo así como el esqueleto de un argumento, susceptible de acomodar muchas variaciones. Pretendo exponer las líneas generales que ha seguido la metamorfosis cultural del sufrimiento en Occidente en los últimos doscientos años.

Mi argumento es muy sencillo y, bien mirado, no es tampoco de una novedad escandalosa. Toda cultura necesita transformar de alguna manera el hecho universal del sufrimiento: el dolor, la enfermedad, la separación, el abandono, la muerte; necesita darle un significado para que la vida humana sea soportable. En general, dicha operación consiste en convertir el *dolor* en una forma de *sacrificio;* dicho de otro modo: asociar la experiencia concreta y presente del dolor con una totalidad superior, que la trasciende y puede darle sentido, cualquiera que éste sea (y hay que admitir, de entrada, que contribuir a la armonía del cosmos, padecer la ira de los dioses o redimir el pecado original pueden ser experiencias que ofrezcan igual o parecido consuelo).

Según mi argumento, hay dos modos básicos de interpretar el sufrimiento. Un modo *trágico*, que consiste en suponer que el infortunio resulta de la caprichosa voluntad de los dioses o el destino y que no hay más justicia ni otra explicación posible, y un modo *mesiánico*, que implica que todo dolor es un castigo o un medio de purificación, un mérito; es decir: que hay un *orden moral* del mundo, donde el sufrimiento es inseparable de la justicia, según la concibe una inteligencia humana.

Por supuesto, la cultura del sufrimiento en Occidente es, por su raíz cristiana, de inclinación mesiánica. Ahora bien, en la medida en que ha avanzado el proceso de la civilización, la decadencia de las iglesias y del pensamiento religioso en general ha hecho resurgir el sufrimiento como problema. Es el fenómeno que intento explicar en lo que sigue, con la idea de que su evolución es fundamental en las dos tendencias paralelas que configuran la secularización del cristianismo: la mundanización de las iglesias y la sacralización de la humanidad.

Como en cualquier otro caso, es difícil seguir el hilo de un solo argumento sin distraerse: evitar desviaciones, apostillas, ocurrencias. No las he evitado. En particular, durante la redacción de estas páginas han sido innumerables las dudas y las vacilaciones, la vista de otros caminos posibles. Trato de indicarlos todos y por eso se multiplican los paréntesis.

(Footfalls echo in the memory
Down the passage which we did not take
Towards the door we never opened
Into the rose-garden.)

Confío en que el resultado no sea una estructura de aspecto complicado o un texto difícil de leer. La intención es que cada capítulo se ofrezca como un paseo: un recorrido que necesita calma y curiosidad más que ninguna otra cosa.

Se echará de menos, acaso, un capítulo último titulado «conclusión» o algo semejante. La verdad es que no he sabido encontrar la conclusión, si es que la hay; en realidad, haría falta escribir otro libro para discutir, analizar y tal vez desmentir lo que digo. Yo me limito a contar una historia,

* Resuenan pisadas en la memoria/ Por el sendero que no recorrimos/ Hacia la puerta que no abrimos nunca/ En el jardín de rosas [T. S. Eliot, en versión de Vicente Gaos].

por eso no concluyo nada; pero entiendo que las conclusiones suelen ser de mucha utilidad, particularmente para quien tiene prisa por enterarse de qué se trata el libro. Sugiero una alternativa: puede leerse más o menos por encima —según la prisa que se tenga— el argumento del capítulo segundo y saltar después a las últimas páginas; con eso se tiene una idea bastante aproximada del resto, y se ahorra tiempo. (También, en caso de necesidad, puede leerse tan sólo el capítulo primero y reconstruir con un poco de imaginación todo lo demás. Es muy factible.)

Acaso también se eche de menos una lista de agradecimientos extensa y explicada. Tampoco he sabido hacerla y no por ingratitud; al contrario: uno está en deuda con mucha gente, demasiada, y lo más importante que habría que agradecer, la vida misma, no se refiere a la redacción del libro («footfalls echo in the memory»). Eso lo sabe cada quien. Sólo menciono, por un prurito de justicia, a quienes me han ayudado directamente en la escritura. Por su lectura y sus comentarios, gracias a Ernesto Azuela, Claudio Lomnitz, Jean-François Prud'homme y Mauricio Tenorio; por dos conversaciones de rara calidez, gracias a Juan Malpartida; por todo lo que sé de la *Shoah* y de los campos de concentración, a Beatriz Martínez de Murguía: gracias.

El sufrimiento de Rousseau

Leer a Rousseau suele ser una experiencia conmovedora. No sólo porque sufre y refiere con todo detalle su sufrimiento, sino porque su manera de sufrir resulta para nosotros especialmente cercana y por eso, también, dramática.

> Heme aquí, pues, solo en la tierra, sin más hermano, prójimo, amigo ni compañía que yo mismo. El más sociable y el más amante de los humanos ha sido proscrito por un acuerdo unánime. Han buscado en los refinamientos de su odio qué tormento podía serle más cruel a mi alma sensible y han roto violentamente todos los lazos que me ligaban a ellos. Yo habría amado a los hombres a pesar de ellos mismos [Rousseau 4, p. 55]

Así comienzan *Las ensoñaciones del paseante solitario*, con un tono similar al de *Las confesiones:* emocionante y patético, desmesurado. Casi una sola, interminable queja.

> ¿Podría yo haber supuesto, sensatamente, que un día, el mismo hombre que yo era, el mismo que soy todavía, llegaría a pasar, a ser tenido sin duda por un monstruo, un envenenador, un asesino, que me convertiría en el horror de la raza humana, en el juguete de la canalla, que no tendría otro saludo sino que los transeúntes me escupiesen, que una generación entera se divertiría con el acuerdo unánime de enterrarme vivo? [4, p. 56].

Parece desmesurado, desde luego; incluso, y digámoslo con alguna cautela, un poco enfermo. Pero no hay razón para dudar de que Rousseau sintiese efectivamente eso, tal cual. Que se sintiese maltratado y más, injustamente maltratado. Porque él no había tenido más que buenas intenciones, es decir, no merece padecer como padece.

¿Qué he hecho aquí abajo? Estaba hecho para vivir, y muero sin haber vivido. Al menos eso no ha sido culpa mía, y llevaré al autor de mi ser, si no la ofrenda de buenas obras que no me han dejado hacer, al menos un tributo de buenas intenciones frustradas, de sentimientos sanos pero vueltos ineficaces, y de una paciencia a prueba del desprecio de los hombres [4, p. 67].

No quedan, pues, más que las buenas intenciones. Como prueba para algún juez —el lector, por ejemplo, sucedáneo de Dios— que decida la sanción última.

Insisto: lo primero que llama la atención es la proximidad del texto. No hace falta que Rousseau nos resulte simpático personalmente; sabemos de qué está hablando, podemos entender por qué sufre y con qué razón se queja. Y puede que lo sepamos por experiencia propia. Sabemos que los demás, ellos, son ajenos e indiferentes; que la sociedad aísla, separa, oprime, y que frente a ella los individuos están indefensos. Sabemos que no hay justicia en ello. Y por eso podemos entender que alguien se queje, como Rousseau, con el único —definitivo— argumento de sus buenas intenciones.

Hablamos, si no el mismo lenguaje, uno muy semejante. Más todavía: lo que entonces, hace dos siglos y medio, era más o menos extravagante, para nosotros es de sentido común. Hoy sería difícil resistirse a las quejas de alguien que se doliese así de la opresión, de la indiferencia de los demás, de la injusticia del orden social. Alguien que exhibiese así su debilidad y que diese pruebas de sus buenas intenciones.

Ciertamente, esa cercanía dice poco. Tal vez dice que nos hemos vuelto más compasivos o más susceptibles, es decir, en cierto sentido, más civilizados. Pero creo que hay más. Dicho en una frase: mi idea es que Rousseau inaugura una nueva sensibilidad, una nueva manera de entender el sufrimiento. Y que eso, la importancia y el significado moral del sufrimiento, es fundamental en la estructura de su obra y lo es también para nuestro orden cultural.

La originalidad de Rousseau es bastante obvia y conocida, pero no deja de ofrecer dificultades. Al fin y al cabo, también nos conmueven el dolor de Edipo, los infortunios de Job o del rey Lear. No hay nada nuevo en el hecho de que los hombres sufran, nada nuevo en que se lamenten por ello e inspiren lástima, tristeza u horror. No obstante, es verdad que se sufre por causas distintas y, sobre todo, se sufre de maneras distintas, según el significado que se asigne al sufrimiento. Sufrir por Dios o por la patria, por amor, por la familia, por obra del destino o como consecuencia del pecado son cosas que apenas tienen punto de comparación.

Supongo que sería posible una clasificación general de esos modos de sufrir. Para lo que me interesa, es innecesaria. Me limito, por eso, a una digresión sobre las dos formas más generales que cabe distinguir. Una oposición básica —radical— separa dos modos opuestos de interpretar el sufrimiento, según se suponga que hay o no un orden moral del cosmos: para la idea trágica, el éxito o el fracaso, el dolor, escapan a toda medida humana de justicia; para la idea mesiánica hay un orden inquebrantable —acaso oculto, pero indudable— hecho de castigos y recompensas, sufrimiento y reparación. Por supuesto, son extremos, modelos que rara vez pueden darse sin mezcla, en estado puro; no obstante, la diferencia entre ellos es bastante clara para que en todo caso sean reconocibles.

Hay un modo de lamentación que corresponde a la idea trágica del sufrimiento. La idea de que el dolor es inevitable, irreparable, inmerecido y ajeno a todo esfuerzo o deseo humano; que, como dice Steiner, «de nada vale pedir una explicación racional o piedad. Las cosas son como son, inexorables y absurdas» [2]. La Fortuna o el Destino, los dioses deciden la desgracia sin motivo; las quejas humanas se hacen eco de ese vacío.

> ¡Oh, generaciones humanas! Cómo en mi cálculo, aunque reboséis de vida, sois lo mismo que la nada. ¿Qué hombre, pues, qué hombre goza de felicidad más que en el momento en que se lo cree, para enseguida declinar? Con tu ejemplo a la vista y con tu sino, ¡oh infortunado Edipo!, no creo ya que ningún mortal sea feliz.[1]

El sufrimiento trágico no es justo, no es moral ni inmoral; pertenece a una necesidad ciega que escapa a la medida humana. Es un mal absoluto.

La tragedia no dice otra cosa sino que nuestra capacidad para entender y ordenar la vida es mínima, precaria, casi intrascendente.[2] Dice que los hombres no saben, no pueden saber cabalmente lo que hacen, como no sabe Edipo que está asesinando a su padre; que no pueden evitar el mal porque la fuerza de las cosas los pone en situaciones que no permiten una acción justa, recta, indudable, como sucede a Agamenón, obligado a escoger entre la vida de su hija y la salvación de su ejército; como sucede a Antígona, que no puede obedecer al mismo tiempo las leyes de la ciudad y las de la sangre.

Es casi seguro que sobre decirlo: para nosotros, el modelo de lo trágico es griego. Difícilmente puede aparecer la idea con la misma pureza después de la expansión del cristianis-

---

[1] Es el lamento del coro, cerca del final de la tragedia [Sófocles, p. 202].

[2] «El teatro trágico nos afirma que las esferas de la razón, el orden y la justicia son terriblemente limitadas y que ningún progreso científico o técnico extenderá sus dominios» [Steiner 2, p.13].

mo.[3] Sin embargo, la tragedia no supone la falta absoluta de responsabilidad, no supone la inocencia; según la formulación de Kierkegaard, «en la tragedia griega la acción es algo intermedio entre el actuar y el padecer» y en eso consiste su naturaleza:

> Lo trágico está cabalmente entre esos dos extremos. Si el individuo no tiene en absoluto ninguna culpa, entonces cesa el interés trágico, pues en tal caso queda amortiguado el choque que es característico de la tragedia. Pero, por el lado contrario, si la culpa del individuo es absoluta, entonces ya no tiene para nosotros ningún interés desde el punto de vista trágico [Kierkegaard, pp. 21-22].

Por eso la idea trágica no es un obstáculo insalvable para la interpretación moral. De hecho, hay una visión moral, agónica, que se aviene con la idea trágica: que no renuncia al empeño de ordenar la vida mediante la razón, pero sabe siempre que la fortuna es inescapable y que todos los bienes y la virtud misma están bajo su imperio; más aún: una visión que sabe que «la peculiar belleza de la excelencia *humana* reside justamente en su vulnerabilidad».[4]

(Hay en el pensamiento griego, dice Nussbaum, y particularmente en Platón, la ambición de una «autosuficiencia racional», es decir, el intento de poner el bien fuera del alcance de la fortuna —todo lo que a los hombres les sucede, sin intervención activa de su parte— mediante la razón. Pero a la vez, «complicando y limitando el intento de desterrar la con-

---

[3] Es casi un lugar común, seguramente tan antiguo como lo es la autoconciencia del cristianismo; sólo como nota curiosa, añado la argumentación de Donoso Cortés: «no podrá ya causar extrañeza la inconmensurable distancia que hay entre la tragedia antigua y el drama cristiano [...]. En aquélla no hay sino fuerzas que vencen y debilidades que sucumben; en éste, pasiones que luchan; en aquélla, catástrofes; en éste, virtudes y crímenes» [Donoso Cortés, 204].

[4] Un análisis verdaderamente emocionante de esa posibilidad aparece en Martha C. Nussbaum; cito aquí la p. 29.

tingencia de la vida humana, hubo siempre un vívido sentido de la especial belleza que atesora lo contingente y mudable» [Nussbaum, p. 30]; la idea, esto es, de que los afectos, las pasiones y todo lo que nos compromete con este mundo azaroso, arriesgado y cambiante forma parte también de una «vida buena» y no es posible prescindir de ello. Sin duda, la aspiración platónica de autosuficiencia ha sido predominante durante siglos; no obstante, el hecho del sufrimiento en casi cualquiera de sus formas: la enfermedad y la muerte, la miseria, el fracaso, el abandono, tendría que hacernos mucho más receptivos hacia esa otra alternativa: una ética que reconozca «la fragilidad del bien».)

De la agonía implícita en la tragedia se deriva, en realidad, uno de los más antiguos y persistentes arquetipos morales: el del héroe. La actitud «heroica» ante el dolor implica no sólo aceptarlo como parte de la vida, sino incluso buscarlo, provocarlo deliberadamente, con la mira puesta en una finalidad superior. El modelo es Prometeo, pero también Ulises, Aquiles. El héroe acepta la fatalidad, pero no se somete de manera dócil: no es una mera víctima; en la actitud heroica hay sufrimiento, y sufrimiento recibido voluntariamente, pero hay también esfuerzo, riesgo y fortuna.

Con todo, la actitud más consecuente —la más generalizada— a partir de la idea trágica es la que, por abreviar, podríamos llamar «estoica». Consiste en la negación del dolor mediante algún modo de disciplina: resignación, desprendimiento, ascesis. En cualquier caso, obedece a la ambición de la «autosuficiencia racional»: la idea de que lo verdaderamente valioso o apreciable es también invulnerable para los embates de la Fortuna; está en otra parte, es ajeno a la pasión, al cambio y a la (inevitable) decadencia.[5]

El estoico sabe que la vida humana es, rigurosamente, una fatalidad, razón por la cual lo único asequible y sensato

---

[5] Es una de las tentaciones más frecuentes, casi universales, para la fi-

es la renuncia: «si la esencia del bien —escribe Epicteto— está en las cosas que dependen de nosotros, ni la envidia ni los celos tienen cabida [...]. Y para esto sólo hay un camino: el de menospreciar las cosas que no dependen de nosotros» [Epicteto, pp. 39-40]. Ahora bien, de nosotros no dependen ni la vida ni la salud, tampoco la riqueza, el honor, la familia; de modo que el sabio no desea nada de eso, ni rehúye la miseria, la enfermedad, la separación o la muerte, esto es, se pliega voluntaria y suavemente a la necesidad: «No pretendas que lo que sucede suceda como quieres, sino quiérelo tal como sucede» [Epicteto, p. 21].

Es fácil de entender el atractivo permanente de la actitud estoica, ya que ofrece la ilusión de un consuelo definitivo. La ilusión de la serenidad; conformarse con la naturaleza, como aconsejaba Séneca, y sufrirlo todo sin queja, con suavidad de ánimo, puesto «el sumo bien en lugar donde con ninguna fuerza pueda ser derribado, y donde no tenga entrada el dolor, la esperanza, el temor».[6]

No obstante, con la misma facilidad se entiende que la consolación estoica sea, por decirlo así, de corto alcance, apropiada más bien para algún tipo de aristocracia. Para la vida común de la gente común es una disciplina excesiva: impracticable y también, seguramente, innecesaria.

A pesar de eso, los motivos y argumentos estoicos nos son muy familiares porque hay una afinidad superficial entre el desapego estoico y el menosprecio cristiano del mundo, que explica la mezcla de ambas tradiciones en la literatura occidental. Sin embargo, se trata de dos ideas enteramente distintas del sufrimiento: lo que para el cristiano es un cami-

---

losofía moral; de varios modos aparece tanto en Buda como en el Evangelio, en Kant o en Schopenhauer, y en casi toda la filosofía posterior a Kant.

[6] Las frases corresponden al tratado de Séneca «De la vida bienaventurada», citado en Zambrano 1, p. 171.

no de perfección, para el estoico es tan sólo un error, una torpeza: sufrir es inútil.

La afinidad se explica por dos razones. La primera: el cristianismo supone también, como el estoicismo, que lo verdaderamente valioso es invulnerable a la fortuna y depende tan sólo de la disposición espiritual de cada uno (lo valioso está en el más allá). La segunda: que también en el orden de la vida cristiana conviene soportar el dolor sin queja, confiando en la Providencia.

Puede ser, a veces, difícil de discernir pero la diferencia es fundamental: se trata de evitar el pecado o evitar el dolor. Un cristiano puede prestarse voluntariamente a padecer algún sufrimiento, puede mortificarse por amor a Dios, puede «hacer un sacrificio» que resulte meritorio, cosa que para un estoico carecería enteramente de sentido (lo cual, paradójicamente, podría situar al cristiano más cerca de la actitud heroica, eliminados el riesgo y el azar). Por eso es tan significativa —y por eso también tan persistente— la ambigüedad en la retórica medieval, renacentista, barroca, del *contemptus mundi*, y la asimilación, a partir del Renacimiento, de los modelos y la retórica de los estoicos.[7]

Un ejemplo relativamente tardío, la «Carta para Arias Montano», de Francisco de Aldana:

> Yo soy un hombre desvalido y solo,
> expuesto al duro hado cual marchita
> hoja al rigor del descortés Eolo;

---

[7] Como lo ha visto Pedro Salinas [p. 354], sirven la autoridad y los tópicos de la literatura clásica para reforzar las actitudes cristianas: «Y así sigue por la Edad Media la Fortuna presumiendo de diosa, acaso de señora absoluta, pero usada en un papel anciliario por la doctrina cristiana, que halla en sus malas acciones un dilatado campo donde crecen argumentos y argumentos para menospreciar el mundo.»

mi vida temporal anda precita
dentro el infierno del común trafago
que siempre añade un mal y un bien nos quita.

[...]

Pienso torcer de la común carrera
que sigue el vulgo y caminar derecho
jornada de mi partida verdadera;

entrarme en el secreto de mi pecho
y platicar en él mi interior hombre
dó va, dó está, si vive o qué se ha hecho.[8]

La intención explícita del poema es invitar a la «contemplación de Dios», para lo que conviene, por supuesto, un desprendimiento ascético de todo apego mundano. Y, sin embargo, hay una sonoridad estoica bastante nítida: el ademán aristocrático, individualista, de autosuficiencia, en el menosprecio de un mundo regido por el «hado», la fatalidad del mal. Dicho de otro modo, sufrir es un error.

Creo que no se trata de una inercia retórica, pero tampoco de una rebelión consciente, deliberada, contra la idea cristiana. Para ese primer humanismo la mezcla parece enteramente natural.[9] La Fortuna puede ser ejemplar, porque hace Justicia, y conviene ser justos siempre, porque el Destino es impredecible; esa moraleja mezclada e inconsistente es la más frecuente, por ejemplo, cuando se expone —en la poesía

---

[8] La epístola es de 1577; véanse las pp. 270 y ss. del volumen de Aldana.

[9] «Los tópicos esenciales del estoicismo se convierten en claves básicas para entender la poesía moral castellana hasta el barroco. Su ética parte de la concepción de las cuatro pasiones o errores del vulgo, de lo que Andrada llama "el ánimo plebeyo" o "la opinión vulgar": amor, odio, esperanza y miedo» [Fernández de Andrada, p. xx]. Habrá que recordarlo: el amor y la esperanza, y también el temor a Dios, se cuentan entre las virtudes cristianas indispensables.

española— la suerte de don Álvaro de Luna, o cuando se medita sobre la caída de cualquiera de los grandes *(casus virorum illustrium)* en la literatura medieval. Me importa subrayar que esa compatibilidad es falsa. Al cristianismo corresponde otra idea del sufrimiento, distinta y aun opuesta a la idea trágica; una que, por abreviar, llamo mesiánica. Supone que el dolor es finalmente justo y también, en estricto sentido, racional: humanamente inteligible.[10] Por supuesto, es una idea que tiene su origen en la tradición judía, que entiende el destino del hombre en términos de una relación moral, personal, con Dios. Su singularidad deriva de la convicción de que el universo posee un orden asequible para la razón humana, producto de la voluntad —necesariamente justa— del único Dios. No hay azar: todo cuanto sucede aquí abajo es querido, con justicia, por Dios, todo se explica en un lenguaje moral. «La respuesta —dice Max Weber— a la pregunta acerca del por qué de la desgracia fue desde el principio ésta: la voluntad de Yahvé, el Dios propio» [Weber 4, p. 327].

El dolor es siempre un castigo: desde que Adán y Eva fueron expulsados del Paraíso, y de ahí en adelante. Por eso las quejas que hay en el Antiguo Testamento, abundantísimas, son de todo en todo distintas de los lamentos de la tragedia: «Nosotros nos hemos rebelado, y fuimos desleales; tú no perdonaste. Desplegaste la ira y nos perseguiste; mataste, y no perdonaste» [Lm, 3: 42–43]; un Dios terrible, pero también justo: «Nuestra danza se cambió en luto. Cayó la corona

---

[10] Hay exageración, acaso un error de óptica, en Ortega [4, p. 117] cuando supone que el mundo clásico era en algún sentido más «natural»: «No hay duda de que la vida antigua se hallaba menos penetrada de valores transvitales —religiosos o de cultura— que la iniciada por el cristianismo y su secuencia moderna. Un buen griego, un buen romano, están más cerca de la desnudez zoológica que un cristiano o un *"progresista"* de nuestros días.» Pero la distancia entre las dos visiones es así de nítida.

de nuestra cabeza. ¡Ay ahora de nosotros! Porque pecamos.
Por esto fue entristecido nuestro corazón» [Lm, 5: 15-17].[11]
Pero hay algo más: el castigo no es nunca definitivo; siempre es posible volverse hacia Dios, reparar el daño, renovar la Alianza.

> Si los hacía morir, entonces buscaban a Dios;
> entonces se volvían solícitos en busca suya,
> y se acordaban de que Dios era su refugio,
> y el Dios Altísimo su redentor.
> Pero le lisonjeaban con su boca,
> y con su lengua le mentían;
> pues sus corazones no eran rectos con él,
> ni estuvieron firmes en su pacto.
> Pero él, misericordioso, perdonaba la maldad
> y no los destruía;
> y apartó muchas veces su enojo.
> Se acordó de que eran carne,
> soplo que va y no vuelve [Sal, 78: 32-39].

En realidad, todo el Antiguo Testamento está hecho de esos dramáticos extravíos y reconciliaciones. Del pueblo que se olvida de Dios y es castigado y retorna. Con cuya historia se dice y se repite, una y otra vez, que el sufrimiento es justo.

No obstante, puede suceder, sucede que padezcan también los inocentes. La justicia divina es inalterable y cierta: lleva cuenta exacta de todo, para retribuirlo. «Mis huidas tú has contado; pon mis lágrimas en tu redoma, ¿no están ellas en tu libro?» [Sal, 56: 8]. Al final de los tiempos llegará el Mesías para redimir todos los sufrimientos e instaurar la jus-

---

[11] Otra vez, Max Weber: «La esencia de Yahvé no contenía nada suprasensible, en el sentido de algo que estuviera más allá de la comprensión y del entendimiento. Sus motivos no se sustraían a la comprensión humana. Por el contrario, precisamente la comprensión de los designios de Yahvé en términos de motivos justos era la tarea de los profetas, así como de los maestros de la Torah» [4, p. 341].

ticia. Es el segundo rasgo, fundamental, de la idea mesiánica: la posibilidad de la redención —que justifica incluso los padecimientos más incomprensibles—. Una idea extraordinaria, pero que se hace indispensable para el pueblo de Israel durante el exilio; el dramatismo con que lo explica Renan es cautivador:

> Ese pequeño grupo de exiliados, perdido en medio de una muchedumbre profana, siente a la vez su debilidad material y su superioridad intelectual, y viendo a su alrededor el imperio brutal de la fuerza y del orgullo, se exalta hasta alcanzar el cielo. De tantos oráculos divinos aún incumplidos, de ese montón de esperanzas equivocadas, de esa lucha de la fe y la imaginación contra la realidad, nació definitivamente el Mesías. Ante la iniquidad triunfante, Israel se remite al gran día de Jehová y avanza resueltamente hacia el porvenir.[12]

Si el mecanismo de la esperanza no es único en la historia, sí lo es la idea mesiánica del judaísmo por su fuerza y su capacidad de supervivencia. La interpretación del sufrimiento, de hecho la interpretación del acontecer todo del mundo, depende de esa retribución final que asegura, desde los tiempos oscuros, el orden moral del cosmos.[13]

> Decid a los de corazón apocado: esforzaos, no temáis; he aquí que vuestro Dios viene con retribución, con pago; Dios mismo vendrá y os salvará. Entonces los ojos de los ciegos serán abiertos, y los oídos de los sordos se abrirán. Entonces el cojo saltará como un ciervo, y cantará la lengua del mundo; porque aguas serán cavadas en el desierto, y torrentes en la soledad [Is, 35: 4-6].[14]

---

[12] La versión original en francés se encuentra en Renan, p. 105.
[13] La nueva teodicea del Deuteroisaías [Is, 40-55] afirma precisamente eso: el sufrimiento de Israel es uno de los medios indispensables para los planes universales de salvación [véase Weber 4, pp. 396 y ss.].
[14] Repárese en un detalle. No sólo se anuncian milagros en el reino de

La llegada del Mesías será un acontecimiento catastrófico; restauración o liberación, instauración del nuevo Reino. Pero sucederá en este mundo, como parte de esta historia, para redimir estos sufrimientos, estas penas. Será, ése sí, el orden definitivo.[15]

El cristianismo ha elaborado de varias maneras la idea mesiánica, pero conserva ambos rasgos: la justificación del sufrimiento como castigo (el castigo del pecado original, ante todo) y la esperanza de la redención. Con un añadido considerable: la posibilidad de interpretar el dolor como vía de «purificación»; en particular, el sufrimiento de los inocentes debe ser entendido así, como un recurso en el camino de la salvación. Son bienaventurados los que lloran, porque ellos recibirán consuelo.[16]

Caben muchas y muy distintas posibilidades dentro de la estructura mesiánica. Lo fundamental en todas ellas, y que las distingue nítidamente de la idea trágica, es la convicción de que el dolor tiene un sentido, es moralmente inteligible. Es decir, que se refiere siempre a la Justicia. Dicho de otro modo, hay no sólo una causa material, sino una razón moral del dolor: éste es en su última raíz producto de una voluntad inteligente, de modo que es castigo o expiación, o bien, mérito

---

Dios, sino precisamente milagros capaces de reparar los sufrimientos que podrían ser menos merecidos: los defectos físicos.

[15] «En todas sus modalidades y formas, el judaísmo siempre ha concebido y defendido la salvación como un proceso que tiene lugar públicamente, ante los ojos de todos, en el escenario de la historia, y que está mediado por la comunidad; un proceso, en resumen, que se decide en el mundo de lo visible y que no puede pensarse sin esa proyección visible» [Scholem, p. 99].

[16] Con toda la importancia que tiene el mensaje del Sermón de la Montaña para definir al cristianismo, eso no obsta para que se conserven las otras significaciones —de raíz judaica— del sufrimiento. Éste sigue siendo un castigo. Según Scheler, no obstante, en su ensayo «Sobre el significado del sufrimiento» [en 1], la idea del sufrimiento como «purificación» es la nota característica del cristianismo.

acreditable de alguna manera. Por eso, su representación emblemática, inagotable, está en ese raro prodigio literario que es el libro de Job (que está, por cierto, según la intuición de María Zambrano, en las antípodas del estoicismo: «Nada más antisenequista que la queja de Job, el pedir cuentas a la divinidad. Séneca no tenía en parte alguna a nadie a quien pedir cuentas» [1, p. 83]).

Hay en la idea mesiánica, sin duda, nuevas ocasiones de angustia; también parece razonable la idea de William James: que la vida del más allá y la posibilidad de la justicia permitan formas de felicidad ajenas a la cultura (trágica) griega. «La hermosa jovialidad del politeísmo [griego] no es más que una ficción poética moderna. No conocieron alegrías de calidad comparable con las que pueden alcanzar los brahamanes, budistas, cristianos, mahometanos, los pueblos "nacidos de nuevo" de religiones no-naturalistas, a partir de sus credos de misticismo y renunciación» [2, p. 143]. En cualquier caso, lo cierto es que se trata de repertorios culturales muy distintos.

La creencia en el más allá, donde la vida humana adquiere su verdadero significado, señala una diferencia fundamental: permite tolerar el sufrimiento presente, haciéndolo relativamente insignificante. Por eso el estoicismo resulta ser una especie de «puente» entre ambos mundos: «La insensibilidad estoica y la resignación epicúrea —sigue diciendo James [2, p. 143]— fueron los mayores avances que hizo la inteligencia griega en esa dirección» (es decir, en dirección a la idea de otra vida, verdaderamente valiosa, fuera del mundo).

La digresión va siendo ya demasiado larga. Y basta para lo que nos hace falta. Hay en la tradición occidental dos modos fundamentales de entender el sufrimiento; uno lo refiere a la Fortuna, el otro, a la Justicia. Ambos son modos de pensamiento religioso: enfrentan el escándalo del sufrimiento, del mal, mediante categorías trascendentes.[17]

[17] «Cuando las conjeturas extraídas sobre el origen del sufrimiento

No es infrecuente que ambos aparezcan mezclados, a pesar de ser formalmente incompatibles. Y hay mucho que aprender en los matices de esa superposición: en la sensibilidad trágica del jansenismo, por ejemplo, o en la persistencia del ánimo estoico. Pero ya habrá ocasión de volver sobre ello. De momento, antes de volver en busca de la originalidad de Rousseau, conviene recordar —de paso— un género muy popular de la lírica occidental: el lamento de amor. Sufrir por amor y quejarse de ello ha sido una de las tareas que más han ocupado a los poetas, desde siempre. Insisto: es un género popular, con el que todos estamos familiarizados. El amante se duele de su amor y se queja con su amada, haciéndole ver su sufrimiento.

Un clásico:

> ¡Oh, más dura que el mármol a mis quejas
> y al encendido fuego en que me quemo,
> más helada que nieve, Galatea!
> Estoy muriendo, y aun la vida temo;
> témola con razón, pues tú me dejas;
> que no hay, sin ti, el vivir para qué sea.[18]

No es ocioso anotar que en mucho pueden ser similares los lamentos de amor divino. Y que la coincidencia no es accidental, sino que resulta de la mezcla de la tradición latina con la imaginería cristiana; en particular, con la devoción «humanizada» por el culto mariano, a partir del siglo XII, en coincidencia con el surgimiento de la elaborada idea del «amor cortés» y la lírica trovadoresca.[19] Un amor transido de

---

humano, sobre la naturaleza del mal, sobre el infortunio inexplicable o sobre el éxito moralmente repelente se expresan con seriedad, cuando son objeto de un análisis riguroso, serán de índole religiosa» [Steiner 3, p. 113].

[18] Garcilaso de la Vega, *Égloga primera*.
[19] «De la Roma pagana de Ovidio, cuyo *Ars amandi* fue un texto favorito de la Edad Media, se recoge la noción, más o menos seria en Ovidio,

religiosidad y una religión de encendido amor producen una tradición poética característica, en la que los lamentos del amante tienen un lugar fundamental. El amante «cortés», como el devoto de María, está obligado a sufrir porque la amada está siempre ausente, más allá,[20] de tal forma que la relación amorosa se convierte en un nuevo camino de perfección, erizado de dificultades, para el que el esfuerzo y el ánimo ascético son indispensables. «De hecho —dice Jean Markale—, a partir del siglo XI la elite intelectual de Europa, liberada de sus terrores milenaristas, comienza a preguntarse si el amor es un simple juego, una simple cópula destinada a perpetuar la especie, o si no será un medio de llegar a la trascendencia, un medio para superar lo humano hacia lo divino» [Markale, p. 22]. Paralelamente, el amor a Dios se convierte en algo mucho más apasionado y más próximo al deseo humano:[21]

> Sácame de aquesta muerte,
> mi Dios, y dame la vida;
> no me tengas impedida
> en este lazo tan fuerte;

---

del amor como un Dios. Y el culto mariano, la consagración especial del fervor religioso a la figura de la Virgen María, se ofrece como otro parangón deseable a las poesías de los trovadores. De ahí nace toda la vena lírica que toma prestado al lenguaje religioso modismos poéticos y fórmulas de estilo» [Salinas, pp. 305-306].

[20] El auge del culto mariano se produce, con Bernardo de Claraval, en el siglo XII [véase Hilda Graef, pp. 208 y ss.]; al mismo tiempo, las visiones místicas de mujeres como Gertrudis de Hefta y Mectilde adoptan los tópicos y formas del amor cortés [véase McDannell y Lang, pp. 140 y ss.].

[21] «Escritores religiosos como Bernardo de Claraval (1090-1153) intentaron acomodar el nuevo sentimiento del amor que cantaban los trovadores a un fin totalmente diferente. En vez de mantener con los teólogos escolásticos que era el conocimiento lo que conducía a la divinidad, Bernardo argumentaba que sólo el amor lleno de pasión y deseo dirigía el alma hacia Dios» [McDannell y Lang, p. 136].

mira que peno por verte,
y mi mal es tan entero,
que muero porque no muero.
[San Juan de la Cruz, p. 269].

Hay varios aspectos del lamento de amor que recuerdan el tono de Rousseau: su carácter, digamos, subjetivo y absolutamente personal, su acento sentimental... Pero uno, en particular, es importante. El sufrimiento tiene una utilidad retórica particular en ese caso: sirve para conmover, sirve como reproche bien fundado, porque debe tomarse como indicio del amor (una función similar a la que tiene, por ejemplo, en un alegato judicial el *argumentum ad misericordiam*). Y algo más: el sufrimiento resulta ser un mérito, el amante merece ser amado porque sufre.

(Don Quijote sabía que eso era parte de la regla de la caballería andante; que tenía que sufrir y hacérselo saber a su dama y que ambas cosas eran igualmente necesarias: «—Ahí está el punto —respondió don Quijote— y ésa es la fineza de mi negocio, que volverse loco un caballero andante con causa, ni grado ni gracias: el toque está en desatinar sin ocasión y dar a entender a mi dama que si en seco hago esto, ¿qué hiciera en mojado?» En cuanto a las quejas, don Quijote no desmerece frente a nadie: «Éste es el lugar, ¡oh, cielos!, que diputo y escojo para llorar la desventura en que vosotros mesmos me habéis puesto. Éste es el sitio donde el humor de mis ojos acrecentará las aguas deste pequeño arroyo, y mis continos y profundos sospiros moverán a la contina las hojas destos montaraces árboles, en testimonio y señal de la pena que mi asendereado corazón padece.»)[22]

---

[22] Es el capítulo XXV: «Que trata de las estrañas cosas que en Sierra Morena sucedieron al valiente caballero de la Mancha, y de la imitación que hizo de la penitencia de Beltenebros.»

Volvamos al principio. Hay algo, incluso mucho, en la manera de quejarse de Rousseau que nos lo hace particularmente próximo. Podemos entender cómo sufre. Y eso no es algo obvio y natural, que pueda darse por descontado. No sentimos lo mismo —o difícilmente— leyendo los lamentos de san Juan de la Cruz o de Jeremías. Para decirlo en una frase: Rousseau anticipa y prefigura algunos rasgos característicos de nuestra sensibilidad; por eso puede ser útil detenerse un poco en los rasgos que señalan su originalidad.

Desde luego, hay mucho que viene de lejos, una singular mezcla de tradiciones y estilos. Predomina sin duda una idea mesiánica del sufrimiento, con acentos calvinistas (o jansenistas) que lo acercan más bien al lenguaje del Antiguo Testamento: «Dios es justo; él quiere que yo sufra y él sabe que soy inocente. He aquí la razón de mi confianza, mi corazón y mi razón me gritan que ella no me engañará. Dejemos, pues, hacer a los hombres y al destino; aprendamos a sufrir sin murmurar; todo debe finalmente volver al orden, y llegará mi turno, tarde o temprano» [Rousseau 4, p. 74].

Sin embargo, su confianza en la Providencia es, por lo menos, vacilante: le preocupan demasiado los demás hombres, le obsesiona demostrar y publicar su inocencia. Más todavía: quisiera que los demás le mirasen como él mismo se mira, como (imagina) le mira Dios, con infinita misericordia, infinita justicia, infinita compasión. Hay pasajes, donde habla de la multiplicación de sus enemigos y de las persecuciones que padece, que recuerdan muy precisamente el lenguaje de los salmos (tengo en mente, entre otros, el salmo 22, fundamental para nuestra cultura del sufrimiento: «Mas yo soy gusano, y no hombre/ Oprobio de los hombres, y despreciado del pueblo./ Todos los que me ven me escarnecen» [Sal, 22: 6-7]). Hay otros más, en cambio, donde lo que aparece es un distanciado ánimo estoico: fatalista, resignado, ajeno.[23]

---

[23] «Todo se ha terminado para mí sobre la tierra. Ya no pueden hacer-

En todo ello Rousseau es típicamente moderno. Necesita pensar el sufrimiento en términos morales: hay sufrimiento justo e injusto, porque el mundo posee un orden, un orden que es moralmente inteligible. No obstante, la redención del dolor en la vida futura no es una esperanza luminosa sino, apenas y acaso, un consuelo posible. Por otra parte, él se siente, se sabe fundamentalmente inocente: sin pecado; por eso puede padecer, a veces, con resignación, pero nunca transido por la conciencia de ser absolutamente indigno de la misericordia divina. No vive agobiado por el peso del pecado original.

Pongamos un poco de orden. La originalidad de Rousseau —de su manera de sufrir— empieza por la exhibición de su dolor. Pocos escritores han usado tantas páginas para hablar de sí mismos, con ese tono doliente; y en pocos casos será tan importante eso, la narración autobiográfica, para explicar el resto de su obra.[24] Recuérdese, como contraste, que entre sus contemporáneos, también Hume y Voltaire escribieron memorias; en ambos casos, un pequeño volumen que se refiere sobre todo a su obra y a su vida pública.

El individuo Rousseau está presente, no como apostilla, sino como contenido indispensable de la reflexión. Es imposible entender a Rousseau sin leer sus textos autobiográficos, porque él mismo entiende el mundo sólo a partir de su experiencia del mundo. Un rasgo que ya es plenamente romántico: el yo está en el centro del mundo inteligible y es la condición primera de todo conocimiento.[25]

---

me ni bien ni mal. No me queda nada que esperar ni que temer en el mundo, y heme aquí, tranquilo en el fondo del abismo, pobre mortal infortunado, pero impasible como el mismo Dios» [Rousseau 4, p. 60].

[24] Aparte de san Agustín, nadie más en la filosofía; en la literatura, quien más se le aproxima es Stendhal, pero con una escritura seca, quirúrgica, y una intención distinta. En su caso, la literatura es el modo de producir, de dar existencia a Stendhal.

[25] En lo que sigue voy a referirme, de manera explícita, tan sólo a los dos textos autobiográficos fundamentales: *Las confesiones* y *Las ensoña-*

Como ha dicho Susan Sontag [p. 58], el descubrimiento del yo es inseparable, en nuestra tradición, del «descubrimiento del yo que sufre»; la confesión íntima es sobre todo confesión de sufrimientos íntimos. Porque la intimidad de la conciencia es lo que se esconde a la mirada pública: vergonzoso, reprimido, inconfesable. Porque el yo moderno se descubre a sí mismo al descubrir esa frontera, esa distancia que lo separa de los demás: «Siento mi corazón y conozco a los hombres: no soy como ninguno de cuantos vi, y aun me atrevo a creer que como ninguno de los que existen. Si no valgo más, soy, al menos, distinto de todos» [Rousseau 1, p. 27].

Esa diferencia, esa agudísima conciencia de la identidad propia es un producto civilizado y una consecuencia de la civilización, resultado de las coacciones que impone a la conducta individual un orden social complejo, resultado de una situación en que es necesario representar varios papeles, a sabiendas de que lo son. Una situación que obliga a adoptar formas de conducta, a controlar los movimientos, las necesidades, los impulsos, de acuerdo con una pauta de sentimientos de vergüenza, bajo la presión del miedo.[26]

Al descubrir esos papeles que uno debe representar, al descubrir las coacciones que obligan a un tipo de conducta, va aparejada la conciencia (vaga, pero cierta) de los impulsos, los deseos que no pueden realizarse, razón por la cual parece que esos impulsos sean indicios de una identidad más profunda, auténtica: verdadera. La idea de que el yo es algo que anida en el fondo de uno mismo, oculto: sofocado por las convenciones sociales. De donde surge, de manera natural, la necesidad de ser «auténtico» (más: la necesidad de descubrir quién y cómo es ese yo auténtico).

---

ciones del paseante solitario; confío en que será evidente de qué modo se trenzan sus memorias con el resto de su obra.

[26] Recurro al argumento, que supongo conocido, de Norbert Elias 3. En particular, me refiero a las pp. 529 y ss.

Por eso el descubrimiento del yo es el descubrimiento del yo que sufre: porque se adquiere conciencia de él, precisamente, por lo que se le opone y se le impone. Rousseau, un ginebrino en París, un burgués en los salones de la aristocracia, escritor casi autodidacta entre académicos, resiente por dondequiera las exigencias que imponen los modales, una compostura artificial y que le es del todo ajena. Y descubre su singularidad mediante el sufrimiento: «Pocos hombres habrán sufrido tanto como yo, pocos habrán derramado tantas lágrimas» [1, p. 104].

El sufrimiento viene a ser, en sentido riguroso, un modo de distinción. Lo será, de ahí en adelante, para casi todos los románticos: «Cuando el romántico —escribe Irving Babbitt [3, p. 308]— descubre que su ideal de felicidad produce materialmente infelicidad, no culpa por eso a su ideal. Sencillamente se convence de que el mundo es indigno de un ser organizado de manera tan exquisita como él, de modo que se retrae y se encierra en su dolor.» El sufrimiento no es signo de fracaso sino indicio de grandeza espiritual (recuerdo, como contraste y como remache, la frase estremecedora del patético *Pnin* de Nabokov: «¿No es la tristeza la única cosa en el mundo que la gente posee verdaderamente?»).[27]

Ahora bien, Rousseau descubre y describe su dolor mediante una introspección morosa, detallada, extremadamente susceptible, en un relato que, a veces, parece no tener otra finalidad que el hecho mismo de relatar. «Porque Rousseau entra en su corazón y se pierde en él como en un jardín. Es la vuelta al jardín prohibido, la reconquista del Paraíso» [Zambrano 2, p. 80]. Curiosamente, una vez que se ha liberado de la complejidad social, lo que descubre en su interior es otra complejidad; se descubre siempre en oposición consigo mismo.[28]

---

[27] «Is sorrow not, one asks, the only thing in the world people really possess?» [Nabokov, p. 43].

[28] «Así comenzó a forjarse y exteriorizarse este mi tan tierno al par que

Es una experiencia común, familiar para cualquiera que haya emprendido una introspección semejante. Que aparece, por ejemplo, con una tensión y una ansiedad similares en las *Confesiones* de san Agustín, pero que se agudiza a partir de la teología de Lutero y su insistencia en la experiencia íntima de la fe. Por supuesto, ese conflicto es también fuente de sufrimiento: un sufrimiento interior y por eso tanto más difícil de sobrellevar. Rousseau lo explica mediante una oposición que se antoja un lugar común: «Parece que mi corazón y mi cabeza no pertenecen a un mismo individuo» [Rousseau 1, p. 112].

No obstante, el tópico —es un tópico antiguo— de la contraposición entre el sentimiento y la razón adquiere connotaciones nuevas. Se refiere, para Rousseau y también para nosotros, a la contraposición entre la sociedad y el individuo, entre la artificiosa rigidez de las convenciones y la espontaneidad de los sentimientos. Y algo más: los sentimientos son básicamente buenos, y no así la razón[29] (el tema requiere una elaboración más matizada, pero no sobra la acotación: en el extremo eso significa que todo sentimiento es, necesariamente, un «buen sentimiento»; en cambio, razonar, calcular, actuar con premeditación y mesura es sospechoso, cuando menos, de hipocresía).

Cuando refiere sus sufrimientos, Rousseau se propone a sí mismo como ejemplo: muestra en su angustiosa lucha interior y en sus infortunios la angustiosa e infortunada vida del género humano.[30] Pero también acredita, de semejante

---

orgulloso corazón, este mi carácter afeminado pero indomable, y que, al fluctuar de continuo entre el valor y la flaqueza, entre el abandono y la virtud, me ha puesto siempre en oposición conmigo mismo» [Rousseau 1, p. 33].

[29] Un tópico en que son obvias las resonancias protestantes, dicho sea de paso, sobre todo por su signo moral. «Rousseau presenta con frecuencia la cuestión de la moralidad como si se tratara de seguir la voz de la naturaleza que surge de nuestro interior» [Taylor, p. 62].

[30] «El personaje que aparece retratado en esa gran obra puede resultarnos repelente; pero el autor de los *Discursos* tiene mayor autoridad e in-

manera, su virtud: pide que se le juzgue, ejerce él mismo de fiscal, pero está seguro de ser absuelto. «Las autobiografías —escribe Peter Gay— son los alegatos del médico de la civilización, acusado falsamente de ser su envenenador; reivindican su excepcional competencia y la exactitud de sus prescripciones» [2, p. 537].

La idea de la virtud perseguida no es una novedad; tiene como modelos obvios la condena de Sócrates y la de Jesucristo. Pero hay más que eso: se trata de que la persecución es evidencia, garantía de virtud: Rousseau sabe que es virtuoso porque es perseguido. Una ecuación extraña, que adquiere consistencia en algunas sectas del protestantismo radical: los justos se reconocen porque son acosados por la Bestia. Rousseau consigue dar una expresión imborrable, extraordinariamente atractiva, a dicha ecuación; después de él ha sido un timbre de gloria y casi condición indispensable para los intelectuales el sufrir persecuciones (o bien, en todo caso, quejarse de ellas).

El razonamiento se apoya en dos premisas. La primera, que el ámbito de la moral se reduce a la intención: no hay vicio ni defecto alguno condenable, no habiendo mala intención; Rousseau disculpa así cualquier cosa, con una candidez inasequible: «Mi falta es grande, pero es un error; he olvidado mis deberes, pero no ha entrado en mi corazón el deseo de dañar» [1, p. 308]. Pero el mayor peso lo lleva la segunda premisa, que se repite de varios modos: «Dijérase que sólo las ruines combinaciones de los malvados llegan a feliz término; los inocentes proyectos de los buenos casi nunca se cumplen» [1, p. 283]. Una especie de Providencia invertida, que hace triunfar sistemáticamente a los malos y que no es, a fin de cuentas, tan extravagante: el orden de la ciudad

---

fluencia sobre nosotros porque es el sujeto de *Las confesiones*. Él es el hombre; él sufrió; él estuvo allí» [Trilling, p. 24].

mundana es el reverso de la Ciudad de Dios. Tiene que serlo (tanto más paradójicas resultan, por eso, sus protestas, su búsqueda de comprensión).

La conjunción de ambas ideas remite al modelo cultural del mártir. El que padece, injustamente, por dar testimonio de la Verdad. Insisto: es una ecuación extraña —el sufrimiento es evidencia de la virtud—, pero también irresistiblemente atractiva. Así lo ha sido, al menos, hasta hoy.

El nudo intelectual del argumento será formulado más tarde, rigurosamente, por Kant, pero está ya completo en Rousseau: en el modo y los motivos de su sufrimiento. El reino de la moral es ajeno a toda contingencia, la virtud corresponde únicamente a la buena voluntad y es independiente de todos los accidentes; es más, no sólo es independiente del mundo, sino opuesta a él, por lo cual es incapaz del éxito. Todo triunfo, en cambio, resulta sospechoso, sugiere alguna concesión al orden (inmoral) del mundo (nótese que en el caso de Rousseau no se trata de la ambición platónica de la autosuficiencia racional, porque su certeza proviene del corazón, de sus buenas intenciones y sus buenos sentimientos).

La formulación es extremosa, pero no está muy lejos de lo que siente Rousseau. Él se sabe único, diferente de todos los hombres, y lo sabe porque sus sentimientos se resisten a las convenciones y artificios del mundo, dolorosamente.[31]

Las razones y los argumentos, los libros, como los modales y la jerarquía, corresponden al orden corrompido de la sociedad; sólo los sentimientos son propios, auténticos y puros. Rousseau sabe, además, que sus sentimientos son bue-

---

[31] «La pretensión de Rousseau y sus más tempranos seguidores era no sólo ser únicos, sino únicos por sus sentimientos. Esta conciencia de la singularidad de sus sentimientos rápidamente se convirtió en una singularidad en el sufrimiento, sin duda a partir del principio conocido de que la vida, que es una comedia para aquellos que piensan, es una tragedia para aquellos que sienten» [Babbitt 2, p. 192].

nos; se sabe íntimamente bueno, justo, con una convicción que le habrían envidiado Calvino y Jonathan Edwards. Y sabe que es precisamente su condición virtuosa la que lo separa de la sociedad. El reino de la moral (ineficaz, pero indudable) coincide con los sentimientos. Los mejores sentimientos, sin embargo, las más virtuosas intenciones son torcidas, malentendidas y ridiculizadas por la sociedad; no hay más remedio que apartarse: «A mí me gustaría la sociedad tanto como al primero si no estuviese seguro de aparecer en ella no sólo con desventaja, sino hasta enteramente distinto de lo que soy en realidad» [1, p. 115] (otra acotación: la actitud estoica es una especie de mal menor, no un ideal de vida).

El paso siguiente, de importancia decisiva, se impone a la conciencia de Rousseau sin ninguna dificultad. La sociedad está corrompida por la ambición y la hipocresía, y es enemiga de la virtud: él mismo vive, padece esa enemistad; los buenos sentimientos que germinan en su interior, en cambio, provienen de la naturaleza. La naturaleza, también, y sobre todo la naturaleza humana, es buena.

Ése es el contenido esencial del mensaje que le fue revelado a Rousseau en el camino de Vincennes.[32] La voz de la naturaleza es buena: inspira todo tipo de virtudes; despierta los sentimientos más tiernos de afecto, benevolencia y generosidad; induce a amar lo grande, lo verdadero, lo bello.[33] La sociedad, en cambio, envilece y degrada a los hombres: los hace hipócritas, envidiosos, malvados; la sociedad está en guerra con la virtud.

[32] Según él lo refiere, una tarde del verano de 1749, mientras caminaba por un bosquecillo camino a Vincennes, descubrió de qué modo las artes y las ciencias habían corrompido la verdadera, bondadosa naturaleza del hombre. «Todo el resto de mi vida y de mis desdichas fue inevitable efecto de ese instante de extravío» [Rousseau 1, p. 303].
[33] Hay una descripción muy gráfica, detallada e instructiva en Rousseau 1, p. 307.

Es la explicación última, definitiva, del sufrimiento de Rousseau: él se mantiene fiel a la naturaleza, obediente al interior dictado de sus buenos sentimientos. Rebelde, por tanto, contra la monstruosidad social. «No veo más que animadversión en el rostro de los hombres, y la naturaleza siempre nos sonríe» [4, p. 172]. El sufrimiento es un signo de la virtud. El desprecio social y la persecución es el destino de los individuos sensibles, cuya hostilidad hacia la sociedad dice Rousseau que son justos.

(Hay un matiz que no sobra anotar: la virtud y el sentimiento pueden oponerse también. Se sufre entonces de otra manera. Así lo expresa Rousseau: la virtud no consiste en hacer el bien siguiendo nuestras inclinaciones, «consiste en vencerlas cuando lo manda el deber, para hacer lo que éste nos prescribe» [4, p. 123]. Un matiz extraño, porque no está claro qué otra fuente pueda tener el deber, si no la naturaleza. Pero la idea ha hecho fortuna: la virtud consiste precisamente en el sacrificio.)[34]

Por supuesto, está ahí el origen de lo que Trilling llamó la «cultura antagónica» de los intelectuales; la idea de que toda rebelión es justa: que toda excentricidad, mientras sea espontánea, es virtuosa; que todo fracaso es atribuible a la hipocresía y a la maldad social. Pero la idea de Rousseau tiene más aliento, sus consecuencias no se limitan a eso.[35]

Para lo que sigue hace falta (casi) sólo la lógica. Siendo los hombres buenos por naturaleza, tiene que ser la sociedad

---

[34] Parece inevitable recordar a Nietzsche: «Sólo la mala conciencia, sólo la voluntad de maltratarse a sí mismo proporciona el presupuesto para el *valor* de lo no-egoísta» [3, p. 113].

[35] Según Weaver, el tópico romántico de la rebeldía asocia el egotismo y la crítica social por ese camino: «Este tópico solía ir acompañado de una intensa exploración de la conciencia individual, llena de autoflagelación y autocompasión. El individuo sensible se volvía hacia su interior y descubría allí un horrible pozo de melancolía e infelicidad, que era atribuido a las perversas circunstancias del mundo» [p. 81].

el origen de todos los males: «¡Insensatos que sin cesar os quejáis de la Naturaleza, aprended a conocer que vuestros males dependen de vosotros mismos!» [Rousseau 1, p. 333].
No obstante, no todos sufren por igual, aunque todos resulten corrompidos. En el orden perverso de la civilización son, precisamente, los más perversos quienes consiguen medrar; las «estúpidas instituciones civiles» están hechas para favorecer la «opresión del débil y la iniquidad del fuerte» [Rousseau 1, p. 281]. Otra vez, el sufrimiento y la debilidad son indicios de virtud: el éxito, el poder, indicio de corrupción. Estamos todos, dice Trilling [p. 102], en la medida en que vivimos en sociedad, sometidos al infierno de la inautenticidad; sólo hay «algunas excepciones: los pobres, los oprimidos, los violentos, los primitivos», rechazados por el orden social, incapaces de hipocresía.[36]

Siendo original, el pensamiento de Rousseau confluye con el antinomianismo de muchas de las sectas de la Reforma radical (y que es una posibilidad permanente dentro de la tradición cristiana): la idea de que el mensaje de Cristo —la religión del amor— es opuesto y contrario a la moral y a la legislación de las sociedades humanas *(ama et fac quod vis)*.[37] Es decir, no resultaba completamente insólito o extravagante que se esgrimiera la luz de una verdad interior contra las instituciones.

En ese ánimo rebelde y sentimental, lírico y revolucionario, introspectivo, melancólico y beligerante está el nudo espiritual del movimiento romántico en general:

---

[36] La idea llegará, en el siglo xx, hasta el disparate de elogiar la vida más libre, auténtica y feliz de los psicópatas: Laing, Cooper y muchos otros lo dicen explícitamente.

[37] Es una consecuencia lógica de la idea de la «justificación por la fe» que, en su versión moderada, supone que basta la guía de la conciencia para obrar bien y, en su versión radical, implica que las instituciones humanas son necesariamente perversas [véase Thompson 2, pp. 10 y ss.].

Los hombres querían liberarse de las restricciones impuestas por la tradición religiosa, el absolutismo político y un sistema social jerárquico, para expresarse y decidir su vida y crear la clase de orden en que querrían vivir. Ese fue el significado del romanticismo en el plano sociopolítico. En el contexto personal, fueron poseídos por un deseo ávido de descubrir y recuperar su auténtico yo y darle expresión plena y creativa [Talmon 2, p. 136].

Ciertamente, la moral sentimental de Rousseau admite una opción, digamos, quietista, o incluso estoica. Empero, hay la posibilidad de redimir el sufrimiento porque no todos los hombres están igualmente degenerados. Quienes más sufren, más cerca se encuentran de la virtud. «Entre la gente del pueblo, que sólo siente las grandes pasiones por intervalos, la voz de la naturaleza se hace escuchar más a menudo. En las clases altas permanece ahogada por completo, y sólo hablan la vanidad o el interés, bajo la máscara del sentimiento» [Rosseau 1, p. 140].

No deja de ser paradójico que al cabo de una introspección rigurosamente individual y solitaria, casi autista, lo que se vislumbre sea la redención del pueblo; pero es una paradoja frecuente, típica del romanticismo. Podría decirse incluso, como principio general, que cuanta mayor conciencia de sí mismo cobra el «intelectual» en la sociedad moderna, también es mayor su propensión a idealizar al pueblo y pensarse a sí mismo como redentor. La descripción de Carl Schmitt parece justa:

> Ya en Rousseau el pueblo ha sido fuertemente «sentimentalizado» como comunidad emocional, y el romántico, que comenzó siendo un rebelde individualista, resulta ser colectivista. El vasto y sobrehumano individuo colectivo en el que el pensamiento y la vida son una sola cosa, el pueblo bueno, noble y magnánimo, que confía en sus instintos, se convierte en el depósito de toda la irracionalidad del inconsciente infinito y, al

mismo tiempo, en el depósito del espíritu. Al pueblo, tal como es, se le asigna la tarea de convertirse en portador de toda la ingenuidad perdida del romántico. Se convierte en el pueblo fiel, paciente, alegre y modesto, capaz de conmover al intelectual impaciente, nervioso y presumido [3, pp. 67-68].

También es frecuente —dicho sea de paso—, por razones fáciles de entender, el camino inverso, que va del entusiasmo revolucionario, a través del desengaño, hacia la introspección, el retraimiento y el misticismo. Es difícil exagerar la importancia de Rousseau. En mucho fue verdaderamente el creador de un nuevo lenguaje, un nuevo modelo del «hombre de letras» —el intelectual— adversario del orden vigente, humanitario y comprometido con el pueblo como no podría haberlo sido, por ejemplo, Voltaire.[38] Fue también el creador de un conjunto nuevo de convenciones literarias y morales, de una nueva sensibilidad. Descubrió una nueva manera de comunicarse con un público nuevo que compartía sus sentimientos.[39]

Porque de eso se trataba, de eso se trata finalmente, de los sentimientos: los buenos sentimientos de la gente sencilla, que sufre injustamente. Y que descubre en el sufrimiento mismo una prueba indudable de su propia virtud. De eso: la naturaleza, el pueblo, la autenticidad, de eso está hecho, en

---

[38] La Ilustración pretende que el filósofo, el pensador, ejerza una especie de «sacerdocio laico»; pero en Rousseau esta función tiene otras connotaciones. No es por su inteligencia sino por su sensibilidad que se convierte en defensor del Pueblo, casi profeta, visionario [véase Bénichou].

[39] «La retórica de Rousseau abrió un nuevo canal de comunicación entre dos seres solitarios, el escritor y el lector, y cambió sus papeles. Rousseau sería Jean-Jacques, el ciudadano de Ginebra y el profeta de la virtud. El lector sería un joven provinciano, un caballero campesino, una mujer asfixiada por las refinadas convenciones de la sociedad, un artesano sin refinamiento; no importaba, siempre que él o ella pudieran amar la virtud y comprender el lenguaje del corazón» [Darnton, p. 233].

buena medida, nuestro lenguaje moral. Sabemos bien por qué sufre, cómo sufre Rousseau. (Anticipemos el epílogo de la historia. Rousseau también procura ser feliz, y a su manera lo consigue. Entre tantísimos males inevitables, no hay más remedio que aislarse, separarse de la sociedad, evitar todo vínculo y toda forma de dependencia, toda obligación hasta de cortesía.[40] Fabricarse un pequeño mundo de inocencia, un paraíso íntimo, personal:

> El gusto por la soledad y la contemplación nació en mi corazón junto con los sentimientos expansivos y tiernos que le sirven de alimento. El tumulto y el ruido los ahogan y los sofocan; la calma y la paz los reaniman y los exaltan. Necesito recogerme para poder amar. Convencí a *mamá* de vivir conmigo en el campo. Una casa aislada en lo alto de un valle fue nuestro asilo; y allí, durante cuatro o cinco años he disfrutado de un siglo de vida y de una felicidad pura y plena que cubre con su encanto todo lo que tiene de horrorosa mi situación actual [4, p. 177].

El pecado original es la civilización, el mal está en la sociedad irremediablemente; los demás nos torturan con su sola presencia, que nos obliga a la hipocresía. Hay que alejarse todo lo posible, o al menos no mirar el mundo ni dejarse agitar por los demás. La única —precaria— felicidad asequible está en el jardín privado del amor. También sabemos cómo es, de qué está hecha la difícil felicidad de Rousseau.)

---

[40] Limitar la comunicación para evitar la forzosa hipocresía de la obligación es la tentación permanente de Rousseau: «El ejemplo de Teresa (pero no es el único) ilustra, pues, una variante significativa de la comunicación limitada, porque dice la verdad de las relaciones con las personas reales: consiste en transformarlas en no-personas, objetos o instrumentos. Para vivir en "soledad", Rousseau debe negarles a los demás una categoría semejante a la que se concede a sí mismo» [Todorov, p. 66].

Un argumento de Freud

Es una exageración —seguramente una exageración innecesaria— decir que nuestra manera de sufrir tiene su origen en la obra de Rousseau, por influyente que haya sido. Lo cierto es que hay en ella mucho de lo que hoy constituye nuestro sentido común; pero es cierto también que nuestra «cultura del sufrimiento» es complicada y contradictoria, a veces confusa, ambigua, mezclada, como la propia obra de Rousseau.[1] Por esta razón conviene comenzar por definirla de alguna manera, a partir de sus rasgos más reconocibles.

Ha habido en el siglo xx bastantes atrocidades para desbaratar cualquier ilusión de progreso moral; incluso sucede que se miren con nostalgia épocas pasadas, hasta primitivas, con la idea de que fueron más pacíficas, armoniosas y felices. Seguramente la humanidad no sufre hoy más de lo que sufría en tiempos pasados; en cualquier caso, puesta en esos términos, la comparación es absurda («Revoluciones, guerras, cataclismos, ¿qué significa esa pequeña efervescencia en comparación con el fundamental horror de la existencia?

---

[1] Comienza la ambigüedad por la definición del «nosotros», que uso con bastante liberalidad. Sin mayor precisión, me refiero a quienes participamos de una cultura básicamente occidental, es decir: Europa y América. Soy consciente de que hay indígenas en América, como hay vascos, corsos y serbios en Europa: compartimos una matriz cultural reconocible.

[...] Os aterroriza y sorprende ese horror porque vuestra imaginación se ha dormido y os olvidáis de que continuamente bordeamos el infierno» [Gombrowicz, p. 41]).

Lo cierto es que sufrimos de otra manera, por otras causas y por motivos distintos. Nos hemos librado de algunos sufrimientos, nos hemos fabricado otros: la anestesia y la aspirina evitan dolores que se padecían antes sin remedio, los sistemas de drenaje y distribución de agua potable alivian de esfuerzos penosos; a cambio, la contaminación, el hacinamiento, incluso el hastío (que atormentaba la imaginación de Schopenhauer), producen otras maneras de sufrir. Es verdad que, puestos en contraste con otros, los sufrimientos del Occidente moderno parecen poca cosa; puestos en contraste con la desolación de la peste negra o las hambrunas, los padecimientos de la vida urbana son nimiedades.[2] De hecho, no resulta disparatada la idea de que la civilización haya «reblandecido» a los hombres, haciéndolos más sensibles al dolor, y no es infrecuente que esa probable sensibilidad, la mayor intensidad con que se siente el sufrimiento, llegue a usarse como criterio de distinción. La «insensibilidad», tal como se presenta en los medios de opinión, es un rasgo indudable de salvajismo.

(Es conocida, digámoslo entre paréntesis, la exquisita sensibilidad que distinguía a las damas victorianas: la agudísima susceptibilidad ante cualquier forma de sufrimiento, que acreditaba su virtud tanto como su posición social,[3] rasgo

[2] Dejo de lado la destrucción del ambiente porque —para bien o para mal— no suele ser resentida como forma de «sufrimiento» humano. La elaborada retórica del ecologismo, última frontera de colonización sentimental del mundo «natural», merecería más espacio y atención más justa.
[3] La angustia, la culpa, la profunda preocupación moral que se asocian con la época victoriana eran, según Himmelfarb [p. 29], consecuencia de la quiebra del consenso religioso, de la necesidad que sentía la elite de mostrar que la pérdida de la fe no implicaba la caída en «las tentaciones de la inmoralidad y los peligros del nihilismo».

que con frecuencia ofrecía motivos humorísticos a Oscar Wilde o Saki: «Tengo [dijo Reginald] una tía que se preocupa. No es realmente una tía; es una especie de tía aficionada, y no son verdaderamente preocupaciones. Es un éxito social y no tiene ninguna tragedia familiar de la que valga la pena hablar, de modo que adopta cualquier sufrimiento decorativo que se encuentre en el ambiente» [Munro, p. 15].)

Es posible que, como lo sugiere Gellner, haya algo de ese sentimiento en *El malestar en la cultura:* «Es evidente que [Freud] siente que nosotros (por supuesto, la mejor clase de personas) tenemos el privilegio de gozar de una clase mejor y más intensa de descontento y no estaríamos satisfechos sin nuestros descontentos. Ellos constituyen una señal de categoría cultural superior» [Gellner, p. 98]. Lo cierto es que, en el esquema general de Freud, el proceso de la civilización está acompañado por una forma particular de sufrimiento, en la medida en que nos obliga a sujetar cada vez con más energía nuestra inevitable animalidad: «la cultura reposa sobre la renuncia a las satisfacciones instintuales» y produce así una «frustración» típica, inseparable del desarrollo cultural:

> Si la cultura impone tan pesados sacrificios, no sólo a la sexualidad, sino también a las tendencias agresivas, comprenderemos mejor por qué al hombre le resulta tan difícil alcanzar en ella su felicidad. En efecto, el hombre primitivo estaba menos agobiado en este sentido, pues no conocía restricción alguna de sus instintos [Freud 4, p. 59].

Aparte de tales exigencias de autocontrol, habría que considerar también el aumento de complejidad que de suyo implica un mayor número de servidumbres y restricciones. De acuerdo con Scheler, cada fase de la evolución de las comunidades humanas «impone una carga mayor de sufrimiento» por la mayor proximidad y densidad de las formas de interdependencia.[4] Anotemos, sin darle más vueltas por ahora, la posibilidad de que la civilización produzca, en efecto, un modo de sufrimiento propio, el de ese «extrañamiento de sí mismo» que padecía Rousseau y que describía como una «guerra entre su corazón y su cabeza».[5] Es un hecho que también nos hace más sensibles hacia otras formas de dolor, materiales y objetivas, que en otro tiempo eran bastante ordinarias. Y no se debe tan sólo a la falta de costumbre de sufrir. Interviene en ello, de manera decisiva, la interpretación del sufrimiento: su significado.

No se sufre sólo por el hambre, la violencia, la enfermedad, el abandono, sino por el sentido que puede uno darle a todo ello: no es lo mismo sufrir por amor, por la voluntad de Dios, por la maldad del prójimo, por haber pecado, por la irracionalidad del orden social. Creo que Nietzsche tiene razón en eso: «Lo que propiamente nos hace indignarnos contra el sufrimiento no es el sufrimiento en sí, sino lo absurdo del mismo» [3, p. 89]. De donde resulta que hace falta entender por qué y cómo la civilización hace que el sufrimiento sea absurdo (o que sea experimentado como «absurdo»).

---

[4] Según Scheler (en el ensayo sobre «El significado del sufrimiento»), el progreso de la civilización sí aumenta positivamente el sufrimiento: aumenta las exigencias y aumenta la conciencia de ellas. «Cuanto más extensa sea la organización de una comunidad, mayor será la íntima interdependencia de los individuos por el aumento de la diferenciación e integración de la vida civilizada, la cultura intelectual, el trabajo y la vida diaria. Cada fase en la evolución de las comunidades humanas, por tanto, inevitablemente impone una carga mayor, tanto en los grados como en las clases de sufrimiento y dolor [1, p. 93].»

[5] Buena parte de las escuelas de psicología de la segunda mitad del siglo XX se concentran precisamente en eso: en el sufrimiento ocasionado por la «enajenación». Sólo a título de ejemplo típico, uno de los «supuestos básicos» de la «psicología humanista» de Maslow: «Si se niega o intenta abolir este núcleo esencial de la persona, ésta enfermará, unas veces con síntomas evidentes, otras con síntomas apenas perceptibles» [p. 26].

En una primera aproximación, más o menos inmediata y superficial, se trata de un problema psicológico: por qué sufre el individuo Rousseau, en qué y por qué se siente lastimado, qué hay en la vida espiritual del niño Jean-Jacques que explique su extremada susceptibilidad. Lo que me interesa no es eso, porque los recursos y mecanismos de la vida psicológica derivan de un repertorio cultural de significados disponibles, es decir, lo que me interesa es la «cultura» del sufrimiento y no la experiencia individual del sufrimiento (por muy común y general que sea).

Comencemos de nuevo. No sufre hoy la humanidad más que en otros tiempos; y en algunos aspectos, en algunas regiones del planeta, sin duda se sufre menos. Seamos más precisos: se han eliminado algunas fuentes de dolor, de incomodidad, algunas exigencias de esfuerzo físico. No son poca cosa los antibióticos, las vacunas, los sistemas de distribución de agua potable, los transportes mecánicos, ni es poca cosa la desaparición de los suplicios públicos. Sin embargo, a pesar de eso o precisamente por eso la idea del sufrimiento tiene una importancia excepcional para organizar instituciones, prácticas, formas de relación.[6] Una de las escasas aspiraciones comunes, a fines del siglo XX, parece ser la eliminación del dolor, en cualquiera de sus manifestaciones.

(Los ejemplos sobran y están muy a la mano; sirva de ilustración, en todo caso, la simpática pieza retórica que es el «Manifiesto 2000» promovido por la UNESCO y «elaborado por un grupo de premios Nobel de la Paz» con miras a cumplir con los que se supone que son los imperativos morales del milenio; son seis tópicos que, sin glosa, se reducen a lo siguiente: *1*. Respetar todas las vidas. *2*. Rechazar la violencia. *3*. Liberar mi generosidad. *4*. Escuchar para comprenderse.

---

[6] Nuestra conciencia del sufrimiento y de la necesidad de evitarlo se extiende, de manera característica, hacia el sufrimiento de los animales.

5. Preservar el planeta. 6. Reinventar la solidaridad. Todo lo cual implica —y está dicho en la glosa del texto— proteger a los débiles, eliminar la opresión, la desigualdad, la injusticia, etc., en un programa que incluye toda posible forma de sufrimiento físico, económico, político, cultural o psicológico.)[7]

No ha sido siempre así; no ha sido ésa una preocupación tan general y evidente. Digamos, de manera esquemática, que la eliminación del sufrimiento se convierte en un propósito fundamental cuando las condiciones técnicas, políticas, económicas, hacen que esto sea imaginable (el sufrimiento resulta «absurdo», para empezar, cuando podría ser evitado). Abreviando, cabe decir que dicha aspiración es una consecuencia de la Ilustración, y que corre pareja con el anhelo, típicamente ilustrado, de la felicidad. Una felicidad que parece asequible e incluso próxima, concreta, mundana, y que puede —que debe— alcanzarse por todos. Ciertamente, hoy somos considerablemente más escépticos, incluso fríos, menos cándidos y mucho más suspicaces que los primeros discípulos de la Ilustración; pero todavía suena terriblemente conmovedora y terriblemente cercana la retórica de Saint-Just, por ejemplo: «Si queréis la república, apegaros al pueblo, y no hagáis nada si no es por él; la fórmula de su felicidad es simple, y la felicidad no está más lejos de los pueblos que de los individuos.»[8]

Durante más de dos siglos ha sido casi una idea fija para Occidente: hay una felicidad de medida humana y que es posible en este mundo. El «utopismo» está bastante desacreditado: casi nadie piensa, a fines del siglo XX, en una felicidad

[7] El texto del manifiesto ha sido difundido por la UNESCO a través de todos los medios imaginables y, desde luego, amerita un comentario mucho más detallado que el que aquí cabría.

[8] Se trata del discurso sobre la Constitución pronunciado por Saint-Just en la Convención Nacional el 24 de abril de 1793 [p. 21].

completa y general, estática, que pueda conseguirse mediante una regla cierta, bajo formas conocidas.[9] Pero la aspiración sigue siendo la misma. Si acaso, hemos hecho a la felicidad un poco más modesta: más asequible, más próxima y más mundana. Y estamos mucho más preocupados por el sufrimiento. Conforme más remota e inasequible resulta la idea de la felicidad perfecta, más importante parece ser ocuparse de los pequeños dolores cotidianos: multiplicados, agigantados, intolerables. Se equivocaba Ortega cuando decía que «no pasará mucho tiempo sin que el gesto de Kant, decretando cómo debe ser la sociedad, parezca a todos un torpe ademán mágico» [6, p. 99]; en eso, en el remedio de las dolencias diarias, la sociedad occidental es más propensa que nunca al moralismo utópico.

Ahora bien, es una preocupación extraña, que se antoja —digámoslo superficialmente— una obsesión desproporcionada y neurótica. Nos hemos hecho extraordinariamente sensibles. Descubrimos formas del sufrimiento dondequiera: en la educación, en la familia, en el lenguaje, en la publicidad. Al mismo tiempo, procuramos ocultar, disimular de algún modo las viejas, inalterables formas del dolor, contra las que no tenemos nada que hacer.[10] Con mayor o menor exageración, nuestra sociedad se escandaliza por los más insospechados matices de la discriminación, pero no sabe qué hacer, qué pensar frente al suicidio. O frente a la guerra.

---

[9] Para un panorama conviene ver el ensayo de Isaiah Berlin «La decadencia de las ideas utópicas en Occidente» [en 1].

[10] «Hemos manifestado —escribía Freud en su nota "Sobre la guerra y la muerte"— la inequívoca tendencia a hacer a un lado la muerte, a eliminarla de la vida. Hemos intentado matarla con el silencio» [Freud 3, p. 290]. La consecuencia es que nuestra civilización produce un aislamiento físico de la muerte, de los moribundos, para mantener el silencio. Lo ha dicho en un hermoso ensayo Norbert Elias: acaso nunca antes hayan estado tan solos los que mueren [véase Elias 2].

Cada año se publican, dondequiera, docenas de libros que ofrecen ayuda para sobreponerse al sufrimiento, con vagas ideas estoicas, panteístas, de un budismo impostado y escurridizo, o bien con la inclinación entusiasta, de feroz afirmación individual, típica de la «religión estadounidense» [véase H. Bloom]; y se publican muchos más para denunciar, para exigir reformas, para lamentar injusticias y dolencias de todo tipo y sugerir —eso, como Saint-Just— que debemos suprimir el dolor. Cualquier dolor.

Sobre todo, hablamos del sufrimiento. Hablamos interminablemente del sufrimiento, que se ha convertido en criterio moral definitivo, en argumento político, en excusa y justificación y arma arrojadiza, a mano para todos. Sólo eso —el dolor— parece escapar al vertiginoso relativismo de un orden cultural e ideológicamente pluralista, que sobre todo aspira a la neutralidad.[11] En eso estriba la singularidad de Rousseau: su idea del sufrimiento es similar a la de nuestro sentido común y, también en su caso, se encuentra de algún modo en el centro de su experiencia y en el centro de sus argumentaciones filosóficas, pedagógicas, políticas. Pero estoy hablando de algo un tanto inasible, y no sobran algunas aclaraciones.

Lo que me interesa estudiar es nuestra «cultura del sufrimiento», es decir, el conjunto de ideas y creencias mediante las cuales interpretamos el sufrimiento en las sociedades modernas de Occidente,[12] el lenguaje o los lenguajes en que ha-

[11] Desde luego, el hecho de que la neutralidad aparezca como un ideal moral es de la mayor importancia, que no cabe discutir aquí como conviene, pero hace falta anotarlo. Sólo para señalar la vía de una posible discusión del tema, recuerdo lo que decía sir James Fitzjames Stephen [p. 54] sobre la tolerancia religiosa: «Cuando las diferencias religiosas llegan a ser consideradas como simples diferencias de opinión, es porque la controversia ya se ha decidido, de hecho, en favor del escepticismo» [p. 54].

[12] Insisto: soy consciente de que pueden hacerse muchos matices y distinguirse patrones culturales muy variados dentro de eso que, vagamen-

blamos del sufrimiento. Dicho de otro modo, no me ocupo de los hechos fisiológicos y psicológicos que pueden ser dolorosos, sino del sentido que éstos tienen para nosotros.

El supuesto indispensable de dicho intento es, en términos generales, muy sencillo: una cultura es —en expresión de Sahlins— un orden significativo que configura radicalmente nuestro modo de experimentar la realidad; no se le superpone, como aditamento, al hecho bruto de la experiencia «natural», sino que constituye esa misma experiencia en cuanto provee la forma en que ésta puede darse.[13]

Se trata, esto es, de lo que Ortega llamaba las «creencias»: formas de interpretación, significados que nos resultan perfectamente obvios y que se antojan inalterables, necesarios, como si estuvieran allí desde antes, en la realidad:

> Cabe decir que no son ideas que tenemos, sino ideas que somos. Más aún: precisamente porque son creencias radicalísimas se confunden para nosotros con la realidad misma —son nuestro mundo y nuestro modo de ser— [Ortega 3, p. 384].

Así, nos parece obvio que es triste —tristísima— la muerte de un niño pequeño, nos parece naturalmente injusta la discriminación racial, nos parece lógico evitar los castigos físicos en la educación o el sufrimiento de los animales en el mata-

---

te, se llama Occidente. Está la tradición puritana en Inglaterra, la larguísima influencia del catolicismo en España, la propensión al gnosticismo y hasta al panteísmo en Estados Unidos, la relativa desigualdad económica en Hispanoamérica... Eso no obsta para que una primera aproximación de conjunto tenga sentido.

[13] «La naturaleza es a la cultura lo que lo constituido es a lo constituyente. La cultura no es meramente naturaleza expresada en otra forma. Más bien ocurre lo contrario: la acción de la naturaleza se despliega en los términos de la cultura, es decir, bajo una forma que ya no es la propia sino que se encarna en un significado. Esto tampoco es una mera traducción. El hecho natural asume un nuevo modo de existencia como hecho simbolizado» [Sahlins, p. 207].

dero. Que no son cosas obvias ni lógicas, mucho menos naturales; lo que «sentimos» en cada uno de esos casos depende, rigurosamente, de lo que significa para nosotros.

Importa tener presente, sin embargo, que ese «sentido común» que forman las creencias no es un sistema coherente, ordenado, racional, uniforme. Precisamente porque no ha sido pensado como tal por nadie, no es, en sentido estricto, un sistema de ideas. Puede descubrirse y estudiarse en libros, discursos, doctrinas, pero siempre de manera fragmentaria:[14] porque está hecho de fragmentos cuya consistencia resulta de la experiencia.

Nuestra «cultura del sufrimiento» no ha sido elaborada por Rousseau. Ni por nadie más. Es producto de una sedimentación de significados que provienen de diversas fuentes y que tenemos, por decirlo así, «en disponibilidad».[15] Incluye fragmentos del pensamiento de Rousseau, desde luego, y fragmentos de la teología protestante, fragmentos del ideal romántico, fragmentos de argumentación estoica, de ambiciones ilustradas, prejuicios científicos, filtrado todo ello —macerado— mediante los periódicos, las novelas populares, los refranes y las tonadillas, la retórica de los políticos..., con lo cual cobra forma un lenguaje amplio, incoherente a veces, heterogéneo, que podemos utilizar en cualquier ocasión para hacer inteligible nuestra experiencia.

Ninguna explicación filosófica, histórica o psicológica, ninguna ideación, por realista y sensata que sea, reproduce con exactitud el mundo de la experiencia, que siempre se vive

---

[14] De hecho, en este plano, el más general y abstracto, no hay más remedio que tomar las obras, los testimonios —escritos, pintados, dramatizados— como indicios, y buscar su significación a partir del contraste con las formas del orden social.

[15] Esa heterogeneidad de las significaciones disponibles permite que un mismo hecho sea interpretado de maneras distintas por un mismo individuo según las circunstancias. Es un fenómeno que ha estudiado con detalle Edmund Leach.

—se entiende— desde un punto de vista concretamente situado.[16] Eso no obstante, las interpretaciones no son arbitrarias; existen experiencias típicas, pautas y regularidades que organizan los mundos individuales y permiten que se produzcan significados comunes relativamente estables y generales. Pero son siempre interpretaciones, por estables y generales que sean, es decir, no existe un significado único, definitivo, de ningún hecho social. Veamos un ejemplo clásico. El hambre es un sufrimiento físico, que depende rigurosamente de la biología; sin embargo, no es en absoluto algo obvio lo que esto significa: puede ser resultado de la ira de Dios, de un fracaso personal, de un orden injusto, puede ser expiación de una pena o resultado de la fatalidad. Mucho menos es obvio lo que se puede y se debe hacer como consecuencia.

Lo ha explicado de manera espléndida E. P. Thompson hablando de los motines del siglo XVIII. Las reacciones ante el hecho del hambre varían enormemente, y varía incluso el límite de lo que se considera «hambre»; en particular, el motín no es una reacción «normal» ni natural en esas circunstancias, sino «una pauta sofisticada de comportamiento colectivo, una opción colectiva alternativa a las estrategias individuales y familiares de supervivencia» [1, p. 266]. Por esta razón, requiere interpretaciones compartidas sobre el significado de la situación.

Algo más: las creencias que conforman esos lenguajes compartidos no ofrecen una idea única, ordenada y coherente del mundo, ni siquiera una manera uniforme de interpretar todos los acontecimientos de una «clase». Se trata de sedimentaciones, hechas de fragmentos que no son necesariamente compatibles entre sí; aparecen como un repertorio de lugares comunes, que admite varios discursos distintos.

---

[16] Es el conocido argumento de Alfred Schutz sobre las formas sociales de construcción del conocimiento: la primera realidad, de solidez mucho mayor, y cuya estructura sirve de apoyo a la elaboración de otras formas de conocimiento, es la realidad de la experiencia cotidiana.

Vale la pena verlo en un ejemplo. Nuestra «cultura del sufrimiento», tal como aparece en el refranero popular, se antoja no sólo ambigua, sino además contradictoria. Uno diría que su estructura general es básicamente mesiánica, incluso justiciera: «Donde las dan, las toman», se dice, y también «Quien la hizo, que la espere» y «El que la hace, la paga»; y no es raro que se haga intervenir, con más o menos soltura, a Dios mismo: «Dios consiente, mas no para siempre», «Dios tiene un librito verde, y nada se borra ni se le pierde». Todo eso supone que en el mundo hay un orden, una racionalidad moralmente inteligible, en que se asocian la maldad y el castigo, aunque eso tome su tiempo: «Dios no paga al contado, pero todo lo que debe queda pagado.»

Empero, el mundo tal como es no permite hacerse muchas ilusiones: «Hay pícaros con fortuna, y hombres de bien sin ninguna»; la experiencia de la fatalidad, el peso del destino o del azar, de lo injustificable, es algo obvio y cotidiano: «Unos nacen con estrella, y otros sin ella», «A fuerza de fortuna, no vale ciencia ninguna» y «Si lo trae el hado, morirá en el vado». Que el dolor pueda aparecer sin culpa ni justicia es algo sabido, también que hay desigualdades de la fortuna que no se asocian a ningún mérito: «Las más veces, no lo come quien lo cuece», o bien «Somos nacidos unos para moler y otros para ser molidos» [tomados de Martínez Keisler].

¿Qué dice del sufrimiento la «sabiduría popular»? Bien: dice casi cualquier cosa que se ajuste a las circunstancias. Dice que el mundo parece no tener orden ni moral, pero debería tenerlo. Dice que más vale obrar bien, pero no siempre recompensa. Y todo depende, siempre, de la ocasión, si se está hablando de la muerte de un pariente o de los negocios de un político. Una cosa, sí, indudable: «Antes faltarán lágrimas que causas para llorarlas.»[17]

---

[17] Tengo la convicción de que los refraneros de otras lenguas deben ofrecer, con matices más o menos significativos, una idea semejante. En el

Decía que nuestra cultura del sufrimiento es complicada, ambigua y mezclada, que resulta de sedimentaciones muy diversas. Pero también tiene una fisionomía propia, reconocible. Hablamos mucho del sufrimiento y con frecuencia lo usamos como argumento. De un modo específico, lo usamos como soporte fundamental de casi cualquier argumentación moral. Cuando el sufrimiento se trae a colación en una conversación, en un discurso político, en un alegato cualquiera, hay implícita —así lo vemos— una exigencia; como si el sufrimiento (de otros) entrañase siempre una obligación (para uno mismo).

Esa asociación, ese vínculo moral es una de las notas más significativas de nuestra cultura del sufrimiento. Por eso insisto en usar el condicional. Es como si el sufrimiento diese una especial capacidad para exigir cosas, como si el sufrimiento otorgase una especie de superioridad moral a las víctimas (con quienes los demás estarían en deuda y, por eso, obligados). Más todavía: el sufrimiento parece ser, en ocasiones, fundamento de derechos; en la medida en que la igualdad es el criterio normativo básico de nuestro orden jurídico, cualquier carencia —acotemos, porque es decisivo: cualquier carencia inmerecida, inevitable— podría justificar un dere-

---

inglés, por ejemplo, hay también la idea mesiánica de un orden moral: «They that sow the wind shall reap the whirlwind», o bien «What goes around, comes around». Incluso con muy parecidos aditamentos religiosos: «The mills of God grind slowly, yet they grind exceeding small»; y con el mismo acento subjetivo con que en castellano se dice que «La culpa busca la pena», se dice en inglés: «Old sins cast long shadows.» De modo semejante, la conciencia de la fatalidad hace de contrapeso: «What must be, must be», «Call no man happy till he dies», «If you're born to be hanged, then you'll never be drowned.» Y hay la conciencia de la esencial injusticia del mundo en esas joyas del resentimiento que sólo fabrica la «sabiduría popular»: «The Devil's children have the Devil's luck», con su (resentida) compensación justiciera: «The bigger they are, the harder they fall» [tomados de *The Concise Oxford Dictionary of Proverbs*].

cho especial (como sucede con los mecanismos de lo que se llama «discriminación positiva» o «compensatoria»).[18]

Aclaremos: el sufrimiento tiene un lugar obvio en la argumentación moral cuando se le hace un reproche o se le exige reparación por un daño concreto a un individuo en particular. También lo tiene, aunque sea algo más problemático, para pedir clemencia en la ejecución de una pena. Lo que hay de particular en nuestro tiempo es que sea prácticamente el único criterio moral indudable y que pueda usarse —que se use— de manera indiscriminada, es decir, no como deuda de un malhechor, sino como crédito de la víctima.[19] Lo que hay es una singular propensión retórica a favor de los débiles, una generalización de lo que podría llamarse el «argumento Rousseau», que identifica —sentimentalmente— el sufrimiento (inmerecido) y la virtud.

Decir que vivimos en «la cultura de la queja» es una hipérbole [véase R. Hughes], pero no es irrazonable. Lo malo es que cuesta trabajo disociar esa idea de la retórica de un particular conservadurismo finisecular, enemigo de lo que se ha llamado el Estado de Bienestar. Malo porque las explicaciones, que pueden ser muy sensatas, vienen enturbiadas por prejuicios políticos y propósitos polémicos de horizonte innecesariamente estrecho. Es cierto que nuestra cultura del

---

[18] Algo, dicho sea de paso, que también había anticipado Rousseau: «Rousseau por sí solo inventó la categoría de los desfavorecidos. Antes de Rousseau, se pensaba que los derechos en la sociedad civil debían basarse en el reconocimiento de la contribución de cada cual. Después de Rousseau, la exigencia de derechos basada no en una cualidad positiva sino en *una carencia* fue considerada legítima por primera vez» [A. Bloom 2, p.196].

[19] Hay usos razonables del sufrimiento en argumentos que requieren la simpatía o la clemencia; hay también usos falaces, que procuran inspirar lástima para evitar ofrecer razones. Por ahora no hace falta hilar tan fino en el argumento. Una magnífica exposición de todo ello aparece en Walton.

sufrimiento es el reverso de la aspiración ilustrada de felicidad, y es cierto que ésta se ha hecho cada vez más mundana y trivial. Pero es una exageración decir que «en una sociedad burguesa y pudiente, la felicidad apenas se distingue de la soberanía del hedonismo egoísta»[20] y que «la máxima gratificación de apetitos y deseos se convierte en el propósito de la política».

El fantasma del hedonismo ha agitado siempre la imaginación de los conservadores al sugerirles escenarios apocalípticos de muy escaso fundamento (aparte de inspirarles la necesidad de «recuperar» unas hipotéticas «virtudes viriles»), lo cual no deja de ser una lástima porque su mirada —como críticos de la idea ilustrada en general— suele tener una especial agudeza en estos temas.[21]

Otro ejemplo: es cierto que nuestra cultura del sufrimiento afecta la estructura y los mecanismos más elementales de la acción política, afecta nuestra idea del Estado y del derecho, para empezar. Pero hay una desmesura en la afirmación de Christopher Lasch de que «la ideología de la compasión es, pese a su agradable apariencia, uno de los principales fac-

---

[20] Es una exageración porque, para la mayoría de la población, en cualquier sociedad, resulta desproporcionada la noción de «hedonismo». Véase Kristol, p. 201.

[21] Esa mezcla de lucidez crítica y demagogia es típica, por ejemplo, de Russell Kirk: «Lo que importa es esto: el humanitario niega la existencia del pecado, y afirma que lo que llamamos "pecados" no son asuntos morales en absoluto, sino resultado de las circunstancias, de una educación defectuosa o de la opresión social. Desde el punto de vista humanitario, los pecados —y los crímenes también— son obra de la "sociedad"; y los pecadores y criminales son víctimas, más que agresores inicuos [...]. En esta era desordenada, cuando parece que las fuentes de la mayor profundidad se han secado, lo que necesitamos con mayor urgencia es restablecer una comprensión general de las enseñanzas clásicas y cristianas acerca de la justicia. Sin hombres y mujeres justos, el egoísmo y el deseo destruyen la civilización» [pp. 193-194].

tores que han influido en la subversión de la vida cívica» [2, p. 94]. Lo es porque ese edén (subvertido) de la vida cívica, también Estados Unidos, es una ilusión de la nostalgia sobre todo. Es posible, por otra parte, que haya un ingrediente romántico, como ha dicho Richard Weaver, en nuestra manera de valorar el sufrimiento, que «si damos mayor importancia al sentir que al pensar, muy pronto, por simple extensión, daremos más importancia a la necesidad que al mérito» [p. 37]; sin duda, el criterio sentimental es profundamente igualitario: el sentimiento y la necesidad no se refieren al mérito y, en esa medida, nuestro sentimentalismo conduce a otra noción de justicia. Pero no es ése el criterio general todavía; lo que hay con más frecuencia es un intento de corrección «no meritocrático» de las necesidades que se producen por el funcionamiento (no meritocrático) del mercado.

Hecha la salvedad, que importa, retorno al argumento. Nuestra cultura del sufrimiento otorga a la víctima una especie de superioridad moral, que implica obligaciones para los demás. De ahí la facilidad y la frecuencia de las quejas.

(El tema es bastante conocido; no obstante, las consecuencias prácticas de la nueva «conciencia humanitaria» no están del todo claras. Es a veces demasiado obvio el uso político de la retórica victimista, a veces demasiado costoso el remedio, a veces demasiado turbio o fácilmente utilizable. En el mejor de los casos, es probable que produzca algo semejante a la «compasión fatigada» de que habla la parodia de David Lodge: «Tal vez es lo que llaman "compasión fatigada", el hecho de que nos ponen ante los ojos, todos los días, tal cantidad de sufrimiento humano, que llegamos a estar adormecidos, hemos empleado ya todas nuestras reservas de piedad, rabia, escándalo, y sólo podemos pensar en nuestro propio dolor de rodilla» [p. 5].)

Ahora bien, en éste como en otros rasgos hay sin duda una sedimentación mezclada de ideas, tradiciones, prejuicios; hay las consecuencias de una estructura social y un proceso histórico. Conviene verlo con algún detenimiento.

En los términos más generales en que cabe pensarlo, el sentimiento de obligación hacia las víctimas de cualquier infortunio sería, poco más o menos, lo que en otro tiempo se llamaba la «compasión natural». Una inclinación a prestar ayuda a quien la necesita: benevolencia, piedad, solidaridad, algo que con nombres y justificaciones diferentes parece haber existido desde siempre; responsabilidad comunitaria en ocasiones, caridad individual en otras.

Una propensión, esto es, no propiamente moderna. De ella sacaron mucho partido, no obstante, los filósofos del XVIII cuando acometieron la empresa de explicar una «moral natural». Era lo más parecido a una virtud humana sin más, universal; incluso los persas de Montesquieu sentían sus exigencias: «Te confieso, Usbek, que nunca he visto llorar a alguien sin sentirme enternecido: tengo un sentimiento de humanidad hacia los desdichados, como si sólo ellos fuesen hombres: incluso los grandes, por quienes encuentro sólo dureza en mi corazón mientras están encumbrados, me resultan amables en cuanto son caídos» [1, p. 282].

Comoquiera que se razonase, el «sentimiento moral» era sobre todo eso: simpatía; en particular, simpatía hacia los débiles. Y era, o parecía ser, un hecho simple e inmediato, natural, muy a propósito para la moral del deísmo o hasta del ateísmo. Hume —por citar el caso más notable—, en el intento de elaborar científicamente una teoría moral basada en los hechos y en la observación, se encontró con una «disposición benevolente de la naturaleza humana» como la hipótesis más simple y comprobable. Una hipótesis que permitía, además, explicar por qué se consideran virtuosas algunas conductas:

> Parece innegable que nada se considera de mayor mérito en una criatura humana que el sentimiento de benevolencia en

grado eminente; y que una parte, al menos, de dicho mérito deriva de que tiende a promover el interés de la especie y produce felicidad en la sociedad humana [Hume 1, p. 14].

Ese sentimiento natural, si lo fuese, podría explicar parte de nuestra cultura del sufrimiento. La manera como ha sido explicado y defendido por los moralistas de los últimos siglos, de Hume a la publicidad conmovedora de las organizaciones humanitarias, explicaría mucho más, pero no sería suficiente. En primer lugar, porque no es —en esos términos generales— algo privativo de las sociedades modernas; y en segundo lugar, porque no permite entender el derecho particular con que las víctimas exigen reparación desde un lugar moralmente privilegiado.

Consideremos como ejemplo el auxilio a los pobres, que sirve como prototipo de la idea humanitaria, la natural benevolencia o como quiera llamársela. Ha existido prácticamente en toda sociedad, pero bajo formas muy distintas. Recurro a la explicación de Simmel. En un primer caso hay los grupos en que el derecho, la economía y la religión forman «una unidad indiferenciada», y donde la asistencia es un derecho del pobre que corresponde a la colectividad, porque «se funda en la pertenencia del necesitado al grupo» [2, pp. 481-482].

Es muy diferente el caso en que «el punto de partida lo constituye el deber del que da, en vez del derecho del que recibe». Es el caso que tienen en mente los moralistas del XVIII, cuando piensan en la benevolencia natural; corresponde a una sociedad relativamente diferenciada e individualista, donde la limosna «no es más que una forma de ascetismo, una "buena obra", que contribuye a determinar el destino futuro del donante» [Simmel 2, p. 483]. Pero no puede ser exigida, en ningún caso, como un derecho.

Aún hay otro modelo que conviene recordar, que según Simmel es característico de las sociedades modernas, donde la asistencia a los pobres pasa a ser una institución pública.

Su propósito es «mitigar ciertas manifestaciones extremas de la diferencia social, de modo que aquella estructura pueda seguir descansando sobre esta diferencia». Es decir, ya no se trata de un derecho de los pobres, pero tampoco de un deber de conciencia; es una obligación del Estado que remite, de manera exclusiva, al derecho de los contribuyentes [Simmel 2, pp. 485-486].

No hace falta ir más lejos. La «compasión natural» puede ser una de las fuentes de nuestra cultura del sufrimiento, hecha la salvedad de que no es natural, que puede adquirir formas muy diversas y que difícilmente ayuda a explicar la superioridad moral de las víctimas. Dicho de otro modo: en nuestra manera de mirar el sufrimiento —y ocuparnos de él— hay algo de solidaridad primitiva, algo de caridad, algo de la responsabilidad del Estado sobre el orden público, y también remanentes (a veces muy considerables) de retórica humanitaria.

Lo que según Max Scheler sería propiamente moderno en la compasión es el acento sentimental; la moderna filantropía, dice, «es un sentimiento, y un sentimiento estático», que se explica —desde el siglo XVIII— a partir de «fenómenos de simpatía, de compasión, de congratulación», ajenos a cualquier «movimiento espiritual»:

> El *pathos* de la filantropía moderna; su clamor en demanda de una humanidad más feliz; su ardiente apasionamiento subterráneo; su revolucionaria rebeldía contra todas las instituciones, tradiciones, costumbres, que considera como una rémora para el incremento de la felicidad; el «corazón revolucionario» que pulsa en ella, constituyen una característica antítesis del claro y casi frío entusiasmo espiritual del amor cristiano [2, pp. 93-94].

Por otra parte, la asociación entre sufrimiento y virtud no es insólita, aunque tampoco sea evidente. Tiene un referente ostensible y conocido en lo que podría llamarse el «modelo heroico» de la moral, donde la expresión extrema —propiamente heroica— de la virtud se encuentra en el sufrimiento extremo —sacrificial— de quien muere por los demás [véase Becker, p. 244].

Pero no es indispensable llegar al extremo. Hay formas más asequibles y cotidianas de la virtud dentro de un esquema semejante. De hecho, de modo muy general, en cuanto las virtudes adquieren un perfil reconocible se supone que requieren un esfuerzo.[22] Para hacer algo bien —sea lo que sea— es necesario ejercitarse en ello, aprender, renunciar acaso a satisfacer los primeros impulsos; de modo que de un individuo virtuoso se puede presumir un esfuerzo, un sacrificio: alguna dosis de sufrimiento. Aunque eso no signifique —importa anotarlo— que el placer o la comodidad deban ser vicios o defectos.

(No parece improbable que la valoración social del esfuerzo y el trabajo tenga un origen medianamente remoto en la idea de que todo trabajo es útil a la colectividad, porque es necesario; todo esfuerzo es valioso, de suyo, por cuanto implica un reconocimiento de las obligaciones de la interdependencia, un reconocimiento y una aceptación de la vinculación social [véase Marshall].)

Pero lo que interesa para nuestra tradición es sobre todo un momento posterior, cuando la virtud deja de referirse a las consecuencias de los actos —al hacer bien las cosas— y remite, en cambio, al individuo en sí mismo. Es más, ya no es el mérito objetivo, material, de la conducta lo importante, sino el esfuerzo, el sacrificio: el sufrimiento. Cualquier forma de vencerse a sí mismo. Se trata de una idea que, según Montaigne, es propia del estoicismo, con su exigencia de autocon-

---

[22] Hago la salvedad sólo por evitar la discusión sobre la naturaleza de la virtud en órdenes jerárquicos cerrados, donde los atributos morales eran supuestos rasgos naturales de los miembros de cada grupo, por el solo hecho de su pertenencia [véase MacIntyre 2, pp. 15 y ss.].

trol. El propio Montaigne, en vena estoica, lo dice así: «Me parece que la virtud es algo más noble que las inclinaciones bondadosas que nacen en nosotros»; la virtud requiere la dificultad y el contraste, algo «más grande y más activo que el dejarse llevar, gracias a una afortunada complexión, suave y apaciblemente por la razón» [vol. I, p. 120].

Buena parte de la obra de Nietzsche se ocupa, tensa y casi obsesivamente, de ese giro fundamental del orden moral. Tendremos que volver a él con frecuencia en lo que sigue. De momento, sólo un par de notas. «Lo esencial e inestimable en toda moral consiste en que es una coacción prolongada [...]. Esta tiranía, esta arbitrariedad, esta rigurosa y grandiosa estupidez son las que han educado el espíritu» [4, pp. 126, 128].

Ahora bien, según la lógica de Nietzsche, que resulta bastante sensata en esto, ese sometimiento, esa crueldad para con uno mismo es valiosa si es valioso el fin que se persigue. De modo que no tiene sentido elogiar el sacrificio por sí mismo; en realidad, no tiene sentido el elogio en ningún caso, no hace falta: «Quien ha realizado verdaderamente sacrificios sabe que él quería algo a cambio de ellos, y que los consiguió —tal vez algo de sí a cambio de algo de sí—, que dio algo en algún sitio para tener más en otro, acaso para ser más o para sentirse a sí mismo como "más"» [4, p. 177].

Nuestra tradición quiere ver las cosas de otro modo (aunque todavía se diga, de manera poco convencida y menos convincente, que la virtud lleva en sí misma su recompensa). Entre otras, en una larga y agónica argumentación, Nietzsche aventura una hipótesis psicológica que llama la atención:

> Aquello que nosotros mejor hacemos, a nuestra vanidad le gustaría que la gente lo considerase precisamente como lo que más difícil de hacer nos resulta. Para explicar el origen de más de una moral [4, p. 114].

Pero volvamos un poco atrás. Hay un momento en nuestra tradición en que el esfuerzo empieza a ser apreciado con relativa independencia del éxito. Un paso más adelante, ya en un clima indudablemente cristiano, se aprecia casi cualquier forma de sacrificio y, en particular, la renuncia al placer o a la comodidad. Toda satisfacción de los sentidos es, si no mala, peligrosa; todo sacrificio entraña un mérito. Hasta llegar, por supuesto, a considerar un signo de santidad la mortificación del cuerpo. De donde resulta una asociación que parece indudable a nuestro sentido común: el vicio es fácil, cómodo, placentero, y la virtud es esforzada, trabajosa, exigente.

Insisto: la ecuación forma parte de nuestro sentido común. Ni la explosión contracultural de los años sesenta ni la nueva pedagogía ni la permisividad que necesita la sociedad de consumo han terminado de desarraigarla. La virtud requiere algún sufrimiento (lo sabía el propio Rousseau: la virtud consiste en vencer nuestras inclinaciones); ahora bien, eso no significa que todo sufrimiento sea virtuoso.

De hecho, la idea ha servido a los moralistas sobre todo para denunciar el vicio y censurar los placeres. Una formulación clásica, de Quevedo, en el «Sueño del infierno»:

> Era la [senda] de mano derecha tan angosta que no admite encarecimiento, y estaba (de la poca gente que por ella iba) llena de abrojos, asperezas y malos pasos: con todo, vi algunos que trabajaban en pasarla, pero con ir descalzos y desnudos, se iban dejando en el camino unos el pellejo, otros los brazos o las cabezas, otros los pies, y todos iban amarillos y flacos [2, p. 194].

Por supuesto, es la senda de la virtud, de todo en todo distinta de la amplia, cómoda, feliz y populosa senda del vicio:

> Volvíme a la mano izquierda, vi un acompañamiento, tan reverendo, tanto coche, tanta carroza cargados de competencias del

sol en humanas hermosuras, y gran cantidad de galas y libreas, lindos caballeros, mucha gente de capa negra, muchos caballeros. [...] Animóme a seguir mi camino el ver no sólo que iban muchos por él, sino la alegría que llevaban [2, pp. 196-197].

En nuestra cultura del sufrimiento hay también, me parece indudable, algo de esa asociación entre virtud y esfuerzo. El problema estriba en que se trata, en todo caso, de una virtud derivada, condicionada, que requiere en principio que el sacrificio sea voluntario y significativo. Mientras nos quedemos tan sólo con las premisas dichas, el sufrimiento en sí mismo no es argumento moral ni sirve para fundamentar ningún derecho.

Falta todavía salvar un trecho para aclarar en qué consiste la superioridad moral de las víctimas: la que exhibe, airadamente, Rousseau. Y no está de más echar un vistazo al mecanismo psicológico del doliente para abrir otro camino.

(Por precaución, repito lo que decía al principio: no creo que la explicación de nuestra cultura del sufrimiento sea psicológica. Más bien tiendo a pensar lo contrario, que las pautas culturales, las formas del orden social, ponen el cauce de los movimientos psicológicos. Pero eso no obsta para usarlos, aunque sea sólo eso, como indicios.)

Hay un curioso ensayo de Freud, brevísimo, apenas una nota de cuatro páginas, que resulta extraordinariamente revelador, luminoso; se titula «Las excepciones». Comienza proponiendo una sorprendente analogía entre el psicoanálisis y la religión, cuya afinidad estaría en la manera en que ambos tratan de «aliviar» sufrimientos inevitables. Los enfermos —y lo mismo daría decir los seres humanos, sin más— tienen que renunciar a «una ganancia de placer fácil e inmediata»; en otras palabras, deben aceptar algún sacrificio. Pero eso no significa que deban renunciar al placer en general, sino aceptar un trueque. La religión ofrece, a cambio de la renuncia al placer terrenal, la promesa «de un grado incomparablemente más alto de placer superior en un más allá». La terapia psicoanalítica es más modesta; pide al enfermo que renuncie a satisfacciones inmediatas que son perjudiciales, cambiándolas por otras:

> Sólo debe privarse por un tiempo y aprender a trocar esa ganancia inmediata de placer por una más segura, aunque pospuesta. Dicho con otras palabras: debe realizar, bajo la guía del médico, ese avance desde el principio de placer hasta el principio de realidad por el cual el hombre maduro se diferencia del niño [2, p. 319].

Se trata, dice Freud, de un proceso similar al de la educación. Podría decirse que es el esquema indispensable de toda forma de educación, y en particular de la educación moral: exigir «un sacrificio, una aquiescencia a aceptar por un tiempo un sufrimiento a cambio de una finalidad mejor» [2, p. 319]. Todo muy razonable: más realista que la promesa del más allá, menos exigente que la regla estoica, sin una severa condena del placer, sin pedir abnegación. Muy razonable mientras pueda ofrecerse, pospuesto, ese placer «más seguro», mientras el principio de realidad no sea, en sí mismo, insoportable.[23]

(Hay una pequeña dificultad en eso, que acaso ayude a entender varias de las «desviaciones» del psicoanálisis, tanto como el auge de otras terapias más entusiastas o de inclinación mística. Freud era un hombre de ciencia de moralidad severa, personalmente un estoico; no tenía duda de que la

---

[23] De paso, hay que anotar que Freud no tenía duda de que la salud consiste en aceptar la realidad: «Hemos advertido, hace ya mucho tiempo, que toda neurosis tiene la consecuencia, y probablemente como su propósito, de apartar al enfermo de la vida real, extrañándolo de la realidad.» Así comienza su ensayo sobre «Los dos principios del suceder psíquico» [en Freud 1, p. 629].

madurez —y la salud— consistía en aceptar el principio de realidad y «someterse a una necesidad que vale para todos». Por eso pedía demasiado. Teorías psicológicas y métodos terapéuticos más recientes tratan de ser más «compasivos» y favorecer una expresión más libre y «no conformista»; y no sólo con la intención «revolucionaria» de Marcuse, por ejemplo, sino con el cándido conservadurismo de Abraham Maslow o Carl Rogers, que sobre todo intentan que el paciente esté «en sintonía» consigo mismo: «Cuando [un individuo] vive con sus sentimientos, aceptando su complejidad, éstos funcionan en una armonía constructiva y no lo arrastran de manera incontrolable hacia el mal camino» [Rogers, p. 161].)

Algunos pacientes, dice Freud, se rehúsan a aceptar la idea de que sea necesario controlar y posponer el placer y se rebelan contra las exigencias «educativas» del análisis:

> Dicen que han sufrido y se han privado bastante, que tienen derecho a que se los excuse de ulteriores requerimientos, y que no se someten más a ninguna necesidad desagradable pues ellos son excepciones y piensan seguir siéndolo [2, p. 320].

Vale la pena retener todos los detalles. Los dichos enfermos alegan que son diferentes (son excepciones) y en un sentido concreto superiores a los demás, puesto que se consideran por encima de las exigencias «que valen para todos». Pero, sobre todo, se justifican mediante un argumento moral que implica que el sufrimiento pasado es un mérito acreditable para el futuro. Freud encuentra lógica la forma de razonar; para sostener una actitud así, «hace falta un fundamento particular», puesto que «es cosa segura que cada cual querría presentarse como una "excepción" y reclamar privilegios sobre los demás» [2, p. 320].

A continuación explica el rasgo común de sus pacientes, usado como fundamento moral de su excepcionalidad:

> Su neurosis se anudaba a una vivencia o a un sufrimiento que los había afectado en la primera infancia, de los que se sabían inocentes y pudieron estimar como un injusto perjuicio inferido a su persona. Los privilegios que ellos se arrogaron por esa injusticia, y la rebeldía que de ahí resultó, habían contribuido no poco a agudizar los conflictos que más tarde llevaron al estallido de la neurosis [2, p. 320].

Podría tratarse del esbozo de un retrato de Rousseau («Pocos hombres habrán sufrido como yo, pocos habrán derramado tantas lágrimas»), no sólo por la actitud y el modo de razonar, sino incluso por esos injustos sufrimientos de la primera infancia: la muerte de su madre al nacer él, el repentino exilio de su padre después de una riña (con un «hombre insolente y cobardón»), o bien los malos tratos que recibió siendo aprendiz de grabador: «Creía que al tratarme como a un granuja me autorizaban para serlo. Veía que robo y castigo iban de la mano; tocábame a mí cumplir mi cometido, que lo demás quedaba a cargo de mi patrono» [Rousseau 1, p. 50].

Pero Freud habla de un «tipo de carácter» que considera, según entiendo, relativamente frecuente. Explica un mecanismo psicológico habitual, cuyo funcionamiento incluso llega a generalizar:

> Creemos tener pleno fundamento para poner mala cara a la naturaleza y al destino a causa de daños congénitos y sufridos en la infancia; exigimos total resarcimiento por tempranas afrentas a nuestro narcisismo, a nuestro amor propio [2, p. 322].

El mecanismo nos resulta familiar, en efecto, y la generalización no parece extravagante. El modo de razonar y el tipo de carácter coinciden con lo que podemos saber por experiencia. Por eso vale la pena preguntarse quiénes somos «nosotros», que podemos entender ese mecanismo, porque forma parte de nuestro «clima cultural». Más todavía: el mecanismo parece ser uno de los ejes de nuestra «cultura del sufrimiento». Una propensión psicológica, por generalizada que sea, no basta para explicar un orden cultural. Sin embargo, lo contrario sí parece cierto: las pautas de una cultura, su sistema de creencias, sus formas de orden, deciden las inclinaciones psicológicas típicas y también las patologías típicas. Dicho de otro modo: las neurosis también tienen historia y son, en cierta medida, históricas; a fines del siglo XIX eran muy frecuentes los casos de histeria, tanto como hoy los trastornos narcisistas y en el siglo XVI las posesiones diabólicas.

Como en varias otras ocasiones, Freud trata de iluminar lo normal a partir de lo patológico. Es lo normal —en el mundo que mira Freud— que se atribuya al sufrimiento un significado moral; es lo normal que un sufrimiento inmerecido (es decir, injusto) inspire rebeldía y que quien lo padece busque algún modo de reparación; normal que sufrimientos pasados puedan usarse como excusa, que confieran ciertos privilegios, hasta el extremo de que sufrimientos remotos e imprecisos den lugar a una actitud vindicativa. También es normal —es la regla común— saber conformarse, someterse a la necesidad, y es patológico resistirse: abusar de los privilegios del sufrimiento.

La normalidad que tiene presente Freud incluye mucho de nuestra normalidad y permite ver un rasgo nuevo de la cultura del sufrimiento del siglo XX. Hay la compasión, el humanitarismo, esa imprecisa asociación del dolor y la virtud, todo lo cual proporciona, digamos, la materia moral de la argumentación; pero hay algo más: desde el punto de vista de la víctima, el sufrimiento resulta injusto. Y más: esa injusticia le otorga una especie de derecho de reparación.

El matiz es definitivo: excluye toda idea de caridad. Aquí se trata de derechos y obligaciones, incluso de venganza, reparación, deuda, y ya no de benevolencia. Contribuye, por esa razón, a lo que Sánchez-Ferlosio ha llamado la «concepción crediticia de la compasión»,[24] que lleva consigo un ánimo vindicativo, característico de nuestra cultura del sufrimiento.

En el fondo de todo ello se deja ver una estructura muy arcaica, que acaso esté en el origen de toda relación moral: la estructura de la reciprocidad. Quien ocasiona un daño queda en deuda con la víctima y vinculado a ella, obligado: sometido, en posición de inferioridad y dependencia.[25]

Dicho de otro modo, en la lógica de la reciprocidad hay una superioridad de la víctima, un derecho, que se constituye a expensas del deudor como consecuencia del daño. Esto es, una forma ordenada y razonada de la venganza.[26] La víctima tiene derecho a una reparación, a una compensación por parte de su agresor, para restaurar el orden, según el principio de la reciprocidad. Ahora bien: la ejecución de ese «crédito moral» requiere lógicamente que haya un culpable.[27]

La dificultad consiste en que la mayor parte de los sufrimientos humanos inmerecidos (que se dicen injustos) no son culpa de nadie, o bien de nadie en particular: la enfermedad, la miseria, el fracaso. Por eso hace falta imaginar a un culpable, crear al culpable o simular un culpable: Dios, por ejemplo, o el Estado, el sistema, la sociedad, o bien, en general, ellos, los demás. Que con un temor supersticioso acreditan la superioridad moral de la víctima.

[24] «Al convalidar espontáneamente el daño padecido como mérito, se le reconoce a la víctima su situación de *saldo positivo*, o sea, acreedor» [Sánchez-Ferlosio, p. 136].

[25] En eso consistía, según se sabe, la original *obligatio* del derecho romano: la sujeción material del deudor a manos del acreedor.

[26] Creo que sigue siendo indispensable como referencia, para pensar el problema de la *obligación*, el ensayo de Marcel Mauss.

[27] Otra vez Sánchez Ferlosio: «"Cargarse de razón" conlleva, ya como una connotación lingüística y por ende como efecto jurídico inherente, la adquisición de un derecho sobre el otro. [...] Un crédito que consiste en la legitimidad para esgrimir y ejercer su derecho moral sobre el fautor de la sinrazón» [pp. 188-189].

Ejemplo típico, elemental de dicha actitud es la pedagogía contemporánea en varias de sus tradiciones, así como la psicoterapia infantil y juvenil: los adultos se comportan como si debieran una reparación a los niños por el daño que supone educarlos. Por supuesto, a esa conciencia de culpa en la educación le corresponde una actitud vindicativa, quejosa y airada de los estudiantes. El daño es tan impreciso y tan oculto que se antoja inevitable y tanto más terrible: «El ejercicio del poder por parte del adulto sobre el niño [es] una práctica que, como ninguna otra, puede permanecer oculta e impune» [Miller, p. 30]. Oculta incluso para quien la ejerce.

Ése es el orden de la normalidad en el que surgen las «excepciones» de Freud, y se generalizan hasta dejar de ser excepcionales. El fenómeno merece al menos anotarse: una parte considerable de la psicología de fines del siglo XX se inclina, de hecho, a darles la razón de antemano a quienes se sienten «excepciones», en la idea de que todos lo somos: todos somos «víctimas» de la sociedad;[28] es decir, son los psicólogos quienes convencen a sus pacientes de que son «excepciones», ellos como todos los demás, en la medida en que hemos sido reprimidos, mutilados y sofocados en nuestros deseos y necesidades, inmerecidamente. Hablando sobre la represión de la sexualidad infantil escribe Ronald Laing:

> Después de este holocausto casi total de la experiencia en el altar de la conformidad, es probable que nos sintamos algo vacíos. Pero podemos tratar de llenar ese vacío con dinero, artículos de consumo, posición, respeto, admiración, o con la envidia que nos provoca el éxito económico, profesional o social de nuestros colegas. Todo eso, más un repertorio de distracciones permitidas u obligatorias, sirve para distraernos de nuestra propia distracción [p. 118].

---

[28] «Suponemos *a priori* que las reglas de la sociedad pervierten la existencia humana y destruyen su autenticidad» [Trilling, p. 161].

Otros, Erich Fromm por ejemplo, aventuran generalizaciones incluso mayores; están convencidos de que «en nuestra cultura, [...] la persona normal está considerablemente deprimida, porque su intensidad de sentimiento está considerablemente reducida» [Fromm 1, p. 52]; y eso es consecuencia de una civilización que ha fracasado, que impone la enajenación y la automatización como condiciones de vida: «Esta enajenación y automatización conducen a un desequilibrio mental cada vez más acentuado. La vida no tiene sentido, no hay alegría, ni fe, ni realidad. Todo el mundo es "feliz", salvo que no siente, ni razona, ni ama» [Fromm 2, p. 27].

En realidad, esa imprecisa y airada inculpación de la «sociedad» por los sufrimientos inmerecidos que ocasiona es, para nosotros, casi de sentido común. De eso está hecho. Por eso tiende a predominar en la mayoría el sentimiento de haber sido injustamente privados de algo, injusticia que autoriza una actitud desafiante, vindicativa, que vendría a ser —por decirlo de algún modo— la *vis* activa del resentimiento. Tanto más cuanto más difícil sea hallar un culpable:

> La venganza tiende a transformarse en resentimiento en la medida en que se dirige contra situaciones que se sienten como «injuriosas» pero que escapan a nuestra capacidad de control: en otras palabras, cuando el daño se experimenta como un destino [Scheler 1, p. 121].

Veamos si es posible una visión de conjunto. Nuestra cultura del sufrimiento es peculiar por varias razones, entre ellas, la relativa importancia que tiene el hecho de sufrir y la posición de superioridad moral que conferimos a las víctimas. Como todas, es una cultura de aluvión, formada por fragmentos sedimentados de varias tradiciones distintas. Corresponde, en su estructura básica, a una idea mesiánica: que necesita la explicación y la reparación del daño, cualquiera que sea. Por otra parte, la particular importancia que asignamos al sufrimiento obedece a una sensibilidad agudizada —por el proceso de civilización— y a la correlativa importancia de la idea ilustrada de felicidad.

En su contenido moral y en sus mecanismos elementales hay la mezcla de varios argumentos. Primero, la identificación de la compasión con la virtud o, mejor dicho, la idea de que la compasión es el fundamento natural de la virtud. Sobre eso, una asociación (problemática) del mérito y el esfuerzo, del dolor y el valor. Finalmente, la aceptación generalizada del punto de vista de la víctima, que resiente como injusto su sufrimiento y busca una reparación, del modo que sea; con cuya aceptación quedan todos los demás —quienes no son víctimas— en la posición de deudores, obligados por tanto con la víctima, quien está en capacidad de exigir privilegios morales a partir de su condición.

La agonía del mesianismo

Nada de esto parece nuevo, en realidad: ni la importancia del sufrimiento, ni la superioridad de las víctimas, la moral del resentimiento, el imperio de la compasión. Da la impresión de que casi todo lo había dicho ya —con los matices que se quiera— Nietzsche hace cien años:

> Hay hoy en casi todos los lugares de Europa una sensibilidad y una susceptibilidad morbosa para el dolor, y asimismo una repugnante incontinencia en la queja, un enternecimiento que quisiera adornarse con la religión y con los trastos filosóficos para parecer algo superior, existe un verdadero culto del sufrimiento [4, p. 266].

El tono, la actitud de Nietzsche resultan tan desconcertantes como siempre, pero él habla de un mundo que nos es familiar. De hecho, lo que resulta extraño es que hoy podríamos decir casi lo mismo. Extraño sobre todo porque esa Europa quejosa, susceptible y tierna tuvo energía bastante para producir dos guerras de devastación incalculable, para producir el comunismo soviético con sus purgas y persecuciones y sus campos de concentración; tuvo lo que sea que haya hecho falta tener para imaginar y ejecutar la metódica aniquilación de la *Shoah* y mantener —o recuperar— después de todo esa susceptibilidad, idéntico culto al sufrimiento.

Podríamos decir casi lo mismo: todos los europeos «coinciden en la creencia en la moral de la compasión comunitaria, como si ésta fuera la moral en sí, la cima, la alcanzada cima del hombre, la única esperanza del futuro, el consuelo de los hombres de hoy, la gran redención de toda culpa de otro tiempo: —coinciden todos ellos en la creencia de que la comunidad es la redentora, por lo tanto, en la fe en el rebaño, en la fe en "sí mismos"» [Nietzsche 4, p. 146]. (Otra vez recurro al «Manifiesto 2000» por su utilidad como condensación de tópicos: «Porque el año 2000 debe ser un nuevo comienzo para todos nosotros. Juntos podemos transformar la cultura de guerra y de violencia en una cultura de paz y de no violencia.»)

No obstante, diciendo casi lo mismo, usando las mismas palabras, estaríamos diciendo otra cosa. Precisamente porque sabemos que toda esta tierna compasión gregaria no evitó un minuto de horror en Auschwitz; sabemos que la moral del rebaño, consoladora, doliente y redentora, organizó el Gulag y decidió la destrucción de Hiroshima. Estamos comenzando a acostumbrarnos, incluso, a los bombardeos compasivos, a las guerras por motivos humanitarios. No hay razones para dudarlo mucho: la barbarie del siglo xx es resultado justamente de esa moral y esa sensibilidad.[1]

Puede que parezca paradójico, pero no es impensable. Hay mucho que explicar en ello, pero nuestra experiencia dice que la conexión es verosímil. Podría ser, como dice Steiner, que en esta torturada agonía de Occidente obrasen residuos de una «extinta teología» en forma de esperpento: «No tener ni cielo ni infierno es verse intolerablemente desprovisto y solitario en un mundo chato e insulso. De los dos, el infierno resultó más fácil de recrear» [Steiner 1,

---

[1] Digamos, sólo de paso, que la idea sería del todo razonable dentro del sistema de Spinoza: «Tengo, pues, esto por cierto, y lo hemos demostrado en nuestra *Ética*, que los hombres están necesariamente sometidos a los sentimientos, y por estar así constituidos se compadecen de los desgraciados, pero envidian a los afortunados y tienden más a la venganza que al perdón» [Spinoza, p. 143].

p. 78]. Y podría ser que la parodia de la religión produjese formas desorbitadas de la esperanza, de la culpa, de la expiación y del sacrificio.

En todo caso, la idea tampoco es enteramente nueva. A fines del siglo pasado, pensando en los revolucionarios de su tiempo, decía sir James Fitzjames Stephen que el «amor a la Humanidad» en general es poco más que «un apego fanático a alguna teoría caprichosa acerca de los medios por los cuales un número indefinido de desconocidos podrían ser llevados a una situación que el teórico llama la felicidad» [p. 181]; y decía que los amantes de la humanidad son tanto más peligrosos cuanto que consideran que su devoción genérica los autoriza para ejercer «todo tipo de violencia contra los hombres concretos» [p. 182]. La política del humanitarismo, en efecto, es una política de abstracciones, cada vez más remotas y encendidas, propicia por eso para el fanatismo y también para la destrucción. Pero no es eso todo lo que hay en la violencia de nuestro sentimentalismo doliente.

La primera abstracción humanitaria, indispensable y para nosotros evidente, es la noción de Humanidad, que tiene todavía ese aire liberador, de generosa, ilusionada esperanza, que es típico del siglo XVIII; no obstante, el entusiasmo igualitario tiene también un lado sombrío que ha explicado con magnífica brevedad Carl Schmitt:

> El concepto de hombre sólo aparentemente determina una general neutralización de las diferencias que existen entre los hombres. En realidad, encierra un concepto antitético, cargado del más terrible potencial de muerte: el del ser inhumano. Ya la mera posibilidad del término inhumano descubre un pavoroso abismo de enemistad [1, p. 67].

Eso es, al menos en parte, lo que nos hace falta entender de nuestra cultura del sufrimiento. Que nos hace más sensibles, quejumbrosos y delicados, más compasivos, pero no menos violentos; miramos el sufrimiento de otra manera, nos dolemos de dolores nuevos y hemos hecho de ello un criterio moral: el único indiscutible, pero eso no tiene una traducción práctica muy clara. Por ahora hace falta ver un poco más de cerca esa transformación de lo religioso de que habla Steiner y a la que, por ponerle nombre, llamaría la «agonía del mesianismo».

Repitamos un par de frases. Toda sociedad necesita incorporar de algún modo el hecho, inescapable, del sufrimiento: necesita interpretarlo, darle forma y expresión cultural. Necesita hacerlo inteligible para que resulte soportable. Lo que hay en la obra de Rousseau —que por eso se antoja tan cercana— es la manifestación explícita de una crisis de la cultura occidental del sufrimiento, donde se torna problemático el significado último del sufrimiento y su ubicación moral.[2] Mi idea es que esa crisis, abierta a mediados del siglo XVIII, no se ha resuelto todavía; sólo sucede que nos hemos hecho conscientes de sus consecuencias y que éstas empiezan a pesar en el ánimo colectivo.

En términos formales, cualquiera que sea el lenguaje que se utilice, la interpretación cultural del sufrimiento consiste en transformarlo en un modo de sacrificio; es decir: referir cada experiencia particular de dolor a una entidad superior, trascendente, en la que adquiere su verdadero sentido. En la expresión de Scheler, el sacrificio es siempre una pérdida parcial en beneficio del todo, la pérdida de algo relativamente inferior a cambio de un valor superior.[3] En otras palabras, se

---

[2] Acaso sobre la nota, pero siempre hay que recordar que Rousseau sirve como indicio de una transformación de la sensibilidad que es general; lo singularizan, sobre todo, la transparencia y el detalle de su introspección.

[3] «El concepto más formal y genérico, bajo el cual pueden subsumirse *todos* los sufrimientos, desde una sensación de dolor hasta la desesperación religioso-metafísica, me parece que es la idea de *sacrificio*. [...] Todo sufrimiento y dolor son, de acuerdo con un significado físico y formal, un sacri-

trata de modificar el significado del dolor, que es un mal en sí mismo, convirtiéndolo en un bien de índole superior.

La condición indispensable para el funcionamiento de dicho mecanismo es que la totalidad a la que se refiere el dolor resulte verosímil y que el vínculo que une este sufrimiento particular con la totalidad también sea creíble. Repárese en que cabe decir lo mismo en lenguajes muy diferentes: el de la medicina cuando es necesaria una operación, el de la biología o la ecología, o bien el del nacionalismo étnico; siempre se trata de sacrificar las partes débiles, enfermas o dañinas, por el bien del conjunto. Y repárese en que mucho de eso —sacrificar un órgano enfermo, sacrificar a un conejillo de indias— nos resulta comprensible (y puede que razonable, incluso). La lógica del razonamiento es inalterable: esto que parece un mal irreparable, injustificable, insoportable, es en realidad un bien porque es necesario desde un punto de vista más general.

Ahora bien, ése ha sido el modo característico de enfrentar el sufrimiento en el orden religioso: referirlo a un ámbito superior, al más allá, al orden del cosmos, la providencia, una vida mayor en otra parte, donde ésta adquiere su verdadero sentido. Como castigo, ofrenda, reparación, señal, purificación, ejemplo. «Toda sociedad —ha escrito Ernest Becker— es un sistema heroico que promete la victoria sobre la muerte y el mal» [p. 205]. Esa creencia (un hombre de fines del siglo XX diría: esa mentira fundamental) es lo que hace, no sólo inteligible, sino aceptable la muerte y el dolor en general.[4]

---

ficio de la *parte* por el *todo* y de valores relativamente *inferiores* por otros *superiores*» [Scheler 1, p. 86].

[4] Como apostilla, dos versos de Anne Carson: «There is a kind of pressure in humans to take whatever is most beloved by them/ and smash it./ Religion calls the pressure *piety* and the smashed thing *a sacrifice to God*» [«Hay en los hombres el impulso de tomar lo que más aman/ y aplastarlo./ La religión llama a ese impulso *piedad* y a lo que se aplasta lo llama *sacrificio a Dios*»; p. 110].

Por supuesto, eso implica modificar parejamente el significado de la vida misma y, en un sentido muy preciso, «devaluarla», restarle valor; hacerla, como dice Ortega, dependiente de la «otra vida»:

> Hemos visto que en todas las culturas pretéritas, cuando se ha querido buscar el valor de la vida o, como suele decirse, su «sentido» y justificación, se ha recurrido a cosas que están más allá de ella. Siempre el valor de la vida parecía consistir en algo trascendente de ésta, hacia lo cual la vida era sólo un camino o instrumento [4, p. 111].

Sin embargo, el mecanismo sacrificial no es sombrío ni mortuorio, sino radicalmente vital. Ofrece la posibilidad de obtener otra vida: más vida y una mejor vida (o bien, según la idea de Safranski, el sacrificio es creador de sentido porque las religiones «no quieren vivir más, sino que quieren más que la vida» [p. 99]).

El sacrificio puede ser heroico o ascético, puede consistir en sobreponerse al dolor o en dejar de sentirlo.[5] En todo caso, se trata de manifestar el poder humano sobre la vida: dominar la vida en su aspecto animal, natural, para obtener otra forma de vida. En su forma extrema, el sufrimiento puede ser un modo de afirmación individual: mortificarse, someterse al dolor para ser mejor.[6]

---

[5] «La *actitud heroica* del guerrero hacia el sufrimiento enviado por los dioses y las moiras es la actitud de la antigüedad *par excellence*. [...] El *ascetismo* que consiste en *hacerse menos sensible* al sufrimiento aparece con la quiebra de la voluntad heroica. En este ascetismo residía la antigua moral de los "esclavos", del mismo modo que la moral de los "señores" se fundaba en el heroísmo» [Scheler 1, pp. 107-108].

[6] «Igual que en la tradición japonesa de autoinmolación, en la antigua *askesis* occidental se moviliza la fuerza de la autoaniquilación —que se presenta como amor al esfuerzo, *ponos*— simultáneamente como poder de autodeterminación» [Sloterdijk, p. 67].

Hay una devaluación de la vida, efectivamente; con más exactitud: hay el negarse a ver esta vida como algo definitivo. Según la expresión de Bataille, «el sacrificio esencialmente da la espalda a las relaciones reales»; en su forma ritual «destruye los lazos de subordinación reales de un objeto, arrebata a la víctima del mundo de la utilidad y la devuelve al del capricho ininteligible» [pp. 47-48]. No obstante, eso es visto como una merma o una disminución, una devaluación, sólo en la medida en que esa otra vida, la de lo sagrado, resulte inverosímil —es el caso de Ortega, de Nietzsche—; porque, en otro caso, la vida que se gana mediante el sacrificio es efectivamente más vida:

> Lo sagrado es precisamente comparable a la llama que destruye el bosque consumiéndole. [...] El sacrificio abrasa como el sol que lentamente muere de la irradiación pródiga, cuyo brillo no pueden soportar nuestros ojos, pero no está nunca aislado y, en un mundo de individuos, invita a la negación general de los individuos como tales [Bataille, p. 56].

Insisto: ha habido y hay numerosos lenguajes para explicar el sufrimiento, interpretado como sacrificio. El más general, común, el más sólido también ha sido siempre el lenguaje religioso, que refiere las miserias y limitaciones de esta vida a otra vida superior, trascendente. Ahora bien, en Occidente el lenguaje religioso ha tenido fundamental y casi únicamente una estructura mesiánica, es decir, ha supuesto que hay un orden moral del mundo, un orden inteligible, donde el sufrimiento debe ser entendido en términos de justicia y puede ser experimentado como sacrificio: como expiación o como mérito.

Eso es exactamente lo que pierde la conciencia occidental en los últimos doscientos años: la certeza del orden moral. Mucho más que el sentido religioso, en términos generales, más que la fe en Dios.⁷ Sin contar con el renacido ánimo integrista del fin de siglo, persisten todavía, hasta la fecha, borrosas creencias, automatismos, rituales, formas religiosas, también una vaga espiritualidad, informe y pacífica: se ha perdido la convicción firme de que el sufrimiento está justificado, que es moralmente necesario en el orden del cosmos. Por eso resurge cada tanto la idea trágica, como una amenaza ambigua. Digo ambigua porque, en rigor, la fatalidad, la imagen de un destino perfectamente ciego y sin sentido nos resulta tan difícil de aceptar como la idea mesiánica convencional. Necesitamos siempre un orden al que referir la virtud, por más que sea provisional, relativo, improvisado, inseguro.

(Una nota al margen. A fuerza de distanciarnos, hemos conseguido ver en la naturaleza un mecanismo efectivamente ciego e indiferente hacia las necesidades y los deseos humanos. Es la visión «científica», hoy dominante. Pero necesitamos, a cambio, suponer que está rigurosamente ordenada y sigue leyes inalterables, es decir, una naturaleza donde no cabe el capricho de los dioses ni, por tanto, la tragedia. Pero hay más: mediante la retórica del «ecologismo» hemos recuperado la relación emotiva con la «madre» naturaleza; sucede tan sólo que hemos crecido y nos toca ahora cuidar de ella. Es indudable que gran parte de la destrucción de especies y ambientes naturales es obra del hombre, pero la naturaleza es también indiferente frente a eso. Su «mecanismo» seguiría inalterable, encaminado hacia el final predominio de las hormigas, si no fuese por la intervención humana; quien se

---

⁷ En un sentido tiene razón Alfred Müller-Armack cuando define nuestro siglo como «el siglo sin Dios»; formalmente, la idea de Dios ha dejado de ser un principio de organización que intervenga en las formas de la vida social. No obstante, diluida, ambigua y arrinconada, la idea de Dios persiste. Se resienten mucho más otras consecuencias de la secularización, la pérdida de otras certidumbres. Por ejemplo, la del orden moral del mundo [véase Müller-Armack].

preocupa por conservar la diversidad, proteger especies amenazadas, recuperar ecosistemas, es el ser humano: el único que piensa, que concibe la amenaza como tal y reacciona —emocionalmente, prácticamente— para evitarla.) Lo que hay en Nietzsche, también en Ibsen, de algún modo en Bergson y más tarde en el existencialismo, una vez perdida la confianza en la vida futura, es una afirmación de la vida —también del dolor, se entiende— sin justificaciones: la vida que no necesita otra justificación fuera de ella misma y a la que no se puede sujetar con las formas racionales. Lo dice Claudio Magris, con magnífica claridad, refiriéndose a Ibsen: «El único reproche que, en los últimos dramas, sus personajes se plantean es el de no haber vivido sus vidas, el haberlas reprimido y sacrificado en nombre de una meta aparentemente superior (el arte, el trabajo, la moral, la civilización) que en realidad no justifica la vida ni le confiere un significado, sino que más bien la sofoca vil e inútilmente» [2, p. 43].

Será después un tópico habitual del movimiento contracultural de los sesenta (del que habrá que volver a hablar, más adelante), y retiene mucho del anterior gesto romántico de rebeldía. Una afirmación de la vida sin el apoyo, sin el estorbo, de las justificaciones, que a veces —en Goethe, en Nietzsche, en Byron— tiene un aire prometeico y a veces se queda en una devoción extática por el instante:

> Though one moment's pleasure
> In one moment flies
> Though the passion's treasure
> In one moment dies.
>
> Yet it has not passed
> Think how near, how near
> And while it doth last
> Think how dear how dear.[8]

[8] John Keats, «Hither Hither Love», en Wright [p. 293]: «Aunque el pla-

En nada de ello hay una recuperación inequívoca de la idea trágica.[9] La afirmación del valor del instante, de la vida por la vida misma, son modos de evadir —muy literalmente— el problema del sufrimiento y su significado. Salidas, en todo caso, que no pueden convertirse en opción cultural masiva, cotidiana; a lo mucho, adquieren la forma de una subcultura generacional, típicamente adolescente.

El renovado interés por las religiones «orientales» y la «sabiduría de Oriente» es indicio del mismo fenómeno. De hecho, es consecuencia de una manera de sufrir típica, no ya de Occidente, sino de la autoconciencia de Occidente (entendido como civilización destructiva, decadente, ajena a la vida, etc.), una vez que se ha perdido la seguridad de la justicia mesiánica. En el budismo, el sufismo o cualquiera de las variedades que se ofrecen en el mercado del exotismo religioso se busca una recuperación del significado, del orden moral del mundo, aunque sea en el anonadamiento, que haga tolerable la vida. Con mucha frecuencia, el intento tiene un aspecto esperpéntico porque no hay —no puede haber— en los conversos una efectiva «migración cultural», sino el empeño de recuperar el sentido dentro de un orden mesiánico. Lo explica bien Gita Mehta en su crónica de las peregrinaciones místicas a la India:

> Para nosotros la vida eterna es la muerte: no en el regazo de Jesús, sino tan sólo la muerte, no volver a nacer otra vez, para

---

cer de un momento/ en un momento vuela/ Aunque el tesoro de la pasión/ se desvanece pronto.// Aún no ha pasado/ piensa qué cercano, qué cercano/ Y mientras dure/ piensa cuán amado, cuán amado.»

[9] Sólo como contraste, transcribo unos versos tardíos de Allen Ginsberg, donde el éxtasis del instante resulta ser cualquier cosa menos optimista: «Don't get angry with me/ We'll be worms tomorrow/ Both wriggling in the mud/ cut in two by the ploughman's harrow» [«No te enojes conmigo/ Seremos gusanos mañana/ Retorciéndonos en el lodo/ Partidos en dos por un arado»; p. 42].

soportar la vida otra vez y morir otra vez. Sin embargo, cada día hay más gente que viene a la India para nacer de nuevo, con la convicción de que en su renacimiento volverá a aprender a vivir. En el corazón de nuestras celebraciones, que son efectivamente animadas y coloridas, está la conciencia de que estamos en un velatorio. Pero da la impresión de que los turistas, por toda esa animación y ese colorido, suponen que están en un bautizo [p. 105].

(Anotemos, entre paréntesis, que ha habido y hay innumerables intentos de catequizar a las mayorías en algún evangelio vitalista que prescinda de la problemática creencia en la justicia del más allá, en un orden de premios y castigos. Pero no se trata de reconstruir la idea trágica, sino de fundar un optimismo autosuficiente, un entusiasmo resistente a la realidad. En general, lo que se da con más frecuencia es la glosa del panteísmo eufórico de Emerson: «Sólo nos expresamos a medias, incluso nos avergonzamos de la idea divina que cada uno de nosotros encarna»;[10] la misma idea aparece —con variaciones menores— en las visiones metafísicas de Norman O. Brown («El alma que llamamos nuestra no es real. La solución al problema de la identidad es perderse» [p. 161]), en la terapia optimista de Abraham Maslow («Es necesario enderezar la balanza en favor de la impremeditación, de confianza en los procesos de creatividad más que de voluntad y control» [pp. 245-246]) o en el más vulgar evangelio de la «autoayuda» («Tu yo superior sólo desea que te sientas en paz. No juzga, compara ni exige que derrotes a nadie, o que seas mejor que nadie. Sólo desea que te sientas en paz» [Dyer, p. 33]). Es una tradición típicamente estadounidense; de hecho, es lo que Harold Bloom llama la «religión estadounidense»; no obstante, su popularidad en el resto de Occidente es indudable. Vivir el presente con plenitud, escuchar

[10] Por supuesto, la cita proviene del texto clásico «Self Reliance» [Emerson 1, p. 258].

la voz interior, dejarse llevar por la espontaneidad, todo un coqueteo inconsecuente en las lindes del vitalismo, pero no un orden cultural diferente.)

El problema de Occidente —hay que insistir— consiste en que no renunciamos culturalmente a la idea mesiánica, pero ésta resulta cada vez más problemática. Mi conjetura es que esa agonía de la idea de un orden moral del mundo, que nos es tan necesaria como inverosímil, es una de las claves de la cultura occidental de los últimos siglos. La angustia de William James podría ser casi emblemática:

> Por mi parte, no sé qué puedan significar el sudor y la sangre y la tragedia de esta vida, si no es esto. Si esta vida no es un combate verdadero, con cuya victoria se gana algo eterno para el universo, entonces no tiene más importancia que un juego de dramaturgia doméstica, del que uno puede retirarse cuando quiera [1, p. 61].

Es decir, habría que plantearse seriamente el problema del suicidio, y no puede ser. Dicho de otro modo, la rigurosa afirmación trágica, que el dolor es producto de la fortuna —o de la caprichosa voluntad de los dioses— y por eso inasequible para la inteligencia humana, resulta imposible de aceptar. Se prefiere incluso la idea, mucho más difícil y quebradiza, de que cada individuo otorga soberanamente el sentido a su propia vida (eso decía el existencialismo y eso predica, con histérico optimismo, la «autoayuda»), o bien buscar un significado en el sufrimiento mismo, como lo hace Viktor Frankl: «El sufrimiento tiene, de por sí, un significado inmanente», el hombre «madura en el dolor y crece en él»:

> El sufrimiento crea, pues, en el hombre una tensión fecunda y hasta nos atreveríamos a decir que revolucionaria, haciéndole sentir como tal lo que no debe ser. A medida que se identifica, por así decirlo, con la realidad dada, elimina la distancia que le

separa de ella y, con la distancia, la fecunda tensión entre el ser y el deber ser [Frankl 2, pp. 161-162].

Algo semejante a la mística del sufrimiento de Simone Weil: «Para alcanzar el total desapego no basta la desgracia. Hace falta una desgracia sin consuelo. Es preciso no tener consuelo. Ningún consuelo que podamos representarnos. El consuelo inefable desciende entonces» [Weil 1, p. 33]. Pero en uno y otro caso —son ejemplos típicos—, a pesar de la insistencia en el significado propio del sufrimiento («No debo amar mi sufrimiento porque es útil, sino porque es» [Weil 1, p. 92]), reaparece siempre la dimensión trascendente, bien con el cauto distanciamiento de Frankl: «El sufrimiento deja de ser en cierto modo sufrimiento en el momento en que encuentra un sentido, como puede serlo el sacrificio» [Frankl 1, p. 158], o bien con el desahogo extático de Simone Weil:

> No poseemos nada en el mundo —porque el azar nos puede quitar todo— salvo el poder de decir yo. Es esto lo que hay que dar a Dios, es decir, lo que hay que destruir. No hay absolutamente ningún otro acto libre que nos esté permitido, salvo la destrucción del yo [...]. La destrucción puramente exterior del yo es dolor casi infernal. La destrucción exterior a la que el alma se asocia por amor es dolor expiatorio. Producir la ausencia de Dios en el alma completamente vacía de sí misma por amor es dolor redentor [Weil 1, pp. 44-45].

La postura extrema, que renuncia efectivamente a toda salvación personal, es la de Schopenhauer; pero tampoco es una idea trágica, sino una forma radical, torcida, desesperada, de la convicción racionalista y mesiánica. Consiste en decir que el sufrimiento como tal es el significado de la vida: no un azar, no un resultado de causas remotas e incomprensibles, no producto de la fortuna:

Si nuestra existencia no tiene por fin inmediato el dolor, puede afirmarse que no tiene ninguna razón de ser en el mundo. Porque es absurdo admitir que el dolor sin término que nace de la miseria inherente a la vida y que llena el mundo, no sea más que un puro accidente y no su misma finalidad. Cierto es que cada desdicha particular parece una excepción, pero la desdicha general es la regla [Schopenhauer, p. 117].

La fascinación que ejerce la figura del demonio en los románticos es profundamente cristiana: es un cristianismo invertido, pero que conserva su estructura; en la admiración hacia el «ángel caído» hay la superioridad moral de la víctima, como en el Sermón de la Montaña. De modo semejante, la afirmación de Schopenhauer es, en su estructura, mesiánica: necesita un significado indudable, que sirva de justificación para la vida. Necesita la regla de un orden inteligible, gobernado por un principio único, que incorpore el sufrimiento; sólo que se rehúsa a buscar el apoyo de la otra vida.[11]

Lo valioso —en un orden moral que no sea trágico— sólo se entiende como permanente; ahora bien, todo lo que en el mundo vale está amenazado, en riesgo de perderse. La salud, la fama, la riqueza, la familia, los afectos, la vida, todo puede perderse de manera azarosa, impensada, inmerecida: lo único seguro es el sufrimiento. En el orden de la moral mesiánica es necesario situar lo valioso en otra parte, donde no esté bajo la amenaza de la pérdida. De modo que pueda restablecerse el equilibrio, la justicia. Por eso está puesto en el más allá.

[11] «La sugestión metafísica de un centro común permite a Schopenhauer hablar de una voluntad unitaria del mundo, que luego entra horrorosamente en el escenario de la vida bajo diversas máscaras, desgarrada en sí y desgajada de sí misma [...], Schopenhauer permanece bajo el hechizo de una tradición poderosa, que disuelve lo plural en el gran singular, como si sólo allí pudiera encontrar paz el alma, como antes la encontraba en Dios» [Safranski, p. 76].

Schopenhauer no encuentra otra cosa más allá; no encuentra compensación. Nada más allá del sufrimiento. Nada definitivamente valioso: «Si se considera la vida bajo el aspecto de un valor objetivo, es dudoso que sea preferible a la nada. Hasta diré que si se dejaran oír, la experiencia y la reflexión alzarían su voz en favor de la nada» [p. 139]. Es la estructura del argumento mesiánico, pero sin un final feliz: la esperanza puesta en la nada. Lo que no cabe es la comprensión propiamente trágica, de la «fragilidad del bien».[12]

Como se sabe, en la interpretación de Schopenhauer tampoco cabe una moraleja hedonista, por superficial y equívoca que fuese: disfrutar en el instante lo que se ha de perder en un instante; porque si consiguiésemos vencer el dolor, de cualquier modo, no haríamos más que caer en el tedio (las formas típicas de neurosis de nuestro fin de siglo, en las sociedades desarrolladas, parecerían darle la razón en eso; también, de manera insospechada, a Chesterton: «Contra el vacío lacerante de la aprobación sin alegría no hay más que un antídoto: la fe súbita y belicosa en el mal. Podemos hacer hermoso de nuevo el mundo, a condición de tomarlo por campo de batalla. Cuando hayamos delimitado y aislado el mal concreto, todo lo demás volverá a poblarse de colores» [2, p. 201]).

Es útil, muy útil, tener presente el argumento de Schopenhauer porque resulta inaceptable: no podemos pensar que el sufrimiento sea la finalidad y el sentido inmediato de la vida. Esto quiere decir que una explicación del dolor, para ajustarse a lo que pide nuestro sentido común, tiene que encontrar un modo de negarlo, reducirlo, compensarlo.

[12] «En cierto sentido, dice [Schopenhauer], sería posible "llamar a su doctrina la filosofía propiamente cristiana"; el cristianismo profesa como su esencia más íntima la humanidad y el amor, y él no permitía que se viera ninguna diferencia fundamental entre este amor y su propia idea del abandono, tanto de la afirmación del propio yo aislado como de la venganza y la persecución» [Horkheimer y Adorno, p. 146].

Hay dos premisas básicas que nuestro sentido común comparte con Schopenhauer: el sufrimiento es importante, de una importancia decisiva para juzgar el valor de la vida humana, y es un mal, que objetivamente no es deseable en sí mismo. A continuación, dos condiciones más, que el sentido común necesita para evitar la conclusión nihilista: el sufrimiento tiene algún modo de recompensa, remedio, premio, porque está relacionado con una finalidad ulterior, es parte de algo mayor, superior y trascendente que le otorga su verdadero significado.

La dificultad con que nos encontramos, en los pasados doscientos años, es que esas dos últimas condiciones se antojan difíciles de sostener. En eso consiste la agonía del mesianismo: no conseguimos creer en la compensación, no conseguimos confiar en esa totalidad trascendente. Ese hecho modifica nuestra cultura del sufrimiento: nos hace vivirlo de la manera extremosa, susceptible, espantadiza y agónica que dice Nietzsche,[13] con lo cual estamos donde habíamos comenzado.

Veamos eso, lo que dice Nietzsche, con algún detenimiento. «La moral es hoy en Europa moral de animal de rebaño» [4, p. 145]. Acaso haya todavía alguien que encuentre escandalosa la expresión; la verdad es que hoy resulta casi un lugar común, se habla mucho y se denuncian en todos los tonos la mediocridad, el adocenamiento, la uniformidad de nuestro orden cultural. Nietzsche tiene en mente, sin embargo, algo muy concreto: cuando dice rebaño, dice miedo. «Quien examine la conciencia del europeo actual habrá de extraer siempre, de mil pliegues y escondites morales, idéntico imperativo, el imperativo del temor gregario: "¡queremos

---

[13] Aunque queda dicho más atrás, no está de más insistir: lo que me interesa es el cambio en la sensibilidad, es decir, en prácticas, creencias, conductas, cambios en el orden material y en su interpretación, y no sólo en las «ideas». Las uso, sin embargo, como punto de referencia inicial.

que alguna vez no haya ya nada que temer!"» Con ello dice también que el problema radical, a partir del cual se decide la moral, es el sufrimiento, el dolor. Mejor dicho, el miedo al dolor que —es el argumento— aumenta al parejo de la civilización. La explicación en *El ocaso de los ídolos* es transparente:

> La disminución de nuestros instintos hostiles, que despiertan la desconfianza —y esto sería precisamente nuestro «progreso»—, representa únicamente una de las consecuencias de la disminución general de la vitalidad [...]. La suavización de nuestras costumbres —ésta es mi tesis, ésta, si se quiere, mi innovación— es una consecuencia de la decadencia; la dureza y la ferocidad de las costumbres bien puede ser, por el contrario, la consecuencia de una superabundancia de vida [pp. 132-133].

Las consecuencias de esa «suavización de las costumbres» y su complicada asociación con la violencia, la culpa, la hostilidad, el desarrollo y el aumento de la complejidad social han sido exploradas con detalle por Freud y Norbert Elias. No hace falta añadir mucho. En cuanto a que sea un síntoma de decadencia, no es una idea nueva; está ya apuntada en la nostalgia romántica, en la sombría imaginación de Gobineau; también está —con matices que se podrían explicar— en las tesis de Gibbon [véase Herman].

En efecto, Nietzsche sabe que la decadencia y la vitalidad son efectos de contraste: «Las épocas fuertes, las civilizaciones nobles, ven en la compasión, en el "amor al prójimo", en la falta de personalidad y del sentimiento de la personalidad, algo despreciable» [5, p. 133]. Es decir, se trata de un problema de perspectiva. La mirada de la época que se piensa decadente es la que descubre (imagina y, en buena medida, inventa) el vigor del pasado. El ejemplo clásico de un contraste semejante es el de la Roma republicana vista desde el imperio, el de la Germania que describió Tácito.

Con ese esquema pensó Maquiavelo la historia de Italia y con ese esquema imaginó Gibbon la decadencia del imperio romano. Ambos atribuyeron al cristianismo el debilitamiento de la virtud cívica; ambos encontraron esas afinidades entre la moral de la compasión y el debilitamiento del orden social. O sea que no está tan solitario Nietzsche en su denuncia de las virtudes de los débiles.

Curiosamente, la idea de Nietzsche —y de Tácito y Maquiavelo— tiene semejanzas notables con las tesis de Rousseau; para él también la civilización es un proceso de decadencia. En su estado de naturaleza, los hombres debían ser necesariamente virtuosos: «Acostumbrados desde la infancia a la intemperie del aire y al rigor de las estaciones, adiestrados para la fatiga y obligados a defender desnudos y sin armas su vida y su prole contra las restantes bestias feroces, o de escaparles a la carrera, los hombres se forman un temperamento robusto y casi inalterable» [Rousseau 3, p. 123]. El tortuoso camino de la civilización, en cambio, concluye en la universal dependencia y sumisión de los hombres, reducidos a la impotencia bajo el despotismo: «Es aquí donde todos los particulares vuelven a ser iguales, puesto que no son nada» [3, p. 199]. Más todavía: también Rousseau considera que el cristianismo es, en cierta medida, responsable de la decadencia política, por cuanto implica «un perpetuo conflicto de jurisdicción» entre el señor y el sacerdote. Lo que más llama la atención, no obstante, es el entrelazamiento de la decadencia, la suavización de las costumbres y la religión, tal como lo explica con el ejemplo del islam:

> Mahoma tuvo miras muy sanas, ató bien su sistema político, y mientras la forma de gobierno subsistió bajo los califas que le sucedieron, este gobierno fue exactamente uno, y bueno en esto. Pero al volverse los árabes florecientes, refinados, muelles y cobardes, fueron sojuzgados por los bárbaros; entonces la división entre los dos poderes volvió a empezar [2, p. 134].

Pero la coincidencia es sólo parcial. En Rousseau, como en Maquiavelo, hay una tesis política: el cristianismo corrompe el orden civil porque introduce un nuevo poder que disputa la supremacía sobre las conciencias. Las afirmaciones de Nietzsche tienen otro alcance, mucho más general, que se refiere al espíritu mismo de la civilización. Porque en su caso, esa «división de poderes» es relativamente intrascendente: la Iglesia ya no tiene ningún poder político efectivo.

Una mínima recapitulación. Ciertamente hay afinidades entre la suavización de las costumbres, la debilidad o la decadencia de que habla Nietzsche, y el espíritu del cristianismo; tanto éste como el budismo

> intentan conservar, mantener con vida cualquier cosa que se pueda mantener, e incluso, por principio, toman partido a favor de los malogrados; como religiones para dolientes que son, ellas otorgan la razón a todos aquellos que sufren de la vida como de una enfermedad y quisieran lograr que todo otro modo de sentir la vida fuera considerado falso y que se volviera imposible [Nietzsche 4, p. 95].

Pero es nada más eso: una afinidad. Las «religiones para dolientes» se corresponden con un orden que condena la fuerza, la voluntad, los valores de la pura vitalidad; pero el predominio de aquéllas no es natural ni necesario. Importa la acotación porque en el diagnóstico de Nietzsche es mucho más importante el miedo. Lo que se impone son las emociones y las necesidades gregarias, la nostalgia del rebaño que puede encontrar su expresión religiosa en el Sermón de la Montaña. De modo que el cristianismo vendría a ser en todo caso una parte del proceso de la decadencia y no su origen inmediato; pero aparte de eso, entre el «espíritu del cristianismo» y sus diversas y contradictorias manifestaciones históricas media un trecho que no hay que subestimar.

(Una anotación, entre paréntesis. Nietzsche no sólo tenía «oído» para los matices de la tradición cristiana, sino que se preocupaba particularmente de ellos; los veía, por decirlo así, como síntomas. En su versión, que resumo malamente, el cristianismo «puro» era una religión de la crueldad, formada a partes iguales por la astucia de san Pablo y la ambición sacerdotal, que había cristalizado a la perfección en el jansenismo. Para él, el modelo del cristiano —el antagonista ideal— es Pascal [véase Voegelin 5], la víctima ejemplar de la crueldad cristiana, ajeno en casi todo al protestantismo alemán, «esa forma espiritualmente impura y aburrida de la decadencia».[14] Muy distinto también de los modernos predicadores de la bondad, de un Dios compasivo y bienintencionado.)

Lo que por principio rechaza Nietzsche, y que corresponde a la tradición cristiana en general, es la devaluación de la vida implícita en la idea mesiánica y su justificación del sufrimiento mediante «la gran mentira de la inmortalidad personal» y la recompensa del más allá,[15] porque eso se traduce en una merma de los valores que favorecen la vida, en una disminución de la vitalidad.

Pero eso no explica la decadencia. Otra vez: lo decisivo es el dolor y el miedo al dolor. La sensibilidad extrema de los hombres civilizados, aquellos a quienes el menor contacto les resulta doloroso y que, por evitarlo, querrían evitar toda forma de resistencia: «El miedo al dolor, incluso a lo infinita-

---

[14] «¡Cuánta cerveza hay en la cristiandad protestante! ¿Puede uno todavía imaginarse una forma de la fe cristiana más débil espiritualmente, más perezosa, más paralizadora que la de un protestante alemán medio? ¡Eso es lo que yo llamo un cristianismo tímido! ¡Eso es lo que llamo homeopatía del cristianismo!» [Nietzsche 2, p. 74].

[15] «Cuando se coloca el centro de gravedad de la vida *no* en la vida, sino en el "más allá" —*en la nada*—, se le ha quitado a la vida como tal el centro de gravedad. La gran mentira de la inmortalidad personal destruye toda razón, toda naturaleza existente en el instinto —a partir de ahora todo lo que en los instintos es beneficioso, favorecedor de la vida, garantizador del futuro, suscita desconfianza. Vivir *de tal modo* que ya no tenga *sentido* vivir, *eso* es lo que ahora se convierte en el "sentido" de la vida» [Nietzsche 1, p. 74].

mente pequeño en el dolor —no puede acabar de otro modo que en una *religión del amor*...» [Nietzsche 1, p. 59]. Dicho de otro modo, es la religión como expresión morbosa del hedonismo. Los ideales que se usan para encubrir la debilidad, para justificar carencias e incapacidades.

La decadencia de la que habla Nietzsche se reconoce, entre otras cosas, por el anhelo de «un estado en el que ya no se sufra»; que no sufra nadie (que no sufra yo), que no se exija a nadie demasiado (que no se me exija demasiado), que todo se perdone (se me perdone). La moral compasiva y altruista, la susceptibilidad, la preferencia por todo lo débil, el miedo al instinto son expresiones de un mismo estado, una misma enfermedad que se cobija con la proclamación de «valores superiores» [Nietzsche 2, p. 51]. Por supuesto, la enfermedad del «resentimiento», cuyo producto más acabado, según Scheler, es precisamente el humanitarismo:

> Esta dirección de la filantropía hacia lo genérico la orienta especialmente hacia lo inferior, lo que necesita ser «comprendido» y «disculpado». Pero ¿quién no verá aquí el odio secreto contra los valores positivos superiores que por su misma esencia no están ligados a lo «genérico», un odio que se oculta en el fondo de esta «dulce», «comprensiva» y «humana» actitud? [Scheler 2, p. 100]

La idea es —abreviando lo que se puede— bastante sencilla: el «culto al sufrimiento» es resultado de la debilidad, del miedo incoercible del animal civilizado, enfermo, cuyo lenguaje es una de las varias metamorfosis posibles del cristianismo. Dicho de otro modo, es resultado de la confluencia de dos procesos distintos: la pacificación general que conlleva el movimiento histórico de la civilización y la inercia cultural del cristianismo, en particular en lo que tiene éste de humanitario.

Porque no está el cristianismo completo en el Sermón de la Montaña, la moral de la compasión y el perdón. De hecho, no parece desatinado lo que dice Cioran: que la «religión para dolientes», básicamente humanitaria y pacífica, que Nietzsche encuentra despreciable es una forma de decadencia del cristianismo:

> Que el catolicismo, más aún que la religión cristiana en su conjunto, se halla en plena decadencia es algo que nos demuestra la experiencia diaria: tal y como hoy se presenta, prudente, complaciente, comedido, no toleraría a un apologista tan feroz, tan magníficamente desenfrenado como De Maistre [Cioran 1, p. 62].[16]

El argumento podría llevarse todavía un poco más lejos: el «reblandecimiento» del cristianismo, lejos de ser un indicio de su triunfo, es más bien uno de los signos de su caducidad. Tratando de estar «a la altura de los tiempos» y acomodarse a lo que pide el individuo civilizado, la religión pierde terreno, cede autoridad, se desnaturaliza (el mismo Cioran apunta en ese sentido: «Para recobrar su autoridad sobre la gente, el catolicismo necesita un papa furibundo, carcomido de contradicciones, impartidor de histeria, dominado por una rabia de hereje, un bárbaro a quien no estorben dos mil años de teología» [2, p. 103]).

Mi idea es que esa religiosidad de la decadencia tiene, efectivamente, una traza cristiana, pero en su estructura es un producto cultural distinto: civilizado, moderno, occidental, de teología imprecisa y acomodaticia, producto de la agonía del mesianismo. Es una derivación del cristianismo de inclinación gnóstica, cuyo rasgo más característico es probablemente su incapacidad para justificar el sufrimiento. Que por eso tiende a identificarse cada vez más con la «moral» hasta perder casi cualquier contenido específicamente espiritual; es

---

[16] Recordemos, sólo para subrayar la idea, una frase de De Maistre, escogida casi al azar: «El niño padece del mismo modo que muere, porque es de una masa o materia que debe padecer y morir por haberse degradado en su principio» [De Maistre, p. 64].

una religión para usarse en tiempos de agnosticismo, naturalmente ecuménica y útil para cualquiera. Mírese, si no, el ejemplo de Thomas Paine, profeta de la Edad de la Razón, hablando de la religión «considerada en sí misma, sin atender a los nombres», para concluir que «por naturaleza, todas las religiones son suaves y benignas y están unidas a principios de moralidad» [pp. 70-71].

Es, en resumidas cuentas, una religiosidad vacilante, vuelta hacia el mundo. Algo cercano a lo que sir James Fitzjames Stephen —en su polémica con Stuart Mill— llamaba la Religión de la Humanidad:

> Es una de las más frecuentes convicciones, hoy en día, que la raza humana en su conjunto tiene ante sí espléndidas metas de varios tipos, y que el camino hacia ellas ha de encontrarse mediante la eliminación de todas las restricciones de la conducta humana, el reconocimiento de la igualdad sustantiva de todas las criaturas humanas y mediante la fraternidad o el amor universal. Son ideas que en muchos casos se sostienen como materia de fe religiosa [p. 3].

Mucho de ello puede argumentarse «cristianamente». Incluso es defendible la idea de que la libertad, la igualdad y la fraternidad, tal como son entendidas en Occidente, son de cuño cristiano.[17] Pero la cercanía resulta engañosa. Hay en la Religión de la Humanidad, incluso en sus versiones propia-

---

[17] Donoso Cortés se refirió con frecuencia a la probable génesis cristiana de la triada del lema revolucionario: «Ninguna de las ideas fundamentales y constitutivas de la civilización moderna tiene un origen filosófico; todas proceden de la religión cristiana» [p. 199]. La mención, desde luego, servía para hacer la apología del catolicismo, en cuyo contexto inaugura Donoso la ingeniosa tradición del *doublespeak*: «Gracias únicamente al cristianismo, esas tres cosas, libertad, igualdad, fraternidad, son verdaderos» [p. 984]. Ya se sabe: cuando es necesario hablar de la «verdadera» libertad o de la «verdadera» igualdad, lo que hay es un contrasentido que quiere presentarse con elegancia.

mente eclesiásticas, una omisión decisiva: falta el pecado original. En el nuevo evangelio terapéutico, como en la naturaleza de Rousseau y en las formas modernas de religiosidad, todos somos inocentes. Con eso se desfonda, de modo irreparable, la justificación cristiana del dolor, y la misma estructura mesiánica produce resultados completamente distintos.

«Nuestra existencia —escribía Schopenhauer— a nada se parece tanto como a la consecuencia de una falta y de un deseo culpable» [p. 124]. Es decir, parece un castigo, y por eso hay que imaginar que hay una primera culpa: «La historia del pecado original me reconcilia con el Antiguo Testamento; a mis ojos, es la única verdad metafísica de todo el libro» [p. 124]. El razonamiento puede ser lógicamente defectuoso, pero es moralmente necesario para mantener la noción de justicia que es indispensable para la idea mesiánica. El dolor inmerecido, el dolor absolutamente injusto, es un escándalo, por lo cual se hace necesario —otra vez, moralmente necesario— suponer la existencia de una culpa originaria, o bien interpretar el sufrimiento como un mérito que será recompensado por alguien en algún momento. De otra manera, si se duda de la recompensa futura, si no se cree en la necesidad de redimir la primera culpa, sólo queda ocuparse de remediar el dolor aquí y ahora.

En pocas palabras, el lenguaje de nuestra cultura del sufrimiento deriva del cristianismo, sin duda. Pero es un producto del proceso de la civilización occidental; es decir, su origen material está en la forma de las relaciones sociales característica de los últimos doscientos años.

Si nos quedamos en el plano más general y abstracto, el rasgo fundamental de la configuración social de Occidente en los últimos siglos es la tendencia a la igualación de las condiciones de vida; lo que Tocqueville llamaba la tendencia hacia la «democracia». Ahora bien, Nietzsche veía también un vínculo entre la moral de la compasión, el culto al sufrimiento y el progreso de la democracia. «El hombre aristocrático honra en sí mismo al poderoso» y por eso siente veneración por lo que es exigente, duro: «Esa especie de hombre se siente orgullosa cabalmente de no estar hecha para la compasión» [Nietzsche 4, p. 237]; la decadencia no es, desde este punto de vista, más que la derrota del principio aristocrático: una predilección por los débiles, el rechazo de toda diferencia esencial entre individuos, la democracia.

Ciertamente no es una novedad la asociación entre democracia y decadencia. De hecho, de la Revolución Francesa en adelante ha sido, más que una idea, un tópico: superficial, cómodo, propio para decir trivialidades vagamente nostálgicas y de escaso interés. No obstante, es posible que la intuición de Nietzsche, puesta en un lenguaje menos emotivo, ofrezca una explicación sensata y también original de nuestra cultura del sufrimiento.

Aparte de los lugares comunes sobre la «tiranía de la mayoría» o el temperamento voluble y tornadizo del público, quienes han visto en la democracia el origen de la decadencia suponen que la igualación de condiciones, impuesta políticamente, obstruye el desarrollo individual, de modo que la sociedad tiende a la mediocridad, al rebajamiento generalizado. Según la expresión de Irving Babbitt: «El culto al hombre común, favorecido por el demócrata igualitario, es difícil de distinguir del culto a la vulgaridad» [4, p. 174]. Ideas semejantes han sido patrimonio común de los románticos y pueden sonar más o menos razonables en la pluma de Stuart Mill («La originalidad no está considerada como algo útil por los hombres que no la poseen» [1, p. 97]) o propiamente trágicas en argumentos como los de George Steiner (porque sería, en efecto, trágico si hubiese que elegir entre una sociedad «decente» y una sociedad capaz de producir cultura).[18] Pero es posible encaminarlas en otra dirección.

---

[18] Es el argumento, sumamente polémico, de «Los archivos del Edén» [véase Steiner 3].

Según Ortega, la decadencia de un orden no es consecuencia del amotinamiento de la canalla, no es un atentado (evitable) de la muchedumbre contra la excelencia de quienes son mejores, sino un indicio del fracaso —la ineptitud— de la sedicente aristocracia:

> Las épocas de decadencia son las épocas en que la minoría directora de un pueblo —la aristocracia— ha perdido sus cualidades de excelencia, aquellas precisamente que ocasionaron su elevación. Contra esa aristocracia ineficaz y corrompida se rebela la masa justamente [Ortega 6, p. 97].

Eso significa que la decadencia (así entendida) es inevitable, puesto que la flexibilidad, la capacidad de adaptación, de cualquier aristocracia es limitada. En particular, la aristocracia del Antiguo Régimen encontró su límite, en el Occidente moderno, con el aumento de la complejidad social del proceso de la civilización. Por otra parte, la degeneración y la disolución de las aristocracias no suele ser muy espectacular; la rebelión de las masas es más bien metafórica (y como metáfora un poco melodramática).

Pero hay una nota característica de la última decadencia de la aristocracia occidental: que no ha sido, finalmente, remplazada por otra forma de aristocracia, sino por el imperativo de la igualdad (que no implica, desde luego, la igualdad material y efectiva sino el encumbramiento de los que Chesterton llamaba —con olímpico desprecio— los «simples millonarios»; la democracia como forma social supone sólo eso, que cualquiera puede elevarse, teniendo dinero). En eso consiste, propiamente, lo irreparable de la decadencia. El argumento de Scheler es interesante: «Nadie que se sienta en posesión de la fuerza o la gracia exigirá la igualdad en el juego de las fuerzas en ninguna esfera de valor. Sólo quien teme perder exige la igualdad como principio general. La exigencia de igualdad es siempre una especulación a la baja. Cuando los hombres son iguales, lo son por los caracteres de ínfimo valor» [2, pp. 122-123]. Y las desigualdades, al mismo tiempo, se establecen mediante lo más genérico y universal: el dinero.

La evolución occidental, descontando algunos episodios trágicos, ha implicado una progresiva diferenciación, un incremento de la complejidad: formas de interdependencia más estrechas y menos controlables, entre individuos y grupos cada vez más semejantes entre sí. Sigo en esto el argumento clásico de Norbert Elias:

> En comparación con las sociedades preindustriales y particularmente también con las sociedades medievales de todo tipo, el número de los grupos profesionales diferenciados en cuanto a su nomenclatura presentes en las sociedades industriales es no sólo sorprendentemente grande, sino que se multiplica a un ritmo imprevisto. Esto significa para el individuo estar sujeto a cadenas de interdependencia largas y además cada vez mayores, dándose asimismo la circunstancia de que estas cadenas forman entre ellas conexiones funcionales que les es imposible controlar. Significa también que las cuotas de poder se reparten menos desigualmente que en sociedades anteriores, que la dependencia unilateral en posiciones interdependientes se hace menor y que aumenta la reciprocidad [1, p. 174].

Mayor igualdad, mayor acercamiento entre los grupos, mayor complejidad y dependencia recíproca. En eso consiste la «democracia», y eso mismo es lo que Nietzsche encuentra detestable de la democracia, la cercanía y la igualdad: «En el contacto entre hombre y hombre —"en sociedad"— las cosas tienen que ocurrir de una manera inevitablemente sucia. Toda comunidad nos hace de alguna manera, en algún lugar, alguna vez —"vulgares"» [4, p. 261]. Pero sabe también que el proceso es inevitable, que en el núcleo de la civilización hay el impulso del *progressus in simile*, el avance hacia lo habitual, ordinario, semejante, gregario, «vulgar» [Nietzsche 4, p. 251].

Pero ese mismo movimiento también lleva consigo una mayor «suavidad» de las costumbres: por la proximidad, por la mutua dependencia, por la relativa igualdad; una sociedad más compleja es también una sociedad más pacífica: porque la pacificación es una condición necesaria del aumento de complejidad y porque la multiplicación de los intercambios (el *doux commerce*) contribuye a hacerlos estables, predecibles, rutinarios. Finalmente, porque la igualdad misma —una acotación indispensable: la igualdad bajo el poder del Estado— invita a la cortesía y a la moderación, tal como lo vio Tocqueville:

> Son varias las causas que pueden contribuir a hacer menos rudas las costumbres de un pueblo; pero entre todas ellas, considero como la más poderosa a la igualdad de las condiciones sociales. La igualdad entre los diferentes estados y la dulcificación de las costumbres no son, pues, en mi concepto, acontecimientos exclusivamente compresentes, sino también hechos correlativos [p. 141].

De donde podría resultar que la propia «dulcificación» del cristianismo, su evolución hacia esa forma bonachona y decadente de que habla Nietzsche, fuese una consecuencia del proceso de igualación social. No sólo eso, sino que también la moral de la compasión podría ser un producto democrático: cada vez más los hombres se acostumbran a pensar y sentir de manera semejante, son capaces de juzgar y entender a sus prójimos a primera vista: «Cada uno —como dice Pierre Manent— se traslada, por así decir, inmediatamente al cuerpo sufriente de su semejante, porque considera que las diferencias de posición son "accidentales", e imagina espontáneamente que él podría encontrarse en el lugar del otro» [Manent, p. 74].

Es decir, habría, en efecto, un vínculo real entre el orden de la sociedad occidental contemporánea y el «culto al sufrimiento». Añadamos tan sólo una nota más: nuestra cultura del sufrimiento es extremadamente sensible, emotiva, pronta para la compasión y la queja; esa susceptibilidad, esa tensión sentimental dice que en el fondo está movida sobre todo por el miedo. Es la vieja y conocida tesis de Elias: «Cuanto más incontrolable sea para el hombre un contexto determinado, tanto más afectivo será su pensamiento acerca de él» [1, p. 190]; y, por supuesto, lo menos controlable para el individuo moderno es su propia dependencia de otros individuos:

> Ante los tremendos peligros con que los hombres se amenazan mutuamente, sobre todo, aunque ni mucho menos de forma exclusiva, con el empleo directo de la violencia física, la humanidad entera permanece hoy en el fondo tan indefensa como nuestros antepasados ante las amenazadoras fuerzas de la naturaleza, por ejemplo, los rayos, las epidemias o las gigantescas inundaciones a las que debemos el mito del diluvio de Noé [Elias 4, p. 22].

Con la diferencia de que no tenemos mitos medianamente creíbles ni esperanzas sensatas. Nuestra cultura del sufrimiento dice eso: que tenemos miedo, que sufrimos, que miramos nuestro sufrimiento con una susceptibilidad extremada, morbosa, y que no sabemos qué hacer con el sufrimiento ni con el miedo.

El pecado original

Con seguridad, como dice Peter Berger, la escandalosa singularidad del mensaje cristiano es la *kenosis*: la humillación de Dios por el hombre. En eso se distingue de la tradición judía (el Mesías ha de llegar para imponer su reino, no como doliente) y abre una nueva posibilidad de justificar el sufrimiento, a partir del modelo de Cristo. Ya no es un castigo, un medio providencial de corregir las faltas, sino una vía de purificación;[1] sufrir, y en particular sufrir injustamente, es un mérito. Una transfiguración extraordinaria que, de hecho, podría evitar por completo el problema de la culpa; por eso, probablemente, tiene un atractivo irresistible para la imaginación moderna.

No obstante, la tradición cristiana es más compleja que eso y ofrece un repertorio de explicaciones más extenso, ambiguo, contradictorio. El motivo básico es la salvación individual, la recompensa personal en el más allá, debida a los méritos terrenales, en cuyo caso todo dolor es un sacrificio acreditable, que redime las culpas y obtiene el favor de Dios, que prefiere a los humildes, a los que sufren.[2] Pero hay tam-

---

[1] «El sufrimiento es purificación, no castigo ni corrección. La gran paradoja del judaísmo, "el sufrimiento de los justos", se desvanece como una gota en el océano ante el ejemplo del hombre inocente que libremente acepta el sufrimiento por los pecados de los demás —el hombre que es, a la vez, Dios mismo y que invita a todos a seguirle en el camino de la cruz» [Scheler 1, p. 111].

[2] Recordemos el exabrupto de Nietzsche: «Principio del "amor cristiano": quiere, en última instancia, ser *pagado* bien...» [1, p. 79].

bién otras posibilidades, sobre todo si se toma en consideración el Antiguo Testamento.

(Seguramente sobra decirlo, pero anotemos que esa heterogeneidad es consecuencia de que el cristianismo incorpore, como un conjunto unitario, dictado por un único dios, las escrituras de la tradición judía anterior a Cristo; una tradición larga y compleja porque los varios momentos de la historia de Israel producen diferentes expresiones en la literatura sagrada. El Yahvé de la Alianza, que unifica a la confederación israelita; el dios de las catástrofes; el Yahvé de los reyes; el dios profético de la decadencia, que anuncia la ruina de Jerusalén; el dios del exilio, que promete el consuelo mesiánico, son figuras muy diferentes [véase Weber 4], pero se convierten en facetas, rostros posibles de un único dios para el cristianismo.)

El sufrimiento en la tierra puede ser sencillamente un castigo, producto de la ira de Dios. Así se explica el diluvio, por ejemplo:

> Y vio Jehová que la maldad de los hombres era mucha en la tierra, y que todo designio de los pensamientos del corazón de ellos era de continuo solamente el mal. Y se arrepintió Jehová de haber hecho hombre en la tierra, y le dolió en su corazón. Y dijo Jehová: Raeré de sobre la faz de la tierra a los hombres que he creado, desde el hombre hasta la bestia, y hasta el reptil y las aves del cielo; pues me arrepiento de haberlos hecho [Gen, 6: 5-7].

Es decir, el castigo no es privativo del más allá y no es tan sólo un drama de la conciencia individual. Dice el refrán que Dios no paga al contado: pero en ocasiones sí lo hace. El sufrimiento material, inmediato, mundano, de un pueblo entero, puede ser una pena impuesta con rigurosa justicia: puntual, exacta y merecida por la mala conducta. Como la que impondría cualquier juez humano, precisamente. Una justicia de medida humana, aunque el castigo sea obra divina (obra del «dios de las catástrofes»).

Resulta transparente por su candidez el regateo entre Dios y Abraham sobre la destrucción de Sodoma y Gomorra: «Y se acercó Abraham y dijo: ¿Destruirás también al justo con el impío? Quizá haya cincuenta justos en la ciudad: ¿destruirás también y no perdonarás al lugar por amor a los cincuenta justos que están dentro de él? Lejos de ti el hacer tal» [Gen, 18: 24-25]. La seguridad que se deja ver en las palabras de Abraham es sorprendente, como lo es su razonamiento: «El juez de toda la tierra ¿no ha de hacer lo que es justo?» [Gen, 18: 25]. Ya se sabe: hecha la cuenta de los justos no hubo ni cincuenta, ni cuarenta, ni diez, nadie más que Lot, que es salvado con escrupulosa atención hacia sus méritos.

Jehová hizo llover sobre Sodoma y Gomorra azufre y fuego de parte de Jehová desde los cielos; y destruyó las ciudades, y toda aquella llanura, con todos los moradores de aquellas ciudades, y el fruto de la tierra [Gen, 19: 24-25].

Vista con alguna distancia, la idea de un dios que castiga de inmediato a los pecadores abrasándolos con una lluvia de fuego se antoja más bien primitiva. Ha formado parte, no obstante, de la retórica cristiana como cosa normal y frecuente. Nunca se excluye, en buena teología, la posible intervención de la divina providencia en los sucesos del mundo.

Todavía en el siglo xix, mientras duraba el entusiasmo con una posible teología natural, parecía razonable que las enfermedades fuesen consecuencia de los vicios: la higiene, la devoción, la moral y el control social resultaban indiscernibles en las campañas de regeneración y salud pública. En particular, las enfermedades venéreas —hasta el sida, incluso— se han prestado para esa interpretación justiciera del dolor. Que era, dicho sea de paso, la interpretación habitual de los profetas, ya fuera que anunciasen la ruina del pueblo por sus faltas, o la perdición de sus enemigos: las catástrofes eran siempre indicio del poder de Dios y signos visibles de su voluntad.³

(Vale la pena anotar que una explicación semejante de los desastres como producto de la voluntad divina, por lo tanto hechos inteligibles, persiste en la teología judía hasta la fecha. Hay quienes han buscado incluso una significación teológica de la *Shoah:* «[Emil] Fackenheim extrae de la catástrofe un mensaje positivo: es un momento de revelación para el pueblo judío. Una voz de mando suena desde las cámaras de gas de Auschwitz, y el mandato es "Tenéis que sobrevivir", a fin de no ofrecer a Hitler una victoria póstuma» [De Lange, p. 167]. La sola exposición de la discusión sobre ello sería excesiva aquí; importa la nota, no obstante, para indicar que no se trata de una estructura de pensamiento arcaica o desdeñable.)

La ambigüedad en el significado del sufrimiento: castigo o purificación, pena terrenal o mérito para el más allá, está en la estructura íntima del cristianismo. Son las dos posibilidades básicas dentro del esquema mesiánico, que requiere que el dolor obedezca a un principio de justicia. Hay un problema adicional que decide la extraordinaria complejidad de la cultura cristiana del sufrimiento: la medida de la justicia. La pregunta de Abraham es sensata, o así nos lo parece, porque encierra la convicción indispensable del mesianismo: «El Juez de toda la tierra ¿no ha de hacer lo que es justo?» La dificultad es obvia: quién y con qué medida establece aquello que es justo.

El buen orden aquí en la tierra y la autoridad eclesiástica necesitan que haya una medida humana; el Dios que destru-

---

³ «De la figura de Yahvé no desaparecieron jamás los rasgos antiguos del temible dios de las catástrofes. Estos rasgos desempeñan un papel decisivo en todos aquellos mitologemas e imágenes de corte mitológico que, usadas por los profetas, confieren a su lenguaje una grandiosidad incomparable. Los procesos naturales, regidos por Yahvé, constituyen hasta la época exílica y posexílica pruebas de su poder, no pruebas de una ordenación sabia» [Weber 4, p. 156].

ye Sodoma, el que difunde la sífilis, el que amenaza con catástrofes, ofrece indulgencias y exige que se cumplan los diez mandamientos mide con una vara humana, comprensible para todos y conforme con lo que necesita el orden mundano. Pide una conducta virtuosa y promete una recompensa a cambio. Pero con eso no se ha explicado apenas nada. La magnitud y la extensión del sufrimiento humano, el fundamental horror de la vida, no puede entenderse sin usar una medida divina.

Es imposible resumir con mínima seriedad todas las sutilezas y matices que hay en el uso de la medida divina de la justicia cristiana, pero sí cabe proponer una organización esquemática, un índice de problemas. Sin la más remota intención teológica. Lo que me interesa es mostrar los elementos cristianos que conserva nuestra cultura del sufrimiento y mostrar a la vez aquello en lo que el cristianismo se ha ido modificando al paso del proceso de civilización.

En un esquema apretadísimo, pues, la tradición cristiana enfrenta dos conjuntos distintos de problemas: los que se refieren a la necesidad del sufrimiento en el mundo y los que se refieren a la posibilidad de la felicidad futura en el más allá.

Los problemas que plantea el dolor presente, mundano, derivan de la necesidad de una explicación monista, es decir: una explicación que lo reduzca todo a una única causa. El único Dios es creador único del universo y, por lo tanto, creador tanto del bien como del mal.[4] A partir de ahí, resulta lógicamente necesario un modo de hacer compatible la existencia del mal con su creación por un Dios infinitamente

---

[4] La otra opción es una hipótesis dualista o pluralista acerca de la Creación, suponer más de un principio generador. O bien, como sucede en la tradición gnóstica, suponer que el mundo es obra de un demiurgo malvado, del todo distinto al Dios oculto, remoto, que es pura bondad. Volveremos sobre ello.

bueno, por la misma razón, hay que incluir el Mal en la Providencia y entender cuál es su lugar en un orden perfecto.⁵ Finalmente, puesto que Dios es justo, resulta indispensable explicar el sufrimiento actual de los justos; lo que, para entendernos, podemos llamar el problema de Job.

Los problemas que plantea la posible felicidad futura son muy distintos y privativos del cristianismo (las dificultades del monismo, en general, y el problema de Job pertenecen también, como es lógico, al judaísmo). Que los justos puedan disfrutar de la gloria en el más allá es consecuencia de la pasión de Cristo, y es una promesa explícita del Nuevo Testamento. Lo que hace falta es saber qué debe hacer o, mejor dicho, qué puede hacer el hombre para ameritar la gloria según el juicio divino; en otras palabras, saber qué relación hay entre la vida mundana y la vida futura, qué relación entre los sufrimientos de la vida mundana y las alegrías de la vida futura.

Sin exageración, el centro de gravedad de la idea cristiana, indispensable para abordar los dos tipos de problemas dichos, es el pecado original. Mediante el pecado original se explica la desproporcionada relación del hombre con Dios, la oposición entre esta vida y la del más allá, incluso el mal, el sufrimiento y la redención. Sobre ese supuesto están elaboradas todas las teologías reconocibles del cristianismo; a partir de él se puede dar coherencia a una explicación del conjunto de temas que quedan anotados.⁶ No obstante, para

---

⁵ «La única manera *obvia* de evitar la paradoja es abandonar el supuesto monista y aceptar que el mundo ha existido desde un principio de modo plural, como agregado o colección de principios superiores e inferiores, y no como un hecho absolutamente unitario. En ese caso, el mal no sería una parte esencial del mundo; podría ser y haber sido desde siempre una porción independiente, sin conexión racional o inevitable con el resto, y por lo cual podríamos tener la esperanza de deshacernos de él finalmente» [W. James 2, p. 132].

⁶ De nuevo, se trata de la pervivencia de una idea de la tradición judía, propia del orden comunitario de los primeros tiempos de la confederación

ye Sodoma, el que difunde la sífilis, el que amenaza con catástrofes, ofrece indulgencias y exige que se cumplan los diez mandamientos mide con una vara humana, comprensible para todos y conforme con lo que necesita el orden mundano. Pide una conducta virtuosa y promete una recompensa a cambio. Pero con eso no se ha explicado apenas nada. La magnitud y la extensión del sufrimiento humano, el fundamental horror de la vida, no puede entenderse sin usar una medida divina.

Es imposible resumir con mínima seriedad todas las sutilezas y matices que hay en el uso de la medida divina de la justicia cristiana, pero sí cabe proponer una organización esquemática, un índice de problemas. Sin la más remota intención teológica. Lo que me interesa es mostrar los elementos cristianos que conserva nuestra cultura del sufrimiento y mostrar a la vez aquello en lo que el cristianismo se ha ido modificando al paso del proceso de civilización.

En un esquema apretadísimo, pues, la tradición cristiana enfrenta dos conjuntos distintos de problemas: los que se refieren a la necesidad del sufrimiento en el mundo y los que se refieren a la posibilidad de la felicidad futura en el más allá.

Los problemas que plantea el dolor presente, mundano, derivan de la necesidad de una explicación monista, es decir: una explicación que lo reduzca todo a una única causa. El único Dios es creador único del universo y, por lo tanto, creador tanto del bien como del mal.[4] A partir de ahí, resulta lógicamente necesario un modo de hacer compatible la existencia del mal con su creación por un Dios infinitamente

---

[4] La otra opción es una hipótesis dualista o pluralista acerca de la Creación, suponer más de un principio generador. O bien, como sucede en la tradición gnóstica, suponer que el mundo es obra de un demiurgo malvado, del todo distinto al Dios oculto, remoto, que es pura bondad. Volveremos sobre ello.

bueno; por la misma razón, hay que incluir el Mal en la Providencia y entender cuál es su lugar en un orden perfecto.[5] Finalmente, puesto que Dios es justo, resulta indispensable explicar el sufrimiento actual de los justos; lo que, para entendernos, podemos llamar el problema de Job.

Los problemas que plantea la posible felicidad futura son muy distintos y privativos del cristianismo (las dificultades del monismo, en general, y el problema de Job pertenecen también, como es lógico, al judaísmo). Que los justos puedan disfrutar de la gloria en el más allá es consecuencia de la pasión de Cristo, y es una promesa explícita del Nuevo Testamento. Lo que hace falta es saber qué debe hacer o, mejor dicho, qué puede hacer el hombre para ameritar la gloria según el juicio divino; en otras palabras, saber qué relación hay entre la vida mundana y la vida futura, qué relación entre los sufrimientos de la vida mundana y las alegrías de la vida futura.

Sin exageración, el centro de gravedad de la idea cristiana, indispensable para abordar los dos tipos de problemas dichos, es el pecado original. Mediante el pecado original se explica la desproporcionada relación del hombre con Dios, la oposición entre esta vida y la del más allá, incluso el mal, el sufrimiento y la redención. Sobre ese supuesto están elaboradas todas las teologías reconocibles del cristianismo; a partir de él se puede dar coherencia a una explicación del conjunto de temas que quedan anotados.[6] No obstante, para

---

[5] «La única manera *obvia* de evitar la paradoja es abandonar el supuesto monista y aceptar que el mundo ha existido desde un principio de modo plural, como agregado o colección de principios superiores e inferiores, y no como un hecho absolutamente unitario. En ese caso, el mal no sería una parte esencial del mundo; podría ser y haber sido desde siempre una porción independiente, sin conexión racional o inevitable con el resto, y por lo cual podríamos tener la esperanza de deshacernos de él finalmente» [W. James 2, p. 132].

[6] De nuevo, se trata de la pervivencia de una idea de la tradición judía, propia del orden comunitario de los primeros tiempos de la confederación

nuestro propósito tiene mucho menos interés la coherencia que la separación de los dos órdenes de problemas. (Anotemos que algunas derivaciones recientes del cristianismo prescinden de la idea del pecado original y, de manera muy lógica, también excluyen la posibilidad de la condenación eterna. El unitarismo universalista, por citar un caso evidente, predica la salvación universal y la importancia decisiva de las obras —junto con la libertad de conciencia, la experiencia individual de la fe, la igualdad de todas las religiones, etc.—; propone una religiosidad más o menos puesta al día, acomodada a las necesidades de las sociedades modernas, pero que se separa radicalmente de la interpretación cristiana del sufrimiento: «Doctrinalmente, la principal contribución teológica del universalismo consiste en haber excluido el infierno del repertorio teológico. Para complementar esto, el unitarismo —aparte de afirmar la unidad de Dios— eliminó el pecado original. Juntas, ambas tradiciones se han conjuntado de manera luminosa para favorecer la bondad» [Buehrens y Church, p. 43]. Razonable como pueda serlo, la idea está más próxima a la Religión de la Humanidad que al cristianismo.)

Aunque lo que haya sea nada más un cambio de acento, sí son reconocibles dos motivos básicos en la explicación cristiana del sufrimiento, según la distinción que vengo proponiendo. Cuando se trata de explicar el sufrimiento actual, la necesidad del dolor presente incluso para los justos, el motivo teológico al que se recurre es la inconcebible superioridad de Dios: el libro de Job; cuando se trata de explicar la promesa de la vida futura, la posibilidad de alcanzar el paraíso, el motivo es la infinita misericordia de Dios: el Sermón

---

israelita: «Los profetas, pues, trabajaron también constantemente con la idea de la responsabilidad solidaria de la comunidad y con la responsabilidad de los descendientes por sus antepasados» [Weber 4, p. 246]. La solidaridad del género humano en el pecado de Adán tiene un origen obvio en esa tradición.

de la Montaña. Poniendo el acento en Job, el resultado puede ser una teología de la resignación, acaso de inclinación fatalista; poniéndolo en el Sermón de la Montaña hay muchas otras posibilidades, entre ellas una teología «revolucionaria».[7]
El libro de Job sigue siendo siempre extraño y fascinante. Dice que los justos sufren y que eso es humanamente inexplicable, y dice que Dios mira con otra mirada y juzga con otra sabiduría. («¿Es sabiduría contender con el Omnipotente? El que disputa con Dios, responda a esto» [Job, 40: 1-2].) Dice también que el sufrimiento es un mal: no un bien disfrazado u oculto, no un mérito; por eso se queja Job y por eso, en ese extravagante añadido final, Dios recompensa a Job con bienes mundanos: «Y quitó Jehová la aflicción de Job […] y aumentó al doble todas las cosas que habían sido de Job» [Job, 42: 10]. No hay una promesa ni hay el más allá, sino un premio material e inmediato.

Lo que llama la atención, en cuanto se toma la mínima distancia, es que sea necesario en absoluto explicar que un hombre virtuoso pueda padecer todo tipo de desgracias. Quiero decir: para nosotros es evidente que la virtud no lleva una recompensa material, visible, y no porque sea la nuestra una sensibilidad trágica, sino porque suponemos que la prosperidad y la rectitud moral son independientes, digamos, por la fuerza de las cosas, naturalmente. Pero eso no es lo que decía el sentido común para el autor del libro de Job, no es lo que dicen los amigos de Job: ellos saben que Dios es justo, saben que hay un orden moral del mundo y por eso saben que la virtud tiene recompensa y el vicio es castigado.[8] Lo dice, el primero, Elifaz:

---

[7] Es un fenómeno relativamente frecuente, incluso cíclico, la separación de grupos sectarios que esgrimen el Nuevo Testamento, la epístola a los Romanos y, sobre todo, el Sermón de la Montaña, para argumentar el antagonismo entre el «espíritu cristiano» y cualquier forma de organización eclesiástica [véase Kolakowski 2, p. 8 y *passim*].

[8] «También aquí, como en todas partes, la idea originaria fue que el

Recapacita ahora; ¿qué inocente se ha perdido?
Y ¿en dónde han sido destruidos los rectos?
Como yo lo he visto, los que aran iniquidad
Y siembran injuria, la siegan.
Perecen por el aliento de Dios,
Y por el soplo de su ira son consumidos [Job, 4: 7-9]

Lo repite, de modo parecido, Bildad:

> He aquí, Dios no aborrece al perfecto,
> Ni apoya la mano de los malignos [Job, 8: 20].

También Zofar:

> ¿No sabes esto, que así fue siempre,
> Desde el tiempo que fue puesto el hombre sobre la tierra,
> Que la alegría de los malos es breve,
> Y el gozo del impío por un momento?
> [...]
> Cuando se pusieran a llenar su vientre,
> Dios enviará sobre él el ardor de su ira,
> Y la hará llover sobre él y sobre su comida
> Huirá de las armas de hierro,
> y el arco de bronce la atravesará [Job: 20: 4-5, 23-24]

Incluso Eliú, que expone el argumento más complejo, sabe que Dios es justo:

> Despierta además el oído de ellos para la corrección,
> Y les dice que se conviertan de la iniquidad.

---

hombre acaudalado, sano y considerado gozaba del pleno favor de Dios. Los patriarcas, y también Boaz, Job y otros hombres piadosos son gente rica. La pérdida de los bienes, la enfermedad y la miseria eran tenidas por señales de la cólera divina. Ello es algo evidente para los amigos de Job» [Weber 4, p. 395].

> Si oyesen y le sirviesen,
> Acabarán sus días en bienestar,
> Y sus años en dicha.
> Pero si no oyesen, serán pasados a espada,
> Y perecerán sin sabiduría [Job, 36: 10-12].

Por eso el infortunio de Job resulta escandaloso: porque podría significar —lo dice Job— que Dios es indiferente ante la maldad y no se cuida de la virtud de los hombres. Ahora bien, es muy posible, es fácil imaginar un orden en el que tengan razón Elifaz, Bildad, Zofar y Eliú, un orden en el cual la virtud sea recompensada con poder y riquezas. Es un orden en que se considera virtuoso lo que es socialmente necesario, donde los poderosos son virtuosos: una aristocracia.[9] Y también es posible imaginar el orden en que, sistemáticamente, los justos padecen, la situación que haría necesario el libro de Job: es el exilio del pueblo elegido, el pueblo de la Alianza, al que Dios no ayuda en su infortunio. Lo dice Job:

> Desde la ciudad gimen los moribundos,
> y claman las almas de los heridos de muerte,
> pero Dios no atiende su oración [Job, 24: 12].

Esa separación entre el orden moral y el orden social, ese extrañamiento de la virtud es acaso lo más sólido y perdurable de la herencia judía de Occidente. Es la nuestra, tras todas sus metamorfosis, esa idea moral que se desentiende de las

---

[9] Aproximadamente, lo que MacIntyre ha llamado la «sociedad heroica»: «Moral y estructura social son de hecho una y la misma cosa en la sociedad heroica. Sólo existe un conjunto de vínculos sociales. La moral no existe como algo distinto. Las cuestiones valorativas *son* cuestiones de hecho social [...]. Porque en las reglas dadas que asignan a los hombres su lugar en el orden social y con él su identidad, queda prescrito lo que deben y lo que se les debe, y cómo han de ser tratados y contemplados si fallan» [1, p. 158].

necesidades sociales, que pide conductas que no van a ser recompensadas. Y resurge siempre, con el mismo vigor, en todas las formas sectarias del cristianismo: entre quienes se saben elegidos.[10]

Nuestra cultura del sufrimiento se apoya, de manera fundamental, en esa convicción: los justos pueden sufrir, porque en el mundo no se premia la virtud. Dicho de otro modo, nuestra cultura del sufrimiento reposa sobre la «moral del exilio» elaborada en el Deuteroisaías [Is: 40-55] —la «apoteosis del hombre sufriente», según la expresión de Renan—[11] para explicar la dolorosa situación del «pueblo paria».

En la exégesis edificante que es habitual se sugiere una moraleja sencilla: la justicia divina existe, aunque se nos oculte por nuestras limitaciones; se trataría, esto es, de una explicación racional —alegórica— de la condición remota, inescrutable pero cierta, de la justicia de Dios. Sin embargo, en el libro de Job no hay eso. Hay la pura expresión de lo inconmensurable, lo misterioso, la desproporción entre el hombre y Dios; hay sólo la experiencia terrible de la manifestación de Dios.

Job se queja de su miseria, defiende su virtud, se lamenta de la fortuna de los malos, clama a Dios. Y finalmente Dios habla desde un torbellino: airado, terrible, pero no responde a Job, no explica nada ni se explica a sí mismo, no dice que haya justicia, no menciona el sufrimiento de los justos. Sólo habla de su propio poder:

---
[10] El debilitamiento de esa tensión moral en la religiosidad acomodaticia de fines del siglo XIX podría estar, según Steiner, en los orígenes culturales del antisemitismo: «En su exasperante carácter "extraño", en su disposición a aceptar el sufrimiento como parte de un pacto con lo absoluto, el judío llegó a ser, por así decirlo, la "conciencia sucia" de la historia occidental. En él se mantenían vivos y visibles los abandonos de la perfección espiritual y moral» [1, p. 66].

[11] «L'histoire du peuple d'Israël», en Renan, p. 106.

> ¿Dónde estabas tú cuando yo fundaba la tierra?
> Házmelo saber, si tienes la inteligencia.
> ¿Quién ordenó sus medidas, si lo sabes?
> ¿O quién extendió sobre ella cordel?
> ¿Sobre qué están fundadas sus bases? [Job, 38: 4-6]

Habla de su grandeza y de la pequeñez de Job: «¿Quién encerró con puertas el mar? [...] ¿Has mandado tú a la mañana en tus días? [...] ¿O quién engendró las gotas del rocío? ¿De qué vientre salió el hielo? [...] ¿Quién puso la sabiduría en el corazón? [...] ¿Diste tú hermosas plumas al pavo real, o alas y plumas al avestruz?» [Job, 38 y 39 *passim*]. Sólo en una ocasión habla de las diferentes medidas de la justicia:

> ¿Invalidarás también mi juicio?
> ¿Me condenarás a mí para justificarte tú?
> ¿Tienes tú un brazo como el de Dios?
> ¿Y truena tu voz como la suya? [Job, 40: 8-9]

No es un libro consolador, a menos que se halle consuelo en el misterio, como ha sugerido Cynthia Ozick: «La respuesta de Dios a Job consiste precisamente en no responderle.»[12] Lo único que hay explícito, indudable, es que la medida de la justicia humana es inútil: el dolor es tan incomprensible, finalmente, como el resto de la creación. Y de lo que no se puede hablar, más vale callarse:

> Entonces respondió Job a Jehová, y dijo:
> He aquí que yo soy vil; ¿qué te responderé?
> Mi mano pongo sobre mi boca [Job, 40: 3-4].

[12] «La nueva sabiduría que nos ofrece es ésta: que un Dios trascendente niega a un dios hecho por nosotros, un dios que pudiésemos crear a partir de nuestro sufrimiento, o nuestras quejas, nuestros deseos, esperanzas o fantasías; o que pudiera ser manufacturado para satisfacer nuestros propósitos» [Ozick, p. xxiii].

La exégesis calvinista, como es lógico, aprovecha sobre todo el motivo de la desproporción entre el hombre y Dios para decir que nadie tiene «derecho» alguno frente a Dios. Que el hombre es irreparablemente malo e indigno de Dios, que no hay sino aceptar nuestra condición y humillarnos ante Dios.[13] De hecho, el libro parece lo más a propósito para una teología calvinista (o jansenista o de un agustinismo radical). Porque no sólo dice que haya dos medidas de justicia, sino que éstas son inconmensurables, es decir, que no hay, humanamente, modo alguno de justificarse ante Dios. Acaso, como ha sugerido Jung, que no hay forma de obligar a Dios ni de sujetar nuestra relación con él mediante términos jurídicos:

> Job era antes un ingenuo; había llegado a soñar con un Dios «bueno» y con un soberano complaciente y justo juez; se había imaginado que una «alianza» era una cuestión de derecho, y que uno de los aliados puede aferrarse al derecho que se le ha concedido [p. 31].[14]

Extraña y todo, es seguramente la forma más sólida de justificar el sufrimiento: decir que es inexplicable con razonamientos humanos. Pero que es justo únicamente porque existe Dios. Por otra parte, la desmesura del juicio divino dice que no puede haber ningún mérito humano que sea suficiente, pero en cambio hace muy verosímil la idea de la doble predestinación; por eso se presta también para la teología sectaria de quienes se saben justificados.[15]

[13] Un motivo, también, típicamente jansenista. «El hombre no es digno de Dios, pero no es incapaz de ser dignificado. Es indigno de Dios unirse al hombre miserable, pero no es indigno de Dios sacarlo de su miseria» [Pascal, p. 189].
[14] Sigue: «Job creía que Dios era veraz y fiel, o al menos justo, y que reconocía —como podía sospecharse por el decálogo— ciertos valores éticos, o cuando menos se sentía obligado a mantener su propio punto de vista jurídico» [Jung, p. 31].
[15] Como lo ha dicho Borges: «Quienes profesan la doctrina de la pre-

Los temas del libro de Job han contribuido a formar nuestra cultura del sufrimiento, sobre todo en la medida en que la conciencia individual conserva los automatismos propios de la «moral del exilio». Hoy sabemos, con la certeza con que sabe las cosas el sentido común, lo que Job apenas se atreve a decir: que la virtud no tiene recompensa y que los buenos padecen injustamente.

No obstante, ese «sueño» de Job que dice Jung, de un Dios bueno y justo, también sobrevive. Forma parte de la escatología del exilio de Israel, en textos como el del salmo 22, que comienza con la angustia última: «Dios mío, Dios mío, ¿por qué me has desamparado?» [Sal, 22: 1] y concluye con la esperanza del nuevo Reino: «Porque de Jehová es el reino, y él regirá las naciones» [Sal, 22: 28]. Está también en el Talmud, donde la racionalidad mesiánica permite que la catástrofe se convierta en un signo de esperanza; por eso se alegra el rabino Akiba ante las ruinas del Templo de Jerusalén: «¡Amigos! Yo tengo aquí, bajo los ojos, el terrible cumplimiento de las proféticas amenazas. Pero el mismo profeta nos prometió la redención futura. Estas mismas ruinas me aseguran el cumplimiento de la divina promesa; yo sonrío de esperanza» [Cansinos-Assens, p. 1973].

Con todo, la idea del Dios bondadoso alienta de modo enteramente explícito en la promesa de la reparación futura:

Bienaventurados los pobres de espíritu, porque de ellos es el reino de los cielos.
Bienaventurados los que lloran, porque ellos recibirán consolación.
Bienaventurados los mansos, porque ellos recibirán la tierra por heredad.
Bienaventurados los que tienen hambre y sed de justicia, porque ellos serán saciados [Mt, 5: 3-6].

destinación suelen creer, si no los abruma el terror, que Dios los ha predestinado a la gloria, no a los infiernos» [Borges 2, p. 10].

El Sermón de la Montaña ofrece el consuelo más generoso[16] y conmovedor de la tradición cristiana. Es una promesa divina de recompensa, dirigida particularmente a quienes sufren por cualquier motivo. Es además una explicación directa de la providencia divina y de su justicia. Y resulta que la justicia de Dios tiene la mira, muy humana, de la restitución, sólo que en el más allá se invierten los términos y los últimos vienen a ser los primeros. De nuevo, es una formulación de la moral del exilio pero que ha sido alterada en algo sustancial: no se trata sólo de anunciar la posibilidad de que los justos sufran, sino que explícitamente se dice que quienes sufren recibirán una recompensa por haber sufrido.[17]

El lugar del sufrimiento y su significado han cambiado por completo. El sufrimiento, en sí mismo, es valioso porque es indicio de la felicidad futura, y son bienaventurados los que lloran. Hay incluso que agradecer el dolor, puesto que acerca al Paraíso. En esa inversión, por cierto, está el origen de los acentos verdaderamente morbosos de la tradición cris-

---

[16] El «oído» de Nietzsche acusa la diferencia de tono: «Quien no es, por su parte, más que un flaco y manso animal doméstico y no conoce más que necesidades de animal doméstico (como nuestros hombres cultos de hoy, incluidos los cristianos del cristianismo "culto"), ése no ha de asombrarse ni menos todavía afligirse bajo aquellas ruinas [de lo que el hombre fue en otro tiempo] —el gusto por el Antiguo Testamento es una piedra de toque en lo referente a lo "grande" y lo "pequeño"—: tal vez ese hombre seguirá pensando que el Nuevo Testamento, el libro de la gracia, es más conforme a su corazón (hay en él mucho del genuino olor tierno y sofocante que exhalan los rezadores y las almas pequeñas)» [Nietzsche 4, p. 84]. No obstante, la convicción de que Yahvé protege en particular a los débiles aparece muy tempranamente, como recurso contra la opresión (también entre los antiguos egipcios); igualmente la recomendación de soportar el mal «por ser ésta la conducta que más *asegura la venganza* del dios» [Weber 4, pp. 289-290].

[17] Digámoslo así: puesto que Dios es juez y parte, cuando se trata de su creación, se hace cargo del mal otorgando una compensación a quienes lo padecen.

tiana; sólo por citar un clásico, está la nostalgia infantil del martirio en santa Teresa:

> Como vía los martirios que por Dios las santas pasavan, parecíame compravan muy barato el ir a gozar de Dios, y deseava yo mucho morir ansí, no por amor que yo entendiese tenerle, sino por gozar tan en breve de los grandes bienes que leía haver en el Cielo, y juntávame con este mi hermano a tratar qué medio havría para esto. Concertáramos irnos a tierra de moros, pidiendo por amor de Dios para que allá nos descabezasen [santa Teresa de Jesús, p. 98].

O bien la obsesiva búsqueda de la pobreza —la «santa pobreza»— y del dolor en san Francisco de Asís:

> Son, pues, amigos nuestros todos los que injustamente nos causan tribulaciones y angustias, sonrojos e injurias, dolores y tormentos, martirio y muerte; y los debemos amar mucho, ya que por lo que nos hacen obtenemos vida eterna.[18]

Es posible que esa predisposición para el sufrimiento obedezca a un mecanismo psicológico relativamente sencillo, derivado de la medida humana de la justicia: la compensación que puede exigirse, porque es obligatoria, en una relación regida por el principio de reciprocidad. Como ha sugerido Peter Berger, un dios que pide enormes sacrificios se obliga, con eso, a dar enormes recompensas: en cambio, «es probable que un dios que no me pide nada tampoco haga nada por mí»;[19] ofrecerse a sufrir por el amor de Dios es un modo indirecto de obligarlo.

---

[18] Primera regla, cap. XXII, p. 105.
[19] «En otras palabras, la plausibilidad de una definición de la realidad aumentará en la medida en que la fidelidad a ella exija un sacrificio» [Berger, p. 252].

Conocemos la voluntad divina, manifiesta, de preferir a los que sufren. Para la Justicia de Dios, sufrir es un mérito que será reconocido; más todavía: podría ser una condición necesaria de la salvación. La versión, más breve y menos lírica, de las Bienaventuranzas en el evangelio de san Lucas continúa con una serie de amenazas no menos explícitas:

> Mas ¡ay de vosotros, ricos! Porque ya tenéis vuestro consuelo.
> ¡Ay de vosotros, los que ahora estáis saciados! Porque tendréis hambre.
> ¡Ay de vosotros, los que ahora reís! Porque lamentaréis y lloraréis.
> ¡Ay de vosotros, cuando todos los hombres hablen bien de vosotros! Porque así hacían sus padres con los falsos profetas [Lc, 6: 24-26].

La moral del exilio se imagina separada del orden material, indiferente con respecto a lo que sucede en él. El giro que le dan las Bienaventuranzas la lleva mucho más lejos: de hecho, hace que sea antagónica al orden material, a lo que aprecia y reconoce el sentido común.[20] El sufrimiento es un mérito (a los ojos de Dios) y debe ser recompensado (en el más allá). Ninguna sociedad humana puede mirar de esa manera, juzgar y reparar de esa manera; pero una parte considerable de las creencias morales de Occidente se funda en esa contradicción: en el imperativo de apreciar como moralmente valioso precisamente aquello que en el orden de las cosas resulta ser inferior.

[20] «La paradoja de la ética cristiana consiste precisamente en que siempre ha tratado de idear un código para toda la sociedad a partir de llamamientos dirigidos a individuos o pequeñas comunidades para que se separaran del resto de la sociedad. Esto es verdad tanto para la ética de Jesús como para la ética de san Pablo. Ambos predicaron una ética ideada para el corto periodo intermedio antes de que Dios inaugurara finalmente el reino mesiánico y la historia llegara a una conclusión. No se puede esperar, por lo tanto, que encontremos en lo que dicen una base para la vida en una sociedad persistente» [MacIntyre 2, p. 117].

Aclaremos un poco esto. La contraposición de dos órdenes normativos distintos, dos «morales» dentro de una misma cultura, no es un hecho insólito. Puede suceder cuando hay un cambio fundamental en la estructura social y el nuevo orden debe imponer nuevas virtudes; puede suceder también que coexistan como fragmentos —ambos disponibles— de un mismo repertorio cultural para interpretar fenómenos de distinta naturaleza.[21] Dentro de la tradición occidental, el estoicismo implica un intento semejante: opone los valores del orden racional, el que corresponde a la verdadera naturaleza del hombre, a los valores caducos o inferiores del orden civil. No obstante, la idea cristiana es distinta: propone una moral que es rigurosamente opuesta a la moral dominante, pero no la descubre mediante la razón, como los estoicos, sino por la revelación divina; no acepta el orden moral de este mundo, pero no pretende sustituirlo por otro aquí en la tierra; no niega la existencia de los pobres, los dolientes, no dice que no sean pobres o que no sufran, sino que en su pobreza hay un mérito, a los ojos de Dios. De ese modo, se ha convertido en un recurso de crítica inasible, inatacable, y ha puesto su negación en el centro de todo orden moral de la historia de Occidente. Dice que lo que vale es precisamente aquello que la sociedad no puede valorar.

Recordemos el ejemplo más elocuente: a los ojos de Dios, la mínima ofrenda de la viuda no sólo vale lo mismo, sino incluso mucho más que las ostentosas donaciones de los ricos: «En verdad os digo, que esta viuda pobre echó más que todos. Porque todos aquéllos echaron para las ofrendas de Dios lo que les sobra; mas ésta, de su pobreza echó todo el sustento que tenía» [Lc, 21: 3–4]. Pero no puede pedirse a los

---

[21] El caso clásico es el que ha expuesto Leach en su estudio sobre Birmania, donde los «códigos» alternativos *gumsa* y *gumlao* permiten una considerable flexibilidad en las relaciones sociales.

hombres que miren con la mirada de Dios;[22] la tensión característica de toda la ética occidental deriva de ese intento, que consiste en identificar «valor» y «mérito»: aquello que objetivamente vale, el resultado material de la acción, que los demás pueden apreciar, y el esfuerzo que cada uno haya hecho, el empeño que se haya puesto, el mérito que —subjetivamente— tenga la acción, y que sólo Dios conoce.[23]

Las consecuencias prácticas han sido cambiantes, y van de la caridad al ánimo revolucionario, del Estado de bienestar a los mecanismos de «discriminación positiva» y las políticas «compensatorias»; en la retórica hay siempre, como un bajo continuo, la predilección por los débiles —que son víctimas—, es decir, la intención de mirar con la mirada de Dios. (Un paréntesis. El recurso a ese mecanismo de inversión moral es más o menos frecuente, pero se acentúa —con deliberada intención paradójica— en el movimiento romántico: los ignorantes son en realidad sabios, los rebeldes son en realidad justos, los pobres viven en realidad una vida más plena, etc. Así sucede, por ejemplo, en las *Lyrical Ballads*, donde Wordsworth descubre la superioridad de la experiencia del «hombre común», comparada con la educación frívola y superficial de las elites.)

[22] Hay en el Talmud un ejemplo muy similar: «Una pobre mujer presentó un día por toda ofrenda un pellizco de harina. El sacerdote la despreció diciendo: "¿Qué es lo que ofreces? ¿Es esto algo?" En la noche, durante el sueño, dijo Dios al sacerdote: "No rechaces la oferta de aquella pobrecita: me hago cargo de que hubiese ofrecido su alma"» [Talmud Rabot, en Cansinos-Assens, p. 34].

[23] Hayek lo ha dicho con claridad más que suficiente: «El mérito no se deduce del objetivo, sino del esfuerzo subjetivo: no puede juzgarse por los resultados.» Pero el orden social no puede depender de un juicio de méritos, sino de valores objetivos: «La conducta individual, generalmente, se basa en la presunción de que el valor de las acciones personales y no su mérito determina nuestras obligaciones en cuanto al agente» [Hayek, pp. 119 y 122].

> And now convinced at heart
> How little that which alone we give
> The name of education hath to do
> With real feeling and just sense.[24]

Es posible ver la misma operación, curiosamente, en obras de estridente intención anticristiana: hay algo de esa inclinación a favor de los que sufren, de las víctimas, en la exaltación del demonio —el ángel caído— de la literatura romántica; finalmente, la grandeza de Lucifer deriva de su derrota y eso es lo que resulta fascinante para la imaginación decimonónica, que descubre como modelo, por supuesto, al ángel rebelde de Milton: «Con Milton, el Maligno asume de forma definitiva un aspecto de belleza decaída, de esplendor ofuscado por la melancolía y la muerte; es "majestic though in ruin".»)[25]

La promesa explícita de la felicidad futura, con declarada predilección por los que sufren, deja abierta la posibilidad de un sinnúmero de interpretaciones, desde una teología de la resignación —puesto que el sufrimiento es meritorio—, hasta formas de exasperación milenarista, de quienes saben que los ricos están condenados («¡Ay de vosotros, ricos!») y que los pobres heredarán la tierra. De hecho, en el mensaje evangélico hay la permanente tentación del antinomianismo, la idea de que las leyes humanas no obligan a los verdaderos cristianos, que son guiados por el amor; está en los primeros franciscanos, en los *ranters*, los *diggers*, los cuáqueros:

> Un solo paso en falso y cualquier entusiasta evangélico caerá por el precipicio. San Pablo con su *Omnia mihi licent*, san Agustín

---

[24] «Education and Experience», en Thompson 3, p. 11. [«Y convencido ahora de corazón/ de lo poco que tiene que ver/ eso que llamamos educación/ con el sentimiento real y la sensatez.»]

[25] Véase Praz, p. 121. Sólo como ejemplo, Shelley: «Nada puede superar a la energía y esplendor del carácter de Satanás tal como se encuentra expresado en el *Paraíso perdido*» [citado en Praz, p. 123].

con su *Ama, et fac quod vis*, Lutero con su *pecca fortiter*: ¿puede decirse con seguridad que alguna ley moral de la naturaleza obligue a un alma que se ha emancipado de la naturaleza para vivir bajo la ley de la gracia?[26]

Aparte de apelar a la autoridad doctrinal de la Iglesia, el recurso teológico con que el cristianismo ha procurado ordenar y sujetar las interpretaciones peligrosas del Sermón de la Montaña ha sido el pecado original. Mediante el pecado original se explica que este mundo sea un inverso del más allá, se explica el sufrimiento en general como expiación necesaria (y no sólo mérito) y se dice que nadie tiene asegurada la salvación, por más que sufra. En el lenguaje teológico: que no bastan las (buenas) obras, si se carece de la gracia divina.

El pecado original disculpa a Dios, por decirlo de algún modo, de muchos de los sufrimientos mundanos y pone límites a su obligación para con los hombres. El mal proviene del pecado. *Catholica fides est: omne quod dicitur malum, aut peccatum esse, aut poenam peccati*. Ahora bien: a la vez, y por la misma razón, se carga al hombre con la responsabilidad directa del mal.

Si se toma en cuenta nuestra naturaleza caída resulta que todo sufrimiento (incluso la condenación eterna) puede ser justo; puede ser, aquí en la tierra, pena y no mérito. Y hace falta siempre algo más, algo sobrehumano: la gracia, para que los hombres puedan hacer algo meritorio, que justifique su salvación. Según la doctrina primera de la Iglesia, establecida por san Agustín, como consecuencia de la caída los hombres no son capaces de ningún acto moralmente bueno sin la ayuda de la gracia.[27]

---

[26] La idea de Knox [véase p. 583] es que se trata de una situación recurrente en la historia de la Iglesia: que hay siempre el riesgo de que un exceso de «caridad» atente contra la unidad confesional.

[27] Sobre el problema de la gracia y las obras, que se discute en lo que sigue, conviene ver el extraordinario estudio de Leszek Kolakowski [3].

(Anotémoslo de paso: el argumento era necesario para san Agustín como un recurso que evitase la tentación gnóstica, es decir, la idea de que este mundo de dolor, que merece la destrucción, sea obra del demonio y vaya a ser efectivamente destruido en el apocalipsis por el verdadero Dios, que es sólo bondad. No: hay un solo Dios, creador y redentor, y es infinitamente bueno pero también infinitamente justo; el hombre es quien ha traído el mal a la tierra [Blumenberg, pp. 127 y ss.].)

Es la moral del exilio llevada a un extremo angustioso; el posible valor de todo sufrimiento deriva tan sólo de una cualidad negativa, sólo porque es apartamiento del mundo. Porque nada hecho por el hombre puede ser bueno y nada en este mundo tiene verdadero valor (a los ojos de Dios). Sin embargo, ni en la más severa renuncia al mundo ningún hombre merece la salvación: el mérito depende de la gracia, otorgada libremente a algunos por la infinita misericordia de Dios. Los que lloran serán consolados, si Dios lo quiere.

Contra la severidad del agustinismo hubo, desde un principio, intentos de valorar las obras humanas. En particular bajo la forma doctrinal (herética) del pelagianismo, según la cual «Dios nos capacita para hacer el bien, si así lo deseamos, y nuestro estado natural no nos impide cumplir con los mandamientos a la perfección».[28] Una tesis que supone, por supuesto, que Dios tiene obligaciones morales hacia los hombres, puesto que éstos pueden obrar bien y ganarse la salvación.

El riesgo implícito en la herejía pelagiana consistía en hacer finalmente innecesaria la mediación de la Iglesia, si las buenas obras de cada cual podían bastar para ameritar la vida eterna. No obstante, si la Iglesia iba a intervenir de alguna manera en el mundo, como era inevitable, si iba a dirigir en

---

[28] «Si fracasamos, sólo podemos culparnos a nosotros mismos, pues la perfección moral está a nuestro alcance» [Kolakowski 3, p. 25].

algo el comportamiento mundano de los hombres, tenía que ofrecer algo más que la moral sectaria de la humillación absoluta ante Dios: tenía que otorgar un lugar a las buenas obras en la economía de la salvación.

En la elaboración de Tomás de Aquino se reconocía que los hombres tienen gracia suficiente para llevar a cabo buenas acciones, pero nunca bastante para evitar todo pecado. En ese margen sigue siendo indispensable la ayuda sobrenatural. La fuerza que conducía a la Iglesia hacia el mundo era demasiado poderosa, y aumentó incluso con el Renacimiento. La obra de Erasmo de Rotterdam señala, a este respecto, el límite de la ortodoxia: un cristianismo mundanizado, a punto de disolverse en la moral natural.

La intención explícita de Erasmo era recuperar el espíritu original del cristianismo, es decir, una vida cristiana, más allá del ritual. Dicho de otro modo, prestar atención sobre todo a las obras. En eso coincide con la inclinación característica de la mayor parte de los intentos de «regeneración» del cristianismo, de la revolución cultural franciscana al unitarismo decimonónico.[29] Su singularidad consiste en que no espera una particular experiencia espiritual; el cristianismo, según su idea, es asequible para la «luz natural» de la razón y requiere antes que otra cosa el ejercicio de una virtud que coincide con la verdadera naturaleza del hombre.[30]

[29] Es característica de los movimientos «entusiastas», según Knox, la convicción de estar «restaurando» la Iglesia primitiva, el verdadero cristianismo, que no consiste en dogmas y rituales, sino en una disposición interior. Es evidente, supongo, en qué medida eso supone un radical alejamiento de toda práctica institucionalizada; el credo unitario, tal como se predica hoy, es transparente: «Lo importante de Jesús no es su supuesto nacimiento milagroso ni la pretensión de que haya resucitado, sino su manera de *vivir*. El poder de su amor, la penetrante simplicidad de sus enseñanzas y la fuerza de su ejemplo de servicio» [Buehrens y Church, p. 7].

[30] «El drama de la salvación ha perdido su importancia; la naturaleza humana es buena; ciertamente, hay la caída y el pecado, pero la bondad

Según la expresión de Kolakowski, «para Erasmo, el cristianismo era menos una fuerza que contrariase la naturaleza humana, que el ennoblecimiento de ésta, un estímulo para el desarrollo de algunas de sus inclinaciones innatas».[31] Es casi innecesario hacer notar su afinidad con las ideas del siglo XVIII. En la obra de Erasmo se abría, en efecto, una vía de modernidad: una religiosidad básicamente moral, razonable, ecuménica. Pero esa vía fue cerrada por la violentísima reacción antimoderna que llevaron consigo tanto la Reforma como la Contrarreforma. Se trata de entender la cambiante ubicación del sufrimiento en la idea cristiana: el significado de las Bienaventuranzas. Y eso obliga a preguntar por las condiciones que hacen meritorio un sufrimiento, digno de recompensa celestial.

Después de la crisis de la Reforma, la Iglesia católica se plantea de nuevo el problema de la gracia y las obras, en un contexto muy distinto. No sólo existe la competencia de las iglesias protestantes, sino que las oportunidades vitales que se abren para los grupos económicamente poderosos crecen rápidamente: la pacificación más o menos general, la colonización de América, el desarrollo de la tecnología, la expansión del mercado, todo contribuye a hacer cada vez más remota la posibilidad de una vida ascética. La sensibilidad de los creyentes se modifica rápidamente, para abrirse a un mundo distinto.

La alternativa, tal como se plantea espectacularmente en el siglo XVIII, es el rigor jansenista o la devoción «fácil» de los jesuitas. El jansenismo recupera el airado ánimo sectario de la doctrina de san Agustín: la naturaleza corrupta del hombre lo hace incapaz de obrar el bien sin el auxilio de la gracia que es necesaria y suficiente, y que es distribuida por la misericor-

---

original puede ser recuperada mediante el esfuerzo de vivir conforme al ejemplo de Cristo» [«The Order of Reason: Erasmus and More», en Voegelin 4, p. 98].

[31] «Erasmo y su Dios», en Kolakowski 1, p. 47.

diosa libertad de Dios. Todo el sufrimiento del mundo proviene del pecado:

> No puede ser de otro modo; es forzoso que seamos culpables, para que Dios no lo sea; es forzoso que nos hayamos cargado de pesadas culpas o nos resulta incomprensible la miseria de este mundo. El hombre es mísero porque está cargado de culpa. Siente su miseria y se duele de su culpa. Dios queda justificado. El hombre está transido por el sentimiento de su miseria y al mismo tiempo su alma se eleva en el amor a Dios [Groethuysen, p. 189].

Los jesuitas, en cambio, elaboran una doctrina semipelagiana, según la cual Dios concede a todos los hombres la suficiente gracia para hacer el bien, pero ésta sólo es eficaz con el concurso del libre albedrío [Kolakowski 3, *passim*]. Descubren un Dios humanizado, que repele a los jansenistas precisamente porque distribuye «tan pródigamente su gracia a todos» sin hacer diferencias: un Dios compasivo y tolerante, a la medida de la criatura que querría que todos los caminos fuesen llanos, sin asperezas [véase Groethuysen, pp. 144 y ss.].

Como se sabe, la Iglesia católica se inclina finalmente por la postura más flexible; sin desechar la doctrina del pecado original, insiste en la importancia de las obras y en la contribución de la voluntad humana para la salvación.[32] Su Dios es verdaderamente misericordioso, capaz de perdonar las debilidades humanas, siempre que haya el propósito de enmienda. De ese modo, trataba de conservar su influencia social, su función educativa y su lugar como mediadora indispensable para la salvación.

---

[32] Para los apologistas del catolicismo, en esa inconsecuencia radica, precisamente, su superioridad: «Toda la dogmática católica es presidida, por esta idea clásica de armonía, de *coincidentia oppositorum:* conciliación de la justicia y el amor divinos, de la causalidad divina y la libertad humana, del pecado y de la gracia, de la heterosoteriología y de la exigencia de cooperación mediante el merecimiento propio» [López Aranguren, pp. 24-25].

En el camino que encuentra hacia la modernidad, la Iglesia católica insiste sobre todo en el Dios del Sermón de la Montaña. Es posible merecer el cielo, mediante buenas obras. Los pobres y los dolientes son bienaventurados; pero además permiten que otros se ganen el cielo practicando la caridad.

(Ciertamente, los pobres de espíritu y los dolientes, que por esa razón merecerían el consuelo de la felicidad eterna, nunca fueron, de manera exclusiva, los desposeídos de bienes materiales; era importante el sufrimiento, el sacrificio de la felicidad mundana, pero en eso no había diferencia de rango. Recuerdo, sólo como ejemplo clásico, la oración fúnebre por la reina de Inglaterra, de Bossuet: «Por cuanto ella prefirió la cruz al trono, y contaba sus desdichas entre los mayores dones, recibirá el consuelo que ha sido prometido a los que lloran. ¡Que el Dios de misericordia acepte sus tristezas como un sacrificio agradable!» [p. 47].)

La evolución de las iglesias reformadas es otra. Desde un principio el acento está puesto en la fe más que en las obras, en la experiencia interior de culpa y redención, con lo cual se ilumina particularmente otro modo de sufrir: el drama íntimo de la conciencia individual. A partir de Lutero, la «vida interior» ocupa un lugar privilegiado y se hace inevitable la introspección permanente, la angustia, el dolor oculto, incomunicable [véase Van den Berg, pp. 59 y ss]. Los sacrificios y mortificaciones espectaculares de la religiosidad tradicional pierden sentido, pierden valor.

«El Evangelio —decía Lutero— no necesita ningún espacio terrenal ni ninguna ciudad para establecerse. En el corazón es donde quiere y debe fijar su morada.»[33] Ningún espacio terrenal: hay en Lutero un menosprecio del mundo que es propiamente medieval. Del mundo, del hombre natu-

---

[33] «Exhortación a la paz en contestación a los doce artículos del campesinado de Suabia», en Lutero, p. 87.

ral, también de la razón y, sobre todo, de la razón teológica. Cualquier aproximación a los misterios de la revelación sólo puede servir a los hombres para cobrar conciencia de su indignidad, su limitación y su miseria. El verdadero cristianismo consiste en una experiencia interior: en la morada del corazón. Es, por tanto, personal, enemigo de formas institucionales y regulaciones dogmáticas, abierto al sacerdocio de todos los creyentes. «Este giro hacia la persona humana —anota Müller-Armack— aumentaba aún el carácter sentimental de la fe, que conscientemente renunció a las seguridades racionales de pruebas teológicas y logró su confianza en lo emocional» [p. 82].

Importa, por eso, la libertad interior, la experiencia de la fe; en cuanto a las obras, pertenecen al mundo, donde nada vale realmente. Conviene únicamente la resignación: «Dobleguémonos, al precio de una perpetua constricción, a las duras necesidades del mundo terrenal. ¿Qué importa, puesto que nuestra alma, nuestra alma de cristianos y de creyentes se evade libremente fuera de la jaula?» [Febvre, p. 231]. En un mundo carente de valor, hecho por hombres, corrompido, la existencia es miserable: preocuparse por esa existencia es alejarse de Dios.

Si hay iniquidades o injusticias sobre la tierra, a Dios y no a los hombres corresponde juzgarlas. En su violentísima amonestación a los campesinos, Lutero [p. 76] es transparente en esto: «El Deuteronomio 32, 35 dice: la venganza es mía, yo retribuiré, dice el señor. No negaréis ahora que vuestra rebelión se está desarrollando de manera tal que os habéis constituido en jueces y en vengadores de vosotros mismos, no queriendo sufrir ninguna injusticia.» El mundo verdaderamente no importa. Lo que en él se haga no es preocupación fundamental de un cristiano: «Nosotros tenemos bastante con nuestro señor que no nos abandonará, como nos ha prometido. Sufrimiento, sufrimiento, cruz, cruz, es el derecho de los cristianos» [Lutero, p. 79].

En ese antiquísimo menosprecio del mundo arraiga la paradójica modernidad luterana. El mundo se rige por las leyes del mundo y es ajeno a la vida del espíritu; cabe por eso la resignación o bien un despreocupado talante práctico —las obras no importan y la mortificación del cuerpo carece de valor— junto con una nueva conciencia de la vida cristiana, una piedad sentimental y una moralidad para la que sólo cuenta la disposición íntima del corazón. Según la argumentación de Kolakowski:

> La convicción de que la auténtica salvación moral se refiere exclusivamente a la voluntad misma tiene origen luterano, y en este sentido cabe afirmar que toda la posición antiutilitarista desencadenada en la ética por la doctrina de Kant es herencia del luteranismo. La ética de Kant es la secularización de la teología hostil a las obras, de Lutero.[34]

El calvinismo es más radical en su rechazo del mundo y en su conciencia de la irreparable corrupción de la naturaleza humana. Todo en el hombre es pecaminoso: inteligencia y voluntad, cuerpo y alma, todo está igualmente inclinado hacia el mal, de manera irresistible. Sólo hay la posibilidad de salvación por la fe, para aquellos predestinados por Dios desde el principio de los tiempos.

El Dios de Calvino está mucho más cerca del Dios de Job: remoto e inconmovible, incomprensible y enemistado necesariamente con la estirpe de Adán; porque en el suceso del pecado original se resume la historia completa del género humano. Según lo diría Jonathan Edwards: «A los ojos de Dios ningún hombre puede ser justificado, sino que son todos pecadores y sujetos a la condenación.»[35]

---

[34] «El sentido filosófico de la Reforma», en Kolakowski 1, p. 131.
[35] «The Great Christian Doctrine of Original Sin Defended», en Edwards, p. 150.

La gratuita misericordia de Dios ha decidido la salvación de los elegidos y ha decidido, su infinita justicia, la condenación de los demás: en eso consiste la doctrina de la «doble predestinación». Que no sirve para acomodarse con el orden del mundo, pero sí para alentar el espíritu de una iglesia militante:

> Para un hombre fiel a la Iglesia el mensaje de la doctrina está claro: Yo me encuentro entre los privilegiados y muestro en esta vida las marcas de mi predestinación hacia la gloria. Lejos de ser una pasividad justificatoria, indiferencia o dejadez moral, la doble predestinación está bien diseñada para favorecer la militancia [Kolakowski 3, p. 51].

Es cierto que las obras, en cuanto obras humanas, carecen de todo valor y sólo pueden producir el mal, como procedente del mal. «Esto es ciertamente lo que dice el apóstol Pablo, cuando dice con tanta insistencia que no somos justificados por las obras, es decir, que no somos justificados por ellas como buenas obras, o por ninguna bondad, valor o excelencia que haya en nuestras obras.»[36] No obstante, los elegidos forman una «aristocracia del espíritu» que se da a conocer por su virtud extraordinaria, que es del todo ajena al mundo. Los calvinistas —y sus herederos puritanos— aceptan con rigor lógico las últimas consecuencias de la moral del exilio: tienen para sí mismos criterios morales de una exigencia sobrenatural, heroica.[37]

Los sufrimientos en este mundo son, literalmente, intrascendentes y sobre todo merecidos. Nuestra naturaleza es de

---

[36] «Justification by Faith Alone», en Edwards, p. 627.

[37] Así explica Christopher Hill el comportamiento de Clarissa Harlowe, en la obra de Richardson: «Las exigencias de Clarissa, severas exigencias puritanas, no eran de este mundo: sólo podrían cumplirse en la vida futura. Son una *crítica* de las exigencias y criterios mundanos» [«Clarissa Harlowe and Her Times», en Hill 2, p. 349].

tal manera perversa que sólo amerita el castigo. La magnitud de la culpa que implica el pecado original —una culpa infinita por la afrenta a un ser infinitamente amable— justifica todas las miserias de la historia humana. Nietzsche ha descrito bien lo que sucede:

> El sentimiento de tener una deuda con la divinidad no ha dejado de crecer durante muchos milenios, haciéndolo en la misma proporción en que en la tierra crecían y se elevaban a las alturas el concepto de Dios y el sentimiento de Dios [...]. El advenimiento del Dios cristiano, que es el Dios máximo a que hasta ahora se ha llegado, ha hecho, por esto, manifestarse también en la tierra el máximo del sentimiento de culpa [3, p. 116].

En la tradición calvinista y puritana llega al máximo la distancia entre la indigna perversidad del hombre y la magnífica y justa omnipotencia de Dios. Llegan al máximo la conciencia de culpa y de la necesidad de expiación. Y mediante ese curso desolador, el calvinismo encontraría, según el análisis clásico de Weber, una nueva manera de vivir en el mundo, sin pertenecer al mundo: en el ejercicio ascético de la profesión, sin otro fin que el servicio de Dios [véase Weber 1].

Volvamos un poco atrás, para recuperar el argumento. No hay una única interpretación cristiana del sufrimiento que pudiera estar en el origen de nuestra sensibilidad actual. Las varias iglesias cristianas[38] oscilan, en su mensaje, entre el Dios inconcebible de Job y el Dios misericordioso del Sermón de la Montaña, entre el sufrimiento como mérito y como castigo; y cada una de ellas aporta rasgos distintos y reconocibles a la conciencia moderna.

Ahora bien, junto a las iglesias establecidas, frente a ellas y con frecuencia contra ellas, ha habido acaso siempre movi-

---

[38] He dejado de lado a la iglesia ortodoxa para concentrarme en las iglesias predominantes en Occidente.

mientos sectarios, más o menos organizados, más o menos efímeros, de inclinación milenarista: quietistas, revolucionarios, ascéticos, de denominación imprecisa y teología vacilante, pero a veces con una considerable capacidad de seducción entre los campesinos, el primer proletariado urbano, incluso artesanos y pequeños comerciantes.[39] Sin ir muy lejos, es razonable suponer que el descontento social tuviese, durante muchos siglos, una expresión inmediata en las prácticas religiosas; de ahí el aire vagamente amenazador con que se habla de los cátaros, la fraternidad del Libre Espíritu o de una improbable secta del Evangelio Eterno.[40]

En particular, los dos siglos posteriores a la Reforma fueron tiempos propicios para la efervescencia sectaria y para la entusiasta esperanza del milenio. Anabaptistas, cuáqueros, *ranters*, *diggers*, muggletonianos, sería imposible un resumen mínimamente justo, y tampoco es necesario. Conviene generalizar, a todo riesgo, a partir de ciertos elementos comunes o frecuentes entre las nuevas sectas, que adoptan una posición particular frente al problema del sufrimiento humano.

Un primer rasgo es la recurrencia de argumentos y motivos típicamente gnósticos. Desde la tendencia a crear lengua-

[39] En general, eran expresiones de una religiosidad popular convencida de que la salvación era un hecho inminente, que se cumpliría, milagrosamente, en la tierra; a partir del siglo xiv, el milenio es imaginado, de manera sistemática, como un orden absolutamente igualitario, sin propiedad ni autoridad mundana. Bajo esa forma ha contribuido también a formar el repertorio cultural de Occidente. Por supuesto, la referencia indispensable es Cohn; para el periodo posterior a la Reforma, Hill 1 y Kolakowski 2.

[40] Es ejemplar, a este respecto, la confusión (mezcla de leyenda, superstición, miedo y dogmatismo) que hay durante siglos acerca de lo que pudiera ser el «Evangelio Eterno»: una doctrina, una secta, un saber hermético, un libro, una serie de libros... donde acaso lo que hubo fue el ánimo propiamente revolucionario de los primeros franciscanos, mezclado con las antiguas enseñanzas de Joaquín de Fiore, la intranquilidad de los campesinos y la corrupción de la Iglesia romana [véase «Joachim de Flore et l'Evangile Éternel», en Renan, pp. 472 y ss.].

jes y símbolos esotéricos, asequibles sólo para los iniciados, hasta la creencia en un doble principio creador, bueno y malo, o la confianza en la posibilidad de eliminar todo sufrimiento en una nueva era, un estado de perfección. Se trata, según el razonamiento conocido de Eric Voegelin, de una propensión típica de los momentos de crisis: «La pérdida de sentido que resulta de la quiebra de instituciones, civilizaciones, o la pérdida de cohesión étnica, induce intentos de recuperar una comprensión del significado de la existencia humana en las nuevas circunstancias»; eso ofrece la gnosis, una nueva seguridad para un hombre que se siente ajeno al mundo, un hombre para quien «el mundo se ha convertido en una prisión de la que querría escapar».[41]

En la tradición gnóstica hay el intento de justificar a Dios sin culpar al hombre. Dios es bueno, el hombre es bueno; toda la maldad y el sufrimiento, todo el dolor que impone el orden del mundo, es obra de un demiurgo perverso, que será finalmente vencido por la Luz. Es decir: no hay que temer a Dios ni hay que purificar al hombre mediante el sacrificio, sino transformar el mundo. Crear el orden verdadero.[42] Incluso con un trazo así de esquemático se entiende bien por qué entre los *diggers*, los *ranters* y grupos similares se mezclaban los ideales cristianos con motivos gnósticos y prácticas que anticipan las de los movimientos políticos modernos.[43]

(Se entiende también, digámoslo de paso, que los usos «revolucionarios» del mensaje evangélico tengan casi siem-

---

[41] Acaso es excesivamente amplia la definición de gnosticismo que ofrece Voegelin, y sin duda es innecesariamente importante el lugar que le atribuye a la gnosis en la evolución intelectual de Occidente. Sin embargo, el diagnóstico sobre su génesis histórica sigue siendo verosímil [véase Voegelin 2, pp. 6-7].

[42] Simplifico con la intención de mostrar, en particular, el atractivo de la tradición «gnóstica» para el individuo de la sociedad moderna.

[43] Aunque, insisto, es una exageración innecesaria asimilar todo movimiento moderno de masas al «gnosticismo» como hace Voegelin [2, *passim*].

pre un tinte gnóstico; por ejemplo, en la elaborada «cristología gnóstica» que explica Juan de Mairena: «Para mi maestro Abel Martín fue el Cristo un ángel díscolo, un menor en rebeldía contra la norma del Padre. Dicho de otro modo: fue el Cristo un hombre que se hizo Dios para expiar en la cruz el gran pecado de la Divinidad» [Machado 1, vol. I, p. 71].)

Un segundo rasgo, sumamente frecuente, era una religiosidad encendida por lo que Knox llama el «entusiasmo», y que supone una nueva manera de entender la religión:

> Lo que había sido hasta entonces cosa de formas externas y mandamientos se convierte en un asunto del corazón. No se prescinde necesariamente de los sacramentos, pero el énfasis está puesto en el acceso personal, directo, al Autor de la salvación, con escasa elaboración intelectual o expresión litúrgica […]. Una experiencia interior de paz y alegría es, a la vez, la seguridad que busca el alma y la actitud característica de la oración [Knox, p. 2].

Ahora bien, eso significa, en general, que se acentúa el proceso de «interiorización» de la religión iniciado por Lutero. El ritual de las iglesias establecidas resulta hueco, rígido, protocolario, incapaz de albergar ninguna espiritualidad genuina; contra eso se propone siempre la «experiencia personal», la «vida interior». Una religión cada vez más subjetiva y menos organizada doctrinal, institucional y ritualmente, donde el alma busca disolverse en la fluidez de las emociones; una religión para la que toda teología resulta sospechosa, que prefiere la expresión inmediata de los sentimientos y que, no pocas veces, desemboca en un antiintelectualismo puro y simple: «Porque sólo los hombres sencillos, incultos, ofrecen el ejemplo de un cristianismo auténtico» [Besançon, p. 52]. Es la inclinación obvia, conocida, del pietismo y todas sus innumerables derivaciones.

Casi como una consecuencia lógica, ese subjetivismo radical produce una propensión al antinomianismo. Es el tercer rasgo que conviene anotar. La idea de que el mensaje de Cristo, el mandamiento del amor, exime del cumplimiento de cualquier otra norma o mandato humano.[44] Más todavía: que la pasión de Cristo nos ha librado del peso de toda ley, fuera de su ejemplo; también del pecado original.

Es cierto que, como ideología, el antinomianismo tiene posibilidades revolucionarias evidentes; no obstante, es posible que en ese impulso de recrear una comunidad sencilla y evangélica, transparente, amorosa, haya, más que una idea política, un impulso mucho más elemental e informe, producto de lo que podría llamarse (sin mucha exageración) el «malestar en la cultura» del naciente capitalismo. Recurro al argumento de Kolakowski:

> La sustitución del vínculo jurídico con la divinidad por el vínculo del amor que anula la Ley (y que, en cambio, no la completa) parece ser la proyección de una cierta visión de la vida humana en la que las relaciones interhumanas fundadas sobre el modelo del contrato, o sea, sobre un intercambio mutuo de servicios de acuerdo con una compatibilidad convenida, se experimentan como una degradación de la existencia humana [...]. Esta versión del cristianismo, que es la de san Pablo y el joven Lutero —y más adelante la de Kierkegaard—, es la articulación religiosa de la utopía existencial que se renueva una y otra vez en el curso de la historia, como tentativa, siempre igualmente desesperada, de extirpar de la vida las relaciones reificadas y reemplazarlas por vínculos personales [Kolakowski 2, p. 545].

La interiorización de la experiencia religiosa, la creencia en la fundamental bondad humana, la insistencia en el úni-

---

[44] Algo —insistamos en ello— que era una tentación permanente del cristianismo, precisamente por la moral del exilio. No está lejos la idea de san Agustín: «Ama y haz lo que quisieres. Si callares, calla por amor; y si perdonares, perdona por amor; y si castigares, castiga por amor; porque lo que por este amor se hace es meritorio delante de Dios» [sermón *De Tempore*, citado en Donoso Cortés, «Estudios sobre historia», p. 262].

co mandamiento del amor, todo ello termina convirtiendo la religión en un fenómeno puramente moral. De una moral humanitaria y compasiva, partidaria de los humildes, derivada del Sermón de la Montaña. Dicho de otro modo, una religión que era casi sólo una moral que era casi sólo un precepto de amor fraternal, el mandato de remediar los sufrimientos del prójimo.

(Anticipemos algo de lo que sigue en otros capítulos. Las denominaciones mayores evolucionaron, en adelante, hacia lo que he venido llamando la Religión de la Humanidad. De modo semejante, las tendencias heterodoxas de las sectas radicales han dado lugar a una larga y turbia tradición de ideas «revolucionarias». Sin mucha distorsión cabe reconocer sus temas en el reciente abandono de «Atenas, la ciudad de la política racional» —según la expresión de Gillian Rose— para buscar una «Nueva Jerusalén» comunitaria, dedicada a la diferencia, la otredad y el amor [véase Rose, p. 21], o bien en el impreciso «humanismo socialista» de Erich Fromm: «Nuestro problema moral es la indiferencia del hombre consigo mismo. Radica en que hemos perdido el sentido del significado y de la singularidad del individuo [...]; que nos experimentamos y nos tratamos como mercancías» [3, p. 267]. O incluso en la pintoresca exégesis que E. P. Thompson ha hecho de William Blake como «el fundador de una oscura secta a la que yo mismo pertenezco: los marxistas muggletonianos» [2, p. xxv].)

No hace falta mucho para ver en esas formas heterogéneas y desorganizadas de la religiosidad popular algo de nuestra cultura del sufrimiento; en esas peculiares interpretaciones del cristianismo que anticipan mucho de la retórica secular de los siglos siguientes, que busca también el orden perfecto del amor: como era antes del pecado. No hace falta mucho para ver el encanto siniestro, irresistible, de las fantasías políticas de los últimos dos siglos en la terrible inocencia de Blake:

I went to the Garden of Love,
And saw what I never had seen:
A Chapel was built in the midst,
Where I used to play on the green.

And the gates of this Chapel were shut,
And 'Thou shalt not' writ over the door;
So I turn'd to the Garden of Love
That so many sweet flowers bore;

And I saw it was filled with graves,
And tomb-stones where flowers should be;
And priests in black gowns were walking their rounds,
And binding with briars my joy and desires.[45]

---

[45] «Fui al Jardín del Amor/ Y vi allí lo que nunca había visto:/ Una capilla construida en el centro,/ donde solía yo jugar en la hierba.// Y sus puertas estaban cerradas/ y en ellas escrito «No Debes»;/ Así que volví al Jardín del Amor/ que tenía tan hermosas flores.// Y vi que estaba lleno de tumbas,/ y había lápidas y no flores,/ Y curas de negro haciendo sus rondas,/ Encerrando entre espinos mi alegría y mi deseo» [«The Garden of Love», en Blake, *Songs of Experience*, pp. 98-99].

Voltaire mira el terremoto de Lisboa

A FINES DE 1755 ESCRIBE VOLTAIRE su «Poema sobre el desastre de Lisboa», con un subtítulo muy explícito: «Examen del axioma: "Todo está bien"». Por supuesto, la obra tiene el propósito de demostrar que no todo está bien: la prueba es, precisamente, el terremoto que ha arrasado la ciudad de Lisboa. Desde entonces, y por causa del poema de Voltaire, el terremoto de Lisboa adquiere un carácter emblemático; representa una especie de refutación empírica, concreta, de la teodicea: un Dios infinitamente bueno no puede querer la destrucción y el sufrimiento de los inocentes; un Dios justo no puede ocasionar catástrofes de manera caprichosa. Lo difícil será, por supuesto, saber qué conclusión razonable puede extraerse de ello, si se quieren evitar las respuestas tradicionales de la teología católica.

La fecha, 1º de noviembre de 1755, sirve —con toda la arbitrariedad de las convenciones— para señalar el inicio de la «descristianización» ilustrada:[1] es un episodio que deja su huella en el camino hacia el ateísmo (el particular ateísmo científico y humanitario de Occidente) o al menos hacia el

---

[1] La elección de esa fecha, de esa pieza, es arbitraria pero también útil. Ese mismo año aparece el *Discurso sobre el origen y los fundamentos de la desigualdad entre los hombres*, de Rousseau; en los cinco años anteriores se habían publicado los primeros volúmenes de la *Enciclopedia* y la *Investigación sobre los principios de la moral*, de David Hume; en los cinco años siguientes se publicarían *Del espíritu*, de Helvetius; *Emilio*, de Rousseau.

agnosticismo. Dios, el Dios cristiano en particular, se antoja indefendible a la vista de la catástrofe: súbita, terrible, causa de una enorme cantidad de sufrimiento gratuito, inmerecido, injustificable. No, no todo está bien. Sin embargo, no era la primera catástrofe ni el primer terremoto, no había sucedido nada nuevo: lo que cambia es la mirada.

El poema era menos escandaloso de lo que podría suponerse, y de ideas no muy originales, a pesar de lo cual el propio Voltaire —siempre cuidadoso— lo publicó junto con su «Poema sobre la Ley Natural», sólida y casi ingenuamente deísta. Y se preocupó por eliminar los últimos versos del original, acaso demasiado amargos: «Que faut-il, ô mortels? Mortels, il faut souffrir,/ Se soumettre en silence, adorer et mourir».[2]

De hecho, los argumentos del poema tenían ya su público: un público acostumbrado al tono, al tema y a las razones de Voltaire. Aficionado a los desplantes anticlericales y a filosofar, con desenvoltura, sobre la improbabilidad del cristianismo.[3] Incluso sin una deliberada intención irreligiosa, el público ilustrado veía y trataba de explicarse el mundo de una manera que dejaba poca cabida a la devoción y a las creencias tradicionales; era un público que suponía, como dice Berlin,

> que podía reconstruirse una estructura, lógicamente organizada, de leyes y generalizaciones susceptibles de demostración y verificación, para reemplazar la caótica amalgama de ignorancia, pereza mental, conjeturas, supersticiones, prejuicios, dogmas, fantasías y, sobre todo, «errores interesados» que mantenían los dirigentes del género humano y que era en buena medida causante de los errores, vicios y desventuras de la humanidad.[4]

[2] «¿Qué debe hacerse, mortales? Mortales, se debe sufrir,/ Someterse en silencio, adorar y morir» [Voltaire, p. 1443].
[3] Pope, Lessing, Diderot, incluso Montesquieu, Hume, ofrecían opciones más o menos radicales dentro del deísmo, cuya discusión era un lugar común [véase Hazard].
[4] «The Counter-Enlightenment», en Berlin 3, p. 1.

Es decir, el poema de Voltaire no desencadena una revolución intelectual sino que es, sobre todo, indicio —señal— de un proceso cultural iniciado varias décadas antes y que, por un buen tiempo, afecta casi únicamente a las elites europeas, pero que terminará formando parte del «sentido común». Es indicio de esa esperanzada intranquilidad de la que está hecha la reflexión ilustrada acerca de la religión.[5]

Supongo que se sabe, pero no sobra insistir: la inclinación hacia el deísmo, el agnosticismo o el ateísmo era particular de las elites, incluso de una porción reducida de ellas, en el siglo XVIII. Para las grandes mayorías, la devoción cristiana seguía siendo firme e indudable; los descubrimientos, la tecnología, las nuevas ciencias de la naturaleza no eran una amenaza para el predominio eclesiástico sobre las conciencias. En España y todas sus colonias se vivía, en general, una religiosidad típicamente contrarreformista: fastuosa, espectacular y a veces milagrera,[6] bajo la vigilancia de la Inquisición; pero algo parecido sucedía en el resto de Occidente, también en el mundo protestante, donde el entusiasmo de pietistas, puritanos y metodistas daba un nuevo aliento a la experiencia religiosa tradicional.

Aparte de eso, el clima de novedad y descubrimiento que llevaba consigo la ciencia renaciente se prestaba para las mezclas más confusas y, a veces, extravagantes; la teosofía, la astrología, la numerología y toda clase de especulaciones místicas se juntaban, de modo más o menos desconcertado, con los nuevos hallazgos científicos. Sin exageración puede decirse que las conversaciones de Swedenborg con los ánge-

[5] «Cuanto más hondamente se siente la insuficiencia de las respuestas tradicionales de la religión a las cuestiones fundamentales del conocimiento y de la moral, con tanta mayor intensidad y pasión se levantan estas cuestiones» [Cassirer, p. 158].

[6] Como dice Richard Herr: «La devoción a la religión católica, llevada frecuentemente a la exageración supersticiosa, era probablemente la fuerza más poderosa de la sociedad en la España de fines del siglo XVIII» [p. 27].

les y sus paseos por el cielo eran más interesantes para la mayoría que los comentarios mordaces de Voltaire o las obras de mineralogía del propio Swedenborg; la discusión sobre la naturaleza del paraíso y las formas de la vida en el más allá eran asunto normal y razonable, puesto que se trataba de hechos seguros y extremadamente importantes.[7]

Ahora bien, es cierto que la sociedad occidental era fundamentalmente cristiana en el siglo XVIII; con excepciones contadas, se creía en un dios único, justo y misericordioso, y se creía en la vida futura como recompensa de la virtud y premio del sacrificio. No obstante, comenzaba a acusarse también, en particular en la burguesía, un cambio de sensibilidad que sería decisivo en lo porvenir; no se trata de agitaciones filosóficas ni de reflexiones maduras, aunque las hubiera, sino de un proceso lento y prácticamente inconsciente, cambios de hábitos y de formas de relación que en el plano religioso se traducen finalmente —como dice Groethuysen— en «cierta operación de elegir entre lo que el individuo está dispuesto a creer y aquello que le parece indigno de fe o simplemente superfluo» [Groethuysen, p. 74].

Es un proceso que, poco a poco, aleja a los nuevos grupos urbanos de la fe ingenua, supersticiosa y fatalista de los tiempos pasados; que deja espacio bastante para los descubrimientos de la ciencia; que permite a los hombres vivir en el mundo con una tranquilidad razonable, sin verse obligados a elegir, a cada paso, entre el cielo y el infierno, la *charitas* o la *cupiditas*.

La sensibilidad de esos «hombres nuevos», mucho más que los ataques de los *philosophes*, es la fuerza que obliga a la

---

[7] «Hacia mediados del siglo XVIII, la sociedad celestial incluía, en opinión de numerosos europeos, los lujos de la vida en la ciudad (buena música, conversación, placenteros paseos por jardines, teatro) y la posibilidad del reencuentro con la familia, amigos y destacadas figuras religiosas» [McDannell y Lang, p. 278].

Iglesia a «humanizar» a Dios y a suavizar en mucho su doctrina (a riesgo de desnaturalizarla por completo, según el juicio jansenista); pero también es esa sensibilidad la que puede conmoverse con los argumentos, básicamente sentimentales, de Voltaire, la que puede inclinarse hacia la incredulidad a la vista del azaroso horror de la existencia y las inhumanas exigencias de la Iglesia:

> No es sólo que el incrédulo tropiece en ciertas contradicciones por insuficiencias lógicas que encuentra en la doctrina de la Iglesia, sino que lo que ante todo le depara dificultades son ciertos dogmas que repugnan a sus sentimientos. Es lo que pasa con la doctrina de la predestinación, pero también con otros dogmas [Groethuysen, p. 114].

Maticemos un poco el interés que tiene el poema de Voltaire. Seguramente, el terremoto de Lisboa no causó mucha impresión a los teólogos católicos o puritanos: estaban acostumbrados, *ex officio*, a vérselas con desastres y miserias de todo tipo, e incluso a extraer de ellas las razones de su fe. Las lamentaciones y protestas de Voltaire tampoco habrán hecho huella en ningún espíritu religioso tradicional y convencido. Pero sí pulsaron una cuerda tensa en la conciencia de la burguesía, sí consiguieron agitar esa nueva sensibilidad. Conviene prestarle atención, pues, como indicio del lugar que tiene el sufrimiento humano (el sufrimiento injustificable), y sobre todo de las cambiantes actitudes hacia el sufrimiento humano en el complicado proceso de la secularización.

Hagamos un aparte, para aclarar de antemano. El término «secularización» ha sido usado de varios modos, para referirse a cosas distintas. En un primer sentido, bastante obvio, la secularización es el proceso por el cual se retira toda sanción religiosa del orden civil y las iglesias son reducidas a un ámbito propio y separado, de interés puramente privado (el poema de Voltaire y otros muchos textos, mucho más violentos, pueden publicarse porque esa separación es, en buena medida, cosa hecha). También se habla de secularización para aludir al uso de nociones o estructuras del pensamiento religioso, como parte de elaboraciones filosóficas profanas: la noción de «progreso» como versión secularizada de la providencia, el poder «absoluto» del soberano como versión secularizada del poder de Dios, etcétera.[8]

En el sentido en que uso el concepto, se refiere a un proceso intelectual y práctico que comporta dos dimensiones distintas: por una parte, está la tendencia de lo que habría que llamar la «mundanización» de las iglesias, tanto en su teología como en su actividad institucional, en su liturgia; lo sagrado, como experiencia verdaderamente trascendente, es relegado a un segundo plano, mientras aumenta la preocupación por los problemas del orden terrenal.[9] Progresivamente, las iglesias procuran restaurar su autoridad acreditando su utilidad social mediante la prédica moral y la práctica de la caridad. La teología también, con ingenuo optimismo, busca sus razones en el nuevo orden de la naturaleza que describen las ciencias empíricas, en el intento de hacer «demostrable» la religión.[10] Cosas ambas compatibles con esa forzosa reducción de la conciencia religiosa al ámbito privado.

[8] Es conocida la tesis de Carl Schmitt, de que los conceptos políticos de la modernidad son conceptos teológicos «secularizados». Contra dicha idea parece inverosímil el argumento de Blumenberg, sobre el que habrá que volver; según él, el proceso debe ser descrito no como una «transposición» de contenidos teológicos en argumentos seculares, sino como una «reocupación» de las respuestas para preguntas que seguían planteándose en los viejos términos [véase Blumenberg, p. 65 y *passim*].

[9] El proceso ha sido descrito, en términos muy críticos, por Peter Berger.

[10] Un proceso paradójico por el que los teólogos podrían haber preparado, sin saberlo, el camino hacia el ateísmo, según el argumento —detallado, inteligente, luminoso— de James Turner. «En teoría, Dios seguía siendo incomprensible. En la práctica, vino a quedar cada vez más reducido a los límites de la razón, confinado dentro de categorías cognitivas apropiadas para este mundo, en lugar de ser aprehendido mediante capa-

Paralelo a ese proceso de mundanización de las iglesias hay, en sentido inverso, una progresiva sacralización de lo humano (y en adelante, lo social). La vida humana, aquí en la tierra, adquiere valor propio; más todavía: se convierte en criterio y medida para juzgar el valor de cualquier cosa. Cada individuo, como quiere el riguroso imperativo de Kant, debe ser considerado como un fin en sí mismo.[11] Eso tienen en común todos los escritores ilustrados: el rechazo de la idea del pecado original y la naturaleza caída del hombre;[12] los vicios, errores, defectos, malas inclinaciones, prejuicios, todo es producto del ambiente, de la historia, de un orden modificable. De ahí la confianza en la educación (o, en último caso, la idea de que era posible una reorganización revolucionaria de la sociedad, para dar lugar a la virtud).

Ese nuevo aprecio de la vida en este mundo lleva aparejada la idea de que la felicidad es posible, que no requiere sacrificios ni esfuerzos desmedidos ni trastornos revolucionarios. Moderado donde los haya, incluso en su optimismo, Montesquieu piensa no obstante que «la propia naturaleza colabora espontáneamente en la consecución de la felicidad de los hombres» [Iglesias, pp. 338 y ss.] y que ésta no consiste sino en una buena disposición para disfrutar, con ánimo mesurado, en el presente; pero del mismo modo puede procurarse la felicidad pública, prestando atención a la naturaleza.[13]

---

cidades espirituales que supuestamente podían abrir puertas hacia el más allá» [Turner, p. 54].

[11] Con extraño entusiasmo ha descrito el fenómeno Luc Ferry: «Esta sacralización de lo humano como tal supone el paso de lo que se podría llamar una "trascendencia vertical" (la de las entidades exteriores y superiores a los individuos, situadas por así decir antes de ellos) a una "trascendencia horizontal" (la de los otros hombres respecto a mí)» [Ferry, p. 101].

[12] Véase «The Counter-Enlightenment», en Berlin 3, p. 20.

[13] Respecto a la felicidad pública, igual que respecto a la felicidad individual, «la naturaleza tiende a ser favorable, pero siempre que el hombre quiera colaborar en esa dirección» [Iglesias, p. 351].

Si yo pudiera hacer que todo el mundo encontrara nuevas razones de amar sus deberes, de amar a su príncipe, a su patria y a sus leyes; hacer que cada cual pudiera sentir mejor la felicidad en su país, en su gobierno, en el puesto que se encontrase, sería el más feliz de los mortales [Montesquieu 2, p. 4].

Así explica su intención en *Del espíritu de las leyes*. Algo puramente humano, de este mundo, asequible y sensato: la felicidad. Ahora bien, si es posible conseguirla, también es un deber.

La humanidad adquiere, en un periodo más o menos breve, los atributos que en el orden tradicional correspondían a la divinidad. Es intrínsecamente buena y capaz de perfección, es el origen de las obligaciones morales y su fundamento último. De modo que no sólo tiene sentido y vale la pena ocuparse de los asuntos humanos, puramente humanos, sino que es lo único que no necesita justificación. La nueva sensibilidad y las nuevas convicciones se corresponden con un mundo nuevo, que parece cada día más seguro, conocido, aprovechable. Supongo que el hecho es conocido de sobra: se trata de la pacificación y regulación de las relaciones sociales, la concentración del poder en el Estado, la expansión del mercado, el deslumbramiento de la tecnología, la confianza en la razón y el final «desencantamiento» del mundo.[14]

Lo que me interesa —y por eso este breve rodeo— es que el problema del sufrimiento sirve de eje al proceso de la secularización en ese doble aspecto. Mejor dicho: el hecho de que el sufrimiento humano se haya vuelto problemático.

(Anotemos, aunque sea entre paréntesis, que ambas tendencias —la mundanización de las iglesias, la sacralización

---

[14] Anotemos, de paso, que lo que Weber llamaba el «desencantamiento» del mundo, es decir, «la eliminación de la magia como medio de salvación» [1, p. 148], es un proceso que se realiza, en buena medida, mediante la religiosidad cristiana. El paso siguiente, hacia el propio olvido de la salvación, podría ser resultado de la misma inercia.

de la humanidad— producen, como cosa natural, los rasgos que Eric Voegelin identifica como típicos de los movimientos gnósticos de la modernidad: *1)* el descontento con la situación del mundo; *2)* la idea de que el mal se debe a una mala organización del mundo; *3)* la creencia en que la supresión del mal es posible; *4)* la convicción de que el cambio en el orden de las cosas debe producirse en la historia; *5)* la idea de que el esfuerzo humano es capaz de producir el cambio; *6)* la confianza en una forma particular de conocimiento —gnosis— para salvar al hombre y cambiar el mundo [Voegelin 2, pp. 59-60].)

Poco a poco, las iglesias adoptan como propia la exigencia de aliviar el sufrimiento, con dedicación semejante a la de los filósofos que imaginan un orden social sin injusticias, un código penal sin torturas, una vida política sin guerras. Adicionalmente, las iglesias y sus defensores descubren que no hay mejor manera de eliminar el dolor que educar a los hombres en la virtud: en la compasión, la fraternidad, la caridad, y que no hay educación moral sin religión.[15] Por otra parte, es innecesario insistir en que en el curso de la sacralización de la humanidad, el hecho del sufrimiento resulta ser el problema máximo.

En los dos siglos y medio que han transcurrido desde el terremoto de Lisboa nada nos ha preocupado más que el sufrimiento humano (aunque eso no nos haya impedido producirlo también, con una desproporción monstruosa). Y no es que antes no se le concediera importancia, sino que a partir

---

[15] Esa reducción de la religión a la moral es un factor decisivo de su mundanización; y no ha dejado de acentuarse, a costa, según Berger, de lo propiamente sagrado: «Si se analiza el carácter de la experiencia religiosa, su núcleo interno más profundo nada tiene que ver con la moralidad. Toda la moralidad está dirigida hacia la realidad de la vida cotidiana; la experiencia religiosa trasciende radicalmente dicha realidad, está dirigida hacia *otra* realidad en la que, por definición, los principios y reglas morales son irrelevantes» [Berger, p. 237].

de entonces comienzan a desfondarse las viejas explicaciones, los mecanismos que permitían la transformación cotidiana del dolor en sacrificio.

No mucho antes podía decir el abad de Saint-Cyran, con toda serenidad: «Las lágrimas son para lamentar nuestros pecados; cualquier otro uso de las lágrimas es un abuso» [citado en Kolakowski 3, p. 126]. Pero la frase habría resultado escandalosa, ésa sí, para el público de Voltaire. Su sensibilidad era otra. Todavía podrían haber escuchado, del otro lado del mar, los estremecedores sermones de Jonathan Edwards: «El Dios que te sostiene sobre la fosa del infierno —como uno sostiene una araña o un insecto despreciable sobre el fuego— te aborrece, y está terriblemente ofendido: su ira hacia ti quema como el fuego.»[16] Lo hubiesen encontrado primitivo, lo mismo que las mortificaciones de los católicos o la postrada resignación de Lutero. De manera más radical, la idea misma del pecado original (y sus consecuencias) empezaba a ser borrosa, improbable, remota: injusta o, peor, falsa.

(Aclaremos de nuevo, por si hace falta, que lo que llamo «el público de Voltaire» es —en ese momento— una porción reducida de la sociedad europea. No sólo porque la mayoría de la población mantuviera un espíritu religioso muy tradicional, sino porque entre las elites hay también, en el siglo XVIII, tendencias hacia una religiosidad «entusiasta», que van del misticismo de Swedenborg al confuso irracionalismo de Hamman; son las corrientes que, mediante las efusiones de Rousseau y las críticas kantianas, darán origen al pensamiento romántico del XIX.)

Posiblemente, como sugiere Marcel Gauchet, el cristianismo sea «la religión para salir de la religión»;[17] al menos

---
[16] «Sinners in the Hands of an Angry God» [1741], en Edwards, p. 10.
[17] «Si se ha podido desarrollar un orden humano de tal manera opuesto a los precedentes, y opuesto por la inversión de todas las ideas anteriores sobre la heteronomía, hay que situar la raíz de dicho cambio en las potencialidades dinámicas excepcionales del espíritu del cristianismo» [Gauchet, p. II].

una de sus posibilidades de evolución conduce hacia las formas modernas de laicismo: la centralidad de la salvación individual, la índole reflexiva de la experiencia religiosa, el aprecio de la razón tal como está ya en Tomás de Aquino, la importancia de las buenas obras —en la versión semipelagiana— o la santidad en las obras «elevada a sistema» —en el calvinismo—, todo ello, en conjunción con el proceso civilizatorio de Occidente —individualismo, racionalización, autocontrol—, permite que la idea religiosa se acomode al nuevo orden del mundo y le sirva, de hecho, como primera interpretación.

El fenómeno que se aprecia en el siglo XVIII es precisamente ése: el público de Voltaire quiere un Dios razonable y una justicia de medida humana, quiere una religión racional, pero la quiere básicamente cristiana. Numerosos teólogos y escritores religiosos, por su parte, quieren un cristianismo no sólo compatible con las luces, sino capaz de utilizarlas en su provecho. «Para los modernos creyentes —como ha dicho Peter Gay— la razón y la religión estaban firmemente uncidas una a otra» [1, p. 325]. Los valores, las imágenes, los argumentos del deísmo, por naturalista que se quisiera, eran inconfundiblemente cristianos.

Así, en el doble movimiento de la secularización comienza a tomar forma eso que sir James Fitzjames Stephen llamaría la «Religión de la Humanidad», eso que Nietzsche despreciaba como fórmula espiritual de la decadencia. El proceso era relativamente sencillo para las mentes ilustradas; según la descripción de Paul Hazard, se trataba sólo de deshacerse de los aditamentos arcaicos e inútiles de la religión, para conservar su núcleo racional, evidente y verdadero: «El deísmo precedía a una especie de depuración. Si quitamos todo lo que nos parece supersticioso en la Iglesia romana, luego en la Iglesia reformada, luego en toda iglesia y en toda secta, al final de esas sustracciones quedará Dios» [Hazard, p. 106].

Lo curioso es que esa nueva religión razonable, en la medida en que se alejaba de la ortodoxia católica, calvinista, luterana, se aproximaba también a los temas y los argumentos de la imprecisa teología sectaria de la religiosidad popular del siglo XIX, en particular a sus preocupaciones morales y a su enérgica intención de cambiar el mundo. Es cierto: los ilustrados recuperaron del cristianismo la parte menos religiosa, en estricto sentido;[18] no obstante, en la medida en que les preocupaba sobre todo mejorar la vida mundana, tenían afinidades considerables con la orientación práctica de anabaptistas y cuáqueros, que pretendían no otra cosa sino llevar una vida cristiana; en la medida en que creían en la igualdad racional de los seres humanos y en la necesidad de reformar el orden social, tenían puntos de contacto con los *diggers* de Winstanley. De modo semejante, el rechazo ilustrado del pecado original podría aproximar al deísmo a ciertas sectas radicales (*ranters* y muggletonianos), así como la idea de que la religión debía ser asunto de la conciencia individual, en una libre aproximación a Dios, está muy cerca de la teología pietista.

Ciertamente, todas esas sectas menores incluían una buena cantidad de extravagancias, en su doctrina y en sus prácticas. El melodrama diabólico que imaginaban los muggletonianos en el Jardín del Edén debía resultar para las mentes ilustradas tan extraño como cualquier relato bíblico o incluso más;[19] el «Dios eterno, poderoso nivelador» de los *ranters* tenía el atractivo de ofrecer colmar la tierra «con un amor univer-

[18] «Lo que los filósofos adoptaron de los teólogos y filósofos cristianos fue lo menos característicamente cristiano, la parte menos religiosa de sus enseñanzas» [Gay 1, p. 324].

[19] El vigésimo artículo de fe de los muggletoniamos según la codificación de John Saddington, en 1675, rezaba así: «Creo que Caín no fue hijo de Adán, aunque fuese hijo de Eva» [Thompson 2, p. 73].

sal, una paz universal y una libertad perfecta», pero al precio de una violencia que no podía ser muy tranquilizadora.[20]
A pesar de todo, las afinidades existen, y son explicables. Conviene ser claro en esto. No supongo que haya una conexión histórica, biográfica, entre las sectas del XVII y los pensadores de la Ilustración,[21] pero sí que hay una coincidencia de ánimo e intención en su manera de reinterpretar el cristianismo: en su hostilidad hacia las iglesias establecidas, su menosprecio del ritual, su preocupación moral, su predilección por un Dios bondadoso, su convicción de que la naturaleza humana es buena (digámoslo en una frase: el ánimo «revolucionario» de las sectas presta el impulso al proceso —gradual, pacífico, razonable, conservador— que conduce a ese híbrido conciliatorio que es la Religión de la Humanidad). La coincidencia se manifiesta también en su actitud hacia el sufrimiento: el dolor no está justificado como castigo, puesto que no hay pecado original, y es necesario aliviarlo aquí en la tierra.

Lo importante, a fin de cuentas, es que dicha mirada ha sido predominante desde entonces. El proceso de mundanización de las iglesias implica una aproximación a esa religiosidad del Sermón de la Montaña, sin pecado original, y comprometida con el alivio del dolor (coincidente, por eso, con el movimiento inverso que conduce a la sacralización de la humanidad).

William James ha ofrecido una explicación muy atractiva del fenómeno. Según su idea, en las sociedades modernas

[20] Son explícitos y muy elocuentes los textos de Abezier Coppe (1619-1672) transcritos por Norman Cohn [pp. 316 y ss.].
[21] En algún caso, dicha conexión existe. Por ejemplo, en la educación pietista de Kant: «Kant mismo pagó un tributo inconsciente al pietismo al incorporar algunas de sus enseñanzas en sus escritos: su amor por la paz tanto en la vida pública como en la privada, su dulzura interior y su convicción de que la religión no depende del dogma, el ritual o la oración, sino de la experiencia» [Gay 1, p. 329].

tiende a predominar una «inclinación saludable», básicamente optimista, que rechaza los aspectos lúgubres y morbosos de la religiosidad tradicional. «Una inclinación saludable sistemática, que considera que el aspecto esencial y universal del ser es el bien, deliberadamente excluye al mal de su campo de visión» [W. James 2, p. 88]; de modo que, en el terreno religioso, tiende a negar o minimizar la importancia del pecado, el castigo o el infierno, y tiende también a afirmar la dignidad del hombre, más que su naturaleza caída [véase W. James 2, p. 91]. Los avances de la ciencia y de la técnica, y la idea misma del progreso, inducen, de manera natural, esa inclinación saludable, que parece enteramente justificada.

Siguiendo el hilo del argumento de James, podría decirse que entre los ilustrados, en el público de Voltaire, era predominante esa inclinación saludable,[22] y se entiende: después de todo, el avance de las luces era algo ostensible, estaba a la vista el progreso, la capacidad humana para transformar el mundo, para hacer la vida más feliz en un orden racional. El sufrimiento, como la injusticia, era ante todo un error, un residuo de tiempos idos, algo marginal cuando no eliminable; hacer de él la categoría central de la experiencia, condición necesaria (incluso a veces meritoria) de la vida humana, debía parecer un disparate. Mucho peor imaginar que el hombre mismo —por obra del pecado— fuese el responsable del mal en el mundo.

Tal vez por eso, por esa mirada básicamente optimista, los pensadores del XVIII eran, en su mayoría, convencidos e inteligentes reformadores de toda institución imaginable; sigo la idea de Chesterton:

---

[22] El propio James dice algo semejante: «Rousseau en sus primeros escritos, Diderot, B. de Saint-Pierre y muchos de los líderes del movimiento anticristiano del siglo XVIII pertenecían a este tipo optimista. Mucho de su influencia derivaba de la seguridad que tenían en que la naturaleza, si se confía en ella lo suficiente, es absolutamente buena» [2, p. 80].

El optimista es mucho mejor reformador que el pesimista; el que está persuadido de que la vida es excelente es el que más la modifica. Parece esto una paradoja y, sin embargo, la razón es obvia. Podrá el espectáculo del mal encolerizar al pesimista; sólo el optimista es capaz de sorprenderse ante él. Es menester que el reformador posea una ingenua disposición de sorpresa, una capacidad de pasmo violento y virginal. No basta que le acongoje la injusticia; es necesario que le parezca absurda, una anomalía en la existencia, y asunto más que para lágrimas, para desatarse en risa demoledora [Chesterton 2, p. 10].

El motivo de todos los cambios era sólo uno: evitar alguna forma de sufrimiento, procurar el bienestar; desde la reforma penal que imaginaba Beccaria hasta la tolerancia religiosa que pedía Voltaire, las reformas fiscales o las ordenanzas sobre higiene urbana, lo que importaba era hacer más agradable y menos penosa la vida presente, aquí en la tierra. De eso se trataba el progreso:

> Por debajo de toda la especulación filosófica, hay una corriente subterránea de emoción que en los pensadores franceses del siglo XVIII era fuerte e incluso violenta. Se prefería llegar a resultados prácticos. Su obra era una calculada campaña para transformar los principios y el espíritu de los gobiernos y destruir el sacerdotalismo. Puesto que el problema del género humano consistía en alcanzar un estado de felicidad por sus propios medios, estos pensadores creían que podría resolverse mediante el triunfo gradual de la razón sobre los prejuicios, del saber sobre la ignorancia [Bury, p. 151].

Resultados prácticos, reformas, la búsqueda de una felicidad mundana mediante un arreglo razonable de las leyes y el gobierno. En cuanto a la religión, la nueva sensibilidad también quería reformarla, y no sólo para restar poder a la Iglesia, sino para que acompañara al bienestar material.

(Aunque supongo que está bastante claro, importa subrayar que la «inclinación saludable», en el sentido en que uso la expresión, se refiere a una predisposición cultural, y no a un rasgo psicológico. Se trata de la índole de las interpretaciones de la experiencia que ofrece el repertorio cultural: aquellas interpretaciones que resultan ser más probables, dada una pauta de organización y un orden de la vida material.)

La religión, tal como la quieren los ilustrados, excluye el pecado original; descarga al hombre de la responsabilidad terrible que le había impuesto san Agustín. Pero no por eso parece preferible la antigua solución gnóstica: el monismo de la Ilustración es todavía más rígido que el monismo cristiano. Hay sólo un principio, un solo mecanismo gobernándolo todo: la Naturaleza con su legalidad, cuyo orden coincide con la Razón. Para no desentonar, la religión tiene que ser también religión natural.

En su momento entusiasta, los ilustrados imaginan una feliz coincidencia de la razón, la naturaleza y la divinidad. Es el entusiasmo con el que, a pesar de todas sus amarguras, Rousseau propone un orden conforme a la naturaleza, es decir, bueno. Pero Rousseau, pregunta Nietzsche,

¿adónde quiso realmente retornar? Rousseau, el primer moderno, idealista y canalla en uno; que necesitó de los «valores» morales para cubrir su propio aspecto, enfermo de susceptibilidad desmedida y desmedida egolatría. También ese aborto, que hay que situar al comienzo de los tiempos modernos, pretendía «volver a la naturaleza». ¿Adónde —pregunta de nuevo— quería regresar Rousseau? [Nietzsche 5, p. 150].

Bien: quería «regresar» al orden verdadero. El que podía descubrir la razón, el que quería seguir el sentimiento, el que había prescrito la divinidad y donde podía cumplirse la moral.

En la idea que se hacen los ilustrados de la naturaleza todo es compatible, no milagrosa, sino necesariamente. «Naturaleza y Razón estaban ligadas por una relación constante; y nada era más sencillo, más seguro, repetido más a menudo por los sabios: la naturaleza era racional, la razón era natural, perfecto acuerdo» [Hazard, p. 251]. De modo que la naturaleza ofrecía, además, una guía de conducta, un criterio para reformar las instituciones, también otra Biblia para leer la verdadera palabra de Dios.

Es la naturaleza sabia, imagen de Dios, que domina la imaginación científica desde sus inicios y hasta el siglo XIX.[23] Pero es también la naturaleza buena, que «siempre sonríe» a Rousseau y que ofrece consuelo, que habla inmediatamente a los sentimientos en la primera etapa, idílica, del romanticismo. Wordsworth, por ejemplo:

> Well pleased to recognise
> In nature and the language of the sense,
> The anchor of my purest thoughts, the nurse,
> The guide, the guardian of my heart, and soul
> Of all my moral being.
> [...]
> And this prayer I make,
> Knowing that Nature never did betray
> The heart that loved her; 'tis her privilege,
> Through all the years of this our life, to lead
> From joy to joy: for she can so inform
> The mind that is within us, so impress
> With quietness and beauty, and so feed
> With lofty thoughts, that neither evil tongues,
> Rash judgements, nor the sneers of selfish men,
> Nor greetings where no kindness is, nor all
> The dreary intercourse of daily life,
> Shall ever prevail against us, or disturb

---

[23] «A principios del siglo XVII, Francis Bacon declaró en su *Advancement of Learning* que Dios nos ofrecía dos libros, para que no incidiéramos en error: el primero, el volumen de las Escrituras, que revela Su Voluntad; el segundo, el volumen de las criaturas, que revela Su Poderío, y que éste era la llave de aquel» [Borges, «Del culto de los libros», en 1, p. 173].

Our cheerful faith, that all which we behold
Is full of blessings.[24]

Ciertamente, esa idea de la naturaleza buena es inseparable de la crítica social; de hecho, es el fundamento de la crítica, porque muestra lo que podría ser una vida armoniosa y feliz. Otra vez Wordsworth:

> To her fair works did Nature link
> The human soul that through we ran;
> And much it grieved my heart to think
> What man has made of man.[25]

O Coleridge:

> My Friend, and thou, our Sister! We have learnt
> A different love: we may not thus profane
> Nature's sweet voices, always full of love
> And joyance![26]

[24] «Con la alegría de reconocer/ En la naturaleza y el lenguaje de los sentidos/ El ancla de mis pensamientos más puros, la nodriza/ la guía, el guardián de mi corazón y de mi alma,/ de todo mi ser moral./ [...] Elevo esta oración/ Sabiendo que la Naturaleza nunca traiciona/ Al corazón que la ama; es su privilegio,/ a lo largo de nuestra vida, guiarnos/ de una alegría a otra: porque es capaz/ de formar nuestra alma interior, imprimirle/ Tanta quietud y belleza, y alimentarla/ Con pensamientos tan altos que ni la maledicencia,/ Ni los juicios injustos, ni las burlas de los egoístas,/ ni las celebraciones sin amor, ni siquiera/ Las mezquinas relaciones cotidianas,/ Pueden prevalecer contra nosotros, ni alteran/ Nuestra alegre fe en que todo cuanto hay/ Está colmado de bendiciones» [«Lines Composed a Few Miles Above Tintern Abbey, on Revisiting the Banks of the Wye During a Tour. July 13, 1798», en Wright, p. 112].

[25] «La Naturaleza unió su belleza/ Al alma humana que me atraviesa;/ Y mi corazón sufre al pensar/ Lo que el hombre ha hecho del hombre» [«Lines Written in Early Spring», en Wright, p. 108].

[26] «Amigo mío y tú, nuestra Hermana! Hemos aprendido/ Una sabiduría distinta: no podemos profanar/ Las voces dulces de la Naturaleza, llenas

(Digamos, entre paréntesis, que ese ánimo ilusionado y esa imagen de la naturaleza buena no es lo único que hay en el romanticismo. Al contrario, hay una conciencia inerradicable del mal —también en Wordsworth: «Suffering is permanent, obscure and dark,/ And shares the nature of infinity»— que se manifiesta, terrible, incluso en los contrastes del paisaje [véase Abrams, pp. 97 y ss.], que reproducen los contrastes del alma. Es más, hay la idea de la naturaleza indiferente y sombría (Byron: «All things that have been born were born to die, / And flesh (which Death mows down to hay) is grass»)[27] o incluso monstruosa, criminal, destructiva, en la intranquilizadora herencia de Sade: «Eran monstruos [Gilles de Rais y otros semejantes], me objetan los necios. Sí, según nuestras pautas y nuestro modo de pensar; pero respecto a las grandes miras de la naturaleza sobre nosotros, ellos no serían más que los instrumentos de sus designios; para llevar a cabo sus leyes, ella los habría dotado de esos caracteres feroces y sanguinarios» [Praz, p. 181]).

Volvamos un poco atrás. La idea de la bondad natural, con acentos más o menos primitivistas, es indispensable para la retórica radical de Rousseau en adelante, que atribuye toda forma de sufrimiento a los torcidos artificios de la cultura. Para la Ilustración, en general, la naturaleza presenta sobre todo un modelo de orden;[28] la única dificultad consiste en

---

de amor/ Siempre y de alegría» [«The Nightingale», en Wright, p. 179].

[27] «El sufrimiento es permanente, oscuro y sombrío,/ y comparte la naturaleza del infinito» (Wordsworth). «Todo aquello que ha nacido nació para morir,/ y la carne (que la Muerte reduce a heno) es yerba» (Byron).

[28] Incluso hoy en día resulta extraña la idea contraria: la naturaleza como desorden, desmesura. «¿Queréis vivir "según la naturaleza"? ¡Oh, nobles estoicos, qué embuste de palabras! Imaginaos a un ser como la naturaleza, que es derrochadora sin medida, indiferente sin medida, que carece de intenciones y miramientos, de piedad y justicia, que es feraz y estéril e incierta al mismo tiempo, imaginaos la indiferencia misma como poder —¿cómo *podríais* vivir vosotros según su indiferencia?» [Nietzsche 4, p. 30].

situar el sufrimiento dentro de ese orden, de modo que tenga sentido. Corrijo: no la única, porque el mecanismo de la naturaleza sería capaz, a fin de cuentas, de hacer inevitable el dolor, pero nunca —por sí mismo— podría hacerlo justo. Esa angustia, más o menos inarticulada, late en el fondo del entusiasmo ilustrado.

Había sufrimientos que eran producto de la ignorancia, y se suprimirían con la educación; había otros, muchos otros, que resultaban de la injusticia de un orden irracional, y que podían remediarse con buenas leyes. Y estaban las esperanzas que despertaba la ciencia, la ilusión de una paz perpetua, es decir, había que pensar en acabar con el sufrimiento, porque no era justificable. De la limpia teodicea de Leibniz quedaba, al mediar el siglo XVIII, entre el público ilustrado, casi sólo la necesidad moral de que el *malum physicum* estuviese condicionado como medio para un fin superior o como parte indispensable de un todo más perfecto.

Muy en breve, ése es el ánimo del público que lee a Voltaire; mira una catástrofe similar a otras, pero la mira con una mirada distinta. El poema, por otra parte, es una profesión de fe deísta y una defensa de la divina providencia; no obstante, está tramado de tal modo que muestra, sin mayor disimulo, que no hay otra razón para creer sino la angustia.

Conviene verlo con detenimiento. El prefacio es un breve comentario de las ideas de Leibniz y Pope; en particular, de la idea de que sea éste el mejor de los mundos posibles y que lo que en apariencia es un mal viene a resultar, a fin de cuentas, un bien superior. Habla de ambos y, en general, de los «filósofos» que piensan así, pero el texto que mejor se acomoda para su intención es el de Pope, el cual carece de sofisticación teológica pero es, en cambio, mucho más persuasivo para la imaginación moderna:

> All are but parts of one stupenduous whole,
> Whose body Nature is, and God the soul;

[...]
All nature is but art, unknown to thee:
All chance, direction, which thou canst not see:
All discord, harmony not understood;
All partial evil, universal good.[29]

Voltaire comienza el prefacio con la tranquila seguridad de quien afirma un lugar común; y, sin embargo, está todo el resto contenido en las dudas que apenas —a duras penas— se insinúan en el primer párrafo:

> Todo está arreglado, todo está ordenado, sin duda, por la Providencia; pero es demasiado evidente, desde hace mucho, que no está todo dispuesto para nuestro bienestar presente [p. 301].

Un lugar común, es cierto. Que señala, con mucha cortesía, dónde están las grietas de la teodicea. La idea del orden es indispensable; más necesaria, incluso, para la mentalidad racionalista que para el cristianismo tradicional. Ahora bien, si el orden es el de la Providencia, significa que es un orden moral, no sólo necesario sino justo y bueno. Dicho de otro modo: el orden sería explicable, en términos humanos, como forma de la justicia.

«Todo está ordenado, sin duda, por la Providencia»; es algo tan obvio que no necesita ni decirse. A menos que haya lugar a dudas.

Por otro lado, que no todo está dispuesto «para nuestro bienestar presente» es otra verdad de Perogrullo. Lo curioso es que haya que decirlo. Curioso que se subraye el tiempo

---

[29] «Todas son partes de un todo magnífico,/ Cuyo cuerpo es la Naturaleza, cuya alma es Dios; [...] Toda naturaleza es un arte, aunque no lo sepas;/ Todo azar, sentido, que no puedes reconocer:/ Toda discordia, armonía incomprendida;/ Todo mal parcial, un bien universal» [«An Essay on Man», en Jacobs, p. 201].

—«bien-être présent»— que obliga a pensar, automáticamente, en nuestro bienestar futuro. Otra vez, para un cristiano es algo obvio que la vida futura es una inversión de ésta, y que el bienestar futuro se paga con sacrificios presentes. El bienestar presente no tiene mayor importancia: a menos que haya dudas sobre el bienestar futuro.

Lo que dice Voltaire, desde ese primer párrafo, es que la idea de un orden providencial, moralmente significativo, no tiene más justificación ni fundamento que nuestra necesidad de creer en él; y que el bienestar de la vida futura es un consuelo, imaginado del mismo modo, a partir de una necesidad emotiva. Un poco más adelante es más explícito. Dice que el lema de Pope, que todo está bien en este mundo, pretende refutar la doctrina tradicional del pecado y de la naturaleza caída del hombre; pero dice que es una salida en falso. Que por negar la culpa del hombre como origen de todos los males niega lo evidente: que esos males existen.

La alternativa, que Voltaire desecha como imposible, consiste en afirmar que no hay un significado moral del sufrimiento. Ahí toca fondo la angustia ilustrada. El autor, dice Voltaire de sí mismo,

> se rebela contra los abusos que pueden cometerse con el viejo axioma «Todo está bien». Adopta la triste y más antigua verdad, reconocida por todos los hombres, de que el mal existe en la tierra; sostiene que el lema «Todo está bien», tomado en un sentido absoluto y sin la esperanza de un futuro, no es sino un insulto para los dolores de nuestra vida [p. 302].

Insisto: el dolor presente es un mal, que por sí solo dice que en este mundo no hay un orden moral ni benéfico ni orientado hacia la felicidad. De modo que hay la necesidad de imaginar otro orden, otra vida, como consuelo y compensación. Pero no hay otra razón para creer en ello, sino que lo necesitamos para no desesperar:

Dice que la esperanza de un desarrollo de nuestro ser en un nuevo orden de cosas es lo único que puede consolarnos de las desdichas presentes, y que la bondad de la Providencia es el único asilo al que el hombre puede recurrir en las tinieblas de su razón y en las calamidades de su naturaleza débil y mortal [Voltaire, p. 303].

La amable sugerencia de las dudas concluye así, con la ironía, un poco amarga, de una invitación al oscurantismo: de parte de Voltaire.

El argumento, que podría adivinarse en el texto leyéndolo así, de mala fe, sería muy similar al que había publicado David Hume unos años antes, en su *Investigación sobre el conocimiento humano*. En lo sustantivo, Hume dice que cualquier conjetura acerca de las intenciones o planes de la divinidad es lógicamente inconsistente; no es posible saber, a partir del orden del mundo, cuáles son los designios de un ser al que no conocemos sino mediante el mundo.

Lo que sucede, sigue Hume, es que imputamos a Dios motivaciones y medidas humanas, que «tácitamente nos consideramos como en el lugar del Ser Supremo y concluimos que en toda ocasión mantendrá la misma conducta que nosotros mismos en su situación hubiéramos adoptado como razonable y digna de elección» [2, p. 172]. Es decir, cuando pensamos a Dios justo, preocupado por otorgar recompensas a la virtud y reparar el sufrimiento en la vida futura, lo que hacemos es hacernos un Dios a la medida de nuestras carencias y de nuestro desconcierto.

No obstante, Hume concede que la idea puede ser útil, a fin de cuentas; el matiz resulta más devastador que el argumento lógico:

Considera que los hombres no razonan de la misma manera que tú, sino que llegan a muchas conclusiones a partir de su creencia en la existencia divina y suponen que la deidad infligirá castigos por el mal, y concederá a la virtud más recompensas de las que aparecen en el curso normal de la naturaleza. La cuestión no es si su razonamiento es o no justo. Su influjo sobre su vida y conducta es de todas maneras el mismo [2, p. 173].

El razonamiento es de una agudeza extraordinaria, equiparable a su sentido práctico. Y le lleva a decir, a renglón seguido, que quienes intentan desengañar a los hombres de esos prejuicios «podrán ser buenos razonadores, pero no puedo admitir que sean buenos ciudadanos y políticos» [2, p. 174]. Dicho de otro modo, conviene la ilusión de la Divina Providencia por razones de orden público. Algo que, en privado, también sostendría Voltaire. En esa última extraña defensa de la Providencia como agente de policía hubo una breve coincidencia de ateos, deístas y cristianos, que señala el principio de la interpretación propiamente moderna del sufrimiento. Pero hemos de volver a ello con calma, después de leer el texto de Voltaire.

El poema es argumentativo, declamatorio y sentimental, pero por todo eso es útil para nuestro propósito. Lo primero que salta a la vista es el gesto desmedido, grandilocuente, con que señala la destrucción causada por el terremoto, como si fuese algo nunca visto.[30]

> Filósofos engañados que gritáis: "Todo está bien";
> acudid a contemplar esas ruinas horribles,
> esos despojos, jirones, desdichadas cenizas,
> esas mujeres y niños amontonados unos sobre otros.
> [Voltaire, p. 304].

---

[30] Un tono que recuerda —y me disculpo por la comparación— el del periodismo contemporáneo cuando se refiere a cualquier desastre natural.

Más todavía: la imagen del sufrimiento se convierte, por sí sola, en argumento. Un argumento que se quiere definitivo, contundente. En lo cual se acusa un cambio en la sensibilidad, tanto de Voltaire como de su público; el dolor humano ha adquirido un peso diferente: importa, escandaliza, conmueve mucho más fácilmente.[31] Y se resiste a ser transformado en otra cosa, a ser visto como máscara de otra cosa. Las formas tradicionales de la resignación y la justificación del dolor parecen obviamente falsas, inaceptables.

¿Diréis, contemplando ese montón de víctimas:
«Dios se ha vengado, su muerte es el pago de sus crímenes»?
[Voltaire, p. 304]

Habría que decir que sí. Los teólogos cristianos habían dicho siempre cosas parecidas; las decían en tiempos de Voltaire, con perfecta claridad y buena conciencia. Otra vez, por su espectacularidad, tomo como ejemplo a Jonathan Edwards:

> Es el caso, respecto a toda la humanidad en todos los tiempos, que por el demérito de su propia naturaleza pecadora, a juicio de la ley de Dios, que es perfectamente consonante con la verdad, y muestra las cosas bajo su verdadero aspecto, [los hombres] son con justicia acreedores de la maldición de Dios, la muerte eterna y la ruina; lo cual debe suceder, a menos que la gracia o el favor del legislador se interponga y la misericordia les otorgue el perdón y la salvación.[32]

---

[31] Piénsese, como contraste, en la seca indiferencia de los cronistas medievales, o en el tono habitual de la tradición estoica, la distancia y serenidad con que refiere Montaigne casos lastimosos: «No hay nada que sea malo en la vida para quien ha comprendido que la privación de la vida no es un mal» [«Que philosopher c'est apprendre à mourir», en vol. I, p. 149].

[32] «The Great Christian Doctrine of Original Sin Defended», p. 149.

No obstante, y a pesar de su persistencia, en el siglo XVIII esa postura ha comenzado a ser marginal en Occidente, y no sólo entre el público culto. De modo que cuando vuelve a hablar del asunto —del terremoto de Lisboa y en particular del poema de Voltaire— cien años después De Maistre resulta un excéntrico: «Sin duda que habría niños en Lisboa, como los habría en Herculano en el año 79 de nuestra era; lo mismo que los había en Dijón algún tiempo antes o como los había, si queréis, en el tiempo del Diluvio. Cuando Dios castiga una sociedad cualquiera por los crímenes que ha cometido, hace justicia.» En cuanto a los inocentes que perecen, Dios los recompensa, puesto que «a un mal temporal concede un bien eterno» [De Maistre, p. 93]. El modo de razonar puede ser muy cristiano, pero ya es incompatible con la sensibilidad dominante.

(Las catástrofes naturales siempre son ocasión propicia para hablar sobre la Providencia. Se hace así hasta la fecha. Pero el tono, incluso dentro de la ortodoxia menos dudosa, suele estar mucho más cerca de las adoloridas preguntas de Voltaire que de la iracunda afirmación de De Maistre. Sólo por ejemplo, un par de líneas del poema que dedicó Gerard Manley Hopkins al naufragio del *Deutschland* en 1875: «Yet did the dark side of the bay of thy blessing / Not vault them, the million of rounds of thy mercy not reeve even them in?»)[33]

Más a la moda en el XVIII, más moderna y también (tal vez por eso) más endeble es la idea —derivada de la teodicea de Leibniz— de que los defectos parciales son necesarios para la perfección del todo («All partial evil, universal good»), que los males son aparentes, que la Providencia del Ser Supremo obra de manera benéfica pero no con intervenciones milagrosas, sino mediante las leyes de la naturaleza, que establecen

---

[33] «Pero ¿acaso el lado oscuro de la bahía de tu bendición / No los cobijaba, el millón de vueltas de tu misericordia no los envolvía también a ellos?» [«The Wreck of the *Deutschland*», p. 46].

un encadenamiento necesario de todos los fenómenos. De hecho, ésa es la idea que se derrumba con el terremoto de Lisboa.[34] Otra vez, lo de Voltaire no es un argumento, sino un gesto sentimental.

Todo está bien, decís, y todo es necesario.
¡Cómo! El universo entero, sin ese abismo infernal,
sin engullir a Lisboa, ¿habría estado peor? [Voltaire, p. 305.]

En resumidas cuentas, aunque no haya una argumentación elaborada, ese airado, hiperbólico asombro dice que el sufrimiento presente no es necesario y tampoco es justo. Queda sin una significación moral, sin sentido, de modo que parece un abismo para la sensibilidad occidental, hecha a los razonamientos de tipo mesiánico. Hay dos caminos, aparte de padecer el dolor sin sentido: engañarse, a conciencia, con la ilusión de la vida futura, o procurar la supresión del sufrimiento en el presente. Uno tercero, el que emblemáticamente representa Rousseau: imaginar otra economía moral, otro culpable del mal, otra justicia, con una vida futura, sin dolor, aquí en la tierra.[35] Voltaire sólo señala el hueco:

---

[34] «La Providencia deísta no actuaba de manera inmediata, como en el cristianismo, sino de manera mediata, a través de las leyes de la Naturaleza que, se suponía, la Providencia había diseñado especialmente con miras al beneficio del hombre. De ahí que la mayoría de los deístas pusiesen el acento en la doctrina de las causas finales, y de ahí su consternación ante sucesos como el terremoto de Lisboa, que difícilmente cuadraba con la teoría de una Providencia que se ocupaba del bienestar del hombre mediante el orden natural» [Babbitt 1, p. 90].

[35] De hecho, como se sabe, ésa va a ser la tendencia predominante por dos siglos; de Rousseau en adelante, es un lugar común que la «sociedad» está en el origen de todo mal y que cualquier cosa es remediable transformando el orden social. Según la expresión de Trilling, «la inculpación de la sociedad se ha convertido, para nosotros, virtualmente, en una categoría de pensamiento» [p. 161].

El pasado no es, para nosotros, más que un triste recuerdo;
el presente es espantoso, si no hay porvenir,
si la noche de la tumba destruye al ser que piensa.
Un día todo estará bien, ésa es nuestra esperanza;
Todo está bien, ésa es la ilusión [Voltaire, p. 309].

La compensación futura del sufrimiento presente es una convicción ajena a la racionalidad: es una necesidad afectiva. Que está, sin embargo, firmemente arraigada en el mecanismo del razonamiento moral.

Es una historia extraña, erizada de paradojas, la de esa mezcla occidental de la Providencia Divina y el orden moral. Tiene su origen en las dificultades de la moral del exilio, en la intranquilidad que produce el (inevitable, deliberado) desajuste entre las virtudes que se piden al cristiano y las necesidades del orden práctico de las sociedades cristianas. El problema de Job se hace permanente, porque los justos siempre sufren y la virtud no tiene premio aquí abajo; también se hace permanente, por eso, la necesidad de la recompensa prometida en las Bienaventuranzas.

Conforme avanza el proceso de la civilización se vuelve cada vez más remoto el orden imaginario del evangelio: austeridad, ascetismo, vida de comunidad. También se reducen las posibilidades de control eclesiástico de la vida cotidiana. Y se agudiza —como es lógico— la conciencia de que la moral cristiana carece de fundamentos asibles en un mundo que se seculariza rápidamente. El resultado es que el premio y el castigo del más allá parecen más necesarios que nunca. Es la situación en que se encuentra el público de Voltaire: necesita la vida futura para sostener una moral que, en el presente, no ofrece recompensa.

No hay nada nuevo en el uso de los recursos sobrenaturales de la Iglesia para respaldar a la autoridad secular. Es un rasgo que, si acaso, se recrudece en la primera fase de la Reforma, cuando las nuevas iglesias están buscando su lugar. El caso de Lutero es ejemplar: pone la ira de Dios directamente al servicio de los príncipes, para acabar con las rebeliones de campesinos. En vista de que éstos se han convertido en «desleales, perjuros, desobedientes, rebeldes, asesinos, ladrones y blasfemos», la autoridad debe «proceder ahora sin temor y golpear con buena conciencia», porque Dios está de su lado:

> Puede suceder, por tanto, que quien muera del lado de la autoridad sea un verdadero mártir ante Dios, si ha luchado con esta conciencia, como se ha dicho, pues camina en la palabra de Dios y en su obediencia. Por el contrario, quien muera del lado de los campesinos arderá eternamente en el infierno, pues esgrime la espada contra la palabra de Dios y su obediencia, y es un secuaz del diablo.[36]

La fórmula resulta excesiva, cualquiera que fuese su eficacia; apropiada, en todo caso, para situaciones excepcionales. La inclinación predominante sería otra mucho más sutil: ofrecer un apoyo oblicuo, condicionado, o bien predicar la mansedumbre sin mayor precisión. La colaboración propia de un Estado que impone la tolerancia religiosa y de iglesias separadas de toda autoridad mundana, es decir, de un orden en que la religiosidad es asunto de la conciencia individual. Donde la función pública de la religión parece ser únicamente moral.

Los pensadores del Renacimiento y de la Ilustración empeñados en salvar algo de la religión, dejando fuera todas las supersticiones y los residuos primitivos, descubren un fondo moral que les resulta aceptable (que les parece racional, evidente, necesario, universal: como dictado por la naturaleza), y hacen de él lo esencial de la religión;[37] los teólogos, por su

---

[36] «Contra las bandas ladronas y asesinas de los campesinos» (1525), en Lutero, pp. 98-100.

[37] En cierto sentido, algo similar a lo que venían haciendo los movimientos «entusiastas» desde hacía siglos: reducir la religiosidad a llevar una «vida cristiana», sin dogmas ni instituciones.

parte, buscando acomodar la fe con la nueva ciencia y situar a la Iglesia en el nuevo orden, procurando no desentonar ni agredir a la nueva sensibilidad, subrayan también la benéfica influencia moral de la religión (sugiriendo, de paso, que sin la religión se desfondaría todo orden moral). Unos y otros están convencidos —y cada vez más— de que los hombres obedecen y siguen las normas morales por temor al castigo; y saben que ese castigo es, digamos, poco verosímil en esta vida. El resultado es que la vida futura, como pago y compensación del presente, se convierte en algo intocable.

Acaso el primero en andar ese camino sea Tomás Moro; la generosísima tolerancia de *Utopía* excluye precisamente la fe en la vida futura. Para preservar la paz pública y evitar que la verdadera religión fuese ahogada en el tumulto de las supersticiones, el sabio Utopo «dejó libre a cada cual de creer lo que le pareciera» en asuntos de doctrina. Pero no en todo:

> Esto no obstante, prohibió sagrada y severamente que nadie desmereciese tanto de la dignidad de la naturaleza humana que piense que las almas perecen también con el cuerpo o que el mundo, negada la Providencia, marcha inconsultamente. Por consiguiente, creen que después de esta vida hay decretados suplicios para los vicios, constituidos premios para la virtud. No incluyen siquiera en el número de los hombres al que piensa lo contrario [p. 118].

Para dicha restricción hay también, sobre todo, razones de orden público. Porque se entiende que a quien no creyese en la vida futura, las leyes y costumbres le importarían poco: «¿A quién le cabe dudar de que trataría de eludir clandestinamente las leyes públicas de la patria a base de astucia o infringirlas por la fuerza mientras contribuye a su codicia personal aquel al que no le resta ningún temor más allá de las leyes, ninguna esperanza más allá del cuerpo?» [Moro, p. 119.] Una idea escasamente optimista de la naturaleza humana, pero que empezaba a ser predominante en los intentos de explicarla a la manera científica. La mirada «naturalista» que se difunde a partir del siglo XVI quiere hacer inteligible la conducta humana mediante principios asequibles a un método empírico. El limitado mecanismo que imaginaba Hobbes hacía que los hombres actuasen movidos básicamente por el miedo y la esperanza, es decir, bajo la guía de un impulso de conservación. Era sólo cuestión de ingenio —que les sobraba a los moralistas franceses— que se redujesen incluso las formas más ostensibles de abnegación a una lógica cerradamente egoísta. De modo que la «ciencia del hombre», por un camino u otro, hacía indispensable el castigo; y donde no alcanzaba el brazo de la justicia humana, necesitaba de manera absoluta la justicia divina en el más allá.

Hubo intentos, más o menos elaborados y artificiosos, de hacer coincidir el interés y el deber. En la práctica, parecía a todos indispensable la promesa de la vida futura para justificar las desventuras de la virtud. Puestos a razonar conforme a la nueva sensibilidad, los teólogos llegaron a fórmulas muy similares a las del deísmo, en las que la función de la Providencia consistía en garantizar —en el más allá— la coincidencia del interés egoísta y el deber moral. Una aventura intelectual, según la describe MacIntyre, de escasa prudencia:

> El hecho decisivo en relación con Paley y Tucker es que ambos se comprometen básicamente con la idea de que si Dios no existe, no habría ninguna razón verdadera para dejar de ser completamente egoístas. No señalan tanto una distinción entre la virtud y el vicio sino que más bien la eliminan. Lo que normalmente llamamos vicio o egoísmo resulta ser un mero egoísmo a corto plazo, imprudente y mal calculado, frente a un prudente egoísmo a largo plazo [2, p. 165].

Lo hemos anotado ya: en su esforzado *aggiornamento*, la «teología natural» resultaba casi indiscernible del deísmo;

ambas tradiciones procuraban hacer «racional» la fe en Dios y daban a la moral un lugar fundamental, hasta que la religión fuese poco más que una regla de conducta razonable: los preceptos morales provenían de Dios, sin duda, pero tocaba a la razón descubrirlos. La «moralización» de la religión, por otra parte, contaba con el impulso adicional de las sectas populares protestantes, con su exigencia de una «vida cristiana», desarbolada de dogmas.[38]

Hay esa extraña, breve coincidencia a mediados del siglo XVIII. Todo apunta hacia una religión «razonable», básicamente moralista, mientras la ciencia, descubriendo el mecanismo de la naturaleza, se encuentra con la providencia divina. El mundo invertido del más allá garantiza el orden público en el presente, porque permite el imperio de la justicia; hace también racional —con una racionalidad mesiánica— el orden moral. Un edificio hermoso: razonable, civilizado y humanitario, cuyo mayor problema, como anota James Turner, es que necesitaba que Dios fuese también razonable, civilizado y humanitario. Y con frecuencia no parecía serlo.[39]

Cuando Voltaire o Hume hacen ver que la idea de la Providencia y la vida futura no es más que una ilusión, que sólo se justifica de manera afectiva, por nuestras carencias, es todo ese orden intelectual en precario equilibrio el que se ve amenazado.

[38] Son rasgos comunes del ánimo ilustrado. Aparecen de modo semejante en Inglaterra y Francia, en Estados Unidos o en España: «Cuando Jovellanos escribe su *Tratado teórico-práctico de enseñanza*, funda todo su sistema de moral en la existencia del "Ser Supremo", "de quien solo pudo descender esta ley eterna y esta voz íntima y severa que la anuncia continuamente a nuestra conciencia". Sólo la ley de Dios es universal, porque dicta al hombre el deber de amar a su Creador, de amarse a sí mismo y de amar a los prójimos» [Sarrailh, p. 627].

[39] «Dios tenía que ser humanitario. Asombrosamente, su Creación no siempre daba esa impresión. La obsesión de la Ilustración con el problema de la teodicea —¿cómo un Dios bueno podía haber creado el mal?— reflejaba la desconcertada exigencia de que Dios se adaptara a una medida humana» [Turner, p. 71].

Hay que matizar: a los espíritus religiosos, propiamente, no les afectó demasiado el terremoto de Lisboa, tampoco la obra de Voltaire ni la de Hume. El público ilustrado, en cambio, se vio pronto en la penosa necesidad de escoger entre una razón sin esperanza de vida futura y una fe sorda y resistente a toda razón, es decir, escoger entre Hume y Kant. Lo interesante es que en cualquier caso la estructura del pensamiento mesiánico se mantuvo inalterada: el dolor debía ser ubicado en un orden moral, referido a la justicia.

(De manera muy lógica y natural, prevaleció finalmente otra idea: hacer a un lado la religión, no pensar mucho en la Divina Providencia y procurar, en cambio, el progreso. Es decir, buscar en la tierra, con recursos terrenales, el remedio de los sufrimientos terrenales. Pero siempre ha sido más fácil pensarlo que hacerlo.)

El último, devastador, comentario de Hume sobre el problema de la religión está en sus *Diálogos sobre la religión natural:* un delicado y amable argumento en favor del ateísmo. Mejor dicho, de la posibilidad de un ateísmo razonable, porque aprovecha todos los matices de las varias voces dialogantes para no decir nada concluyente, definitivo. Pasa revista a las dificultades de la teodicea, con un ánimo más ligero que el de Voltaire, para sugerir finalmente que lo más razonable es pensar que el orden del mundo no depende de lo que sea bueno o malo para los hombres.

A continuación, regresa a su viejo argumento de que la creencia en el más allá pueda ser útil para la tranquilidad pública; lo propone Cleantes: «La doctrina de un estado futuro es tan fuerte y necesaria para asegurar la moral, que nunca deberíamos abandonarla o descuidarla» [Hume 3, p. 160]. A su contertulio, Filón, ni siquiera esa función de policía le convence: siempre será preferible, dice, «la más pequeña brizna de honestidad y benevolencia natural» que cualquier sistema teológico:

Además, hemos de tener en consideración que los filósofos que cultivan la razón y la reflexión necesitan menos de esa clase de motivaciones religiosas para mantenerse dentro de la moral; y que los hombres vulgares, que quizás tengan necesidad de ellas, son absolutamente incapaces de darse cuenta de que la religión pura nos dice que Dios está satisfecho con que nos limitemos a practicar la virtud dentro de la conducta humana. Las recomendaciones de la Divinidad son interpretadas generalmente como si se tratase de cumplir con preceptos superficiales, o de experimentar arrebatos de éxtasis, o de mostrar una credulidad fanática [Hume 3, p. 163].

Voltaire y los ilustrados franceses —y los españoles, italianos, iberoamericanos— todavía encontrarían ocasiones para desahogarse con un anticlericalismo rudimentario, denunciando abusos y disparates dogmáticos. La crítica de Hume ya no mira a la Iglesia tradicional,[40] sino precisamente a la nueva religión: moralista, razonable, civilizada, humanitaria y de aficiones científicas. Mira a la flamante «teología natural», cuyos argumentos, dice Filón, podrían reducirse a una proposición simple: «Que la causa o las causas del orden en el universo contienen probablemente alguna remota analogía con la inteligencia humana» [Hume 3, p. 171]. Es decir, nada; peor que nada, un grandilocuente vaniloquio para seguir defendiendo la recompensa y el consuelo que necesitan todavía los hombres. Según la expresión de Peter Gay, una pálida, insignificante e inoportuna sombra frente a la razón.[41]

---

[40] No se priva de alguna pulla contra los teólogos ortodoxos: «Ellos saben cómo cambiar su actitud, de acuerdo con los tiempos. Antiguamente era un asunto teológico de gran popularidad el mantener que la vida humana era vanidad y miseria, y el exagerar todos los males y miserias que aquejan a los hombres. Pero en estos últimos años, vemos que los teólogos empiezan a retractarse de su primera postura y afirman —aunque todavía muestran alguna indecisión— que en esta vida hay más bienes que males, más placeres que dolores» [Hume 3, p. 149].

[41] «For Hume religion has lost all specificity and all authority; it is no

La última intervención de Cleantes es un eco de los versos finales del poema de Voltaire: «No abandones ese principio que es el único gran consuelo de la vida y nuestro apoyo principal en medio de todos los ataques de la adversa fortuna.»[42] En resumen: la religión es improbable, en general inútil y con frecuencia perniciosa, pero hay quienes necesitan el consuelo que puede ofrecer. No hay, esto es, otra justificación que no sea puramente afectiva para la Providencia: no hay justificación del sufrimiento, ni un orden cósmico en el que adquiera otro sentido.

Después de Hume no hay otra opción para el público ilustrado sino dar marcha atrás: renunciar a razonar la religión. Porque lo que había por delante era el ateísmo y, como consecuencia inescapable, el fantasma de la anarquía. Es Kant, con su sensibilidad pietista, quien propone el camino. Lo había hecho ya con la ética, separando limpiamente la intención de las consecuencias, en la fórmula más radical imaginable de la moral del exilio. Algo parecido hace con el significado del sufrimiento y la Divina Providencia. Es cierto, dice en 1791, que han fracasado todos los intentos de hacer una teodicea racional; pero estaban destinados al fracaso desde un principio, porque pretendían razonar sobre lo que la razón no alcanza:

> Por teodicea se entiende la defensa de la sabiduría suprema del autor del mundo, de la acusación que la razón eleva contra ella por lo que en el mundo es contraproducente. A esto se llama sostener la causa de Dios; aunque en el fondo no sea sino la

---

more than a dim, meaningless, and unwelcome shadow on the face of reason» [Gay 1, p. 417].

[42] La idea de haber sido creados por un Ser perfectamente bueno, sabio y poderoso, que nos creó para la felicidad, y que es «la reflexión más placentera que la imaginación humana puede sugerir» [Hume 3, p. 167].

causa de nuestra arrogante razón, desconocedora en esto de sus límites, causa que no es, desde luego, la mejor.[43]

El texto sigue con la minuciosa destrucción lógica de la teodicea, para concluir que, en lo que respecta al propósito final de Dios, el mundo es para nosotros siempre un libro cerrado. Pero ya habrá ocasión de hablar del camino kantiano hacia la religión del corazón.[44] De momento, hace falta echar un último vistazo a las ruinas que dejó el terremoto de Lisboa. La crisis de la justificación religiosa del sufrimiento señala una inflexión en el proceso de secularización. Porque no se renuncia a la estructura formal de la idea mesiánica: el dolor tiene que ser justo. Pero ya no sirve el más allá para salvar las apariencias, de modo que se hace necesario imaginar otro sistema de compensaciones, que permita castigar a los malos y reparar el sufrimiento de los justos, y hace falta, en todo caso, empeñarse en la tarea de eliminar el sufrimiento. Esa necesidad está detrás de casi todos los ensayos políticos de los siglos siguientes.

Porque el poema de Voltaire acaso conmovió a un puñado de lectores, y Hume convencería a pocos más. Pero el nuevo ánimo, la renovada ansiedad por la injusticia del sufrimiento, llegaría muy pronto a los «hombres vulgares» de que ha-

[43] «Sobre el fracaso de todos los ensayos filosóficos en la teodicea», en Kant, p. 219.

[44] Sí conviene anotar que la religión de que hablaba Kant era, con todo, una religión razonable, aunque algunos aspectos fuesen impenetrables para la razón. «Diferentes religiones, ¡extraña expresión! Como si se hablase de diferentes morales. Puede haber, históricamente, diferentes tipos de creencia, pero no en la religión, sino en la historia de los medios usados para su fomento, sujetos al campo de la erudición; y de igual modo, diferentes *libros religiosos* (Zendavesta, Veda, Corán, etc.), pero sólo puede existir una sola *religión* válida para todos los hombres y todos los tiempos. Las creencias no pueden contener sino el vehículo de la religión, que es accidental y puede variar según los tiempos y lugares» [«La paz perpetua», en Kant, p. 335].

blaba Hume, a la «canalla» de Voltaire. Mediante la prensa y las escuelas, las sectas protestantes heterodoxas, de los cristianos sin iglesia, mediante los agitadores profesionales y, sobre todo, mediante la fuerza de las cosas en el orden ya sólido del capitalismo triunfante.

De nuevo, a fines del siglo XVIII, se plantea el problema del significado moral del sufrimiento, la necesidad de referirlo a una totalidad superior, capaz de justificarlo; también, porque forman parte de ello, resurgen la pregunta por las causas del dolor y la búsqueda de algún medio de reparación.[45] Es decir, se trata de reproducir el esquema de una explicación mesiánica sin el más allá y sin el pecado original. Las agonías intelectuales y sentimentales de Rousseau respecto al hombre, la naturaleza y la sociedad, inauguran las nuevas maneras de elaborar el sufrimiento, que cabría reducir a un programa: cambiar al hombre, cambiar la naturaleza, cambiar la sociedad.

[45] Hubo también, digámoslo de paso, hombres de letras que no se ocuparon gran cosa por el tema. Pocos. En general, ese desinterés era —y es— un signo inequívoco de un temperamento conservador: más frecuente entre políticos y empresarios que entre los escritores. Un ejemplo: Samuel Johnson, quien «se distingue, por cierto, de la mayoría de los modernos sentimentales, porque despreciaba profundamente las lamentaciones inútiles. Si insistía en el tema de la miseria humana era porque consideraba igualmente inútil unirse al optimista que se olvida de ella o al pesimista que no hace más que clamar acerca del mal. Vivimos en un mundo triste, lleno de dolor, pero tenemos que sacar de él lo mejor. Una paciencia tenaz y el trabajo duro son los únicos remedios, más bien, los únicos recursos para evadirse temporalmente del dolor» [Leslie Stephen, p. 174].

BIENAVENTURADOS LOS POBRES

L A CRISIS ESPIRITUAL DEL SIGLO XVIII fue tanto más grave y profunda cuanto se veía posible y hasta cercana la eliminación del sufrimiento. Los ilustrados piensan en la felicidad con una confianza nueva: una felicidad inmediata, mundana, construida por el hombre, moderada y sin estridencias extáticas [véase Hazard, pp. 23 y ss.]. En contraste con esa felicidad asequible, que parece tan razonable y fácil, el dolor resulta mucho más notorio y ultrajante; duele más porque es irracional. Con todo, el ánimo que predomina es optimista, y con razón; a partir de lo que han conseguido la ciencia y la técnica, la fantasía puede esperarlo todo. Incluso una ciencia del hombre, una ciencia de la sociedad que resuelva racionalmente las imperfecciones de siempre.

Es un tiempo favorable para la imaginación utópica, de un utopismo generalmente frío y calculado: que querría ser científico. La idea es que si se plantean las preguntas correctas y se resuelven siguiendo un método apropiado, se encontrarán respuestas ciertas, definitivas: el único orden verdadero, es decir, justo.[1] Domina un sentimiento de poder, una confianza

---

[1] Como ha escrito Isaiah Berlin, la mirada utópica parte de un ideal platónico: «Es decir, que, por principio, como en la ciencia, todas las preguntas genuinas deben tener una sola respuesta verdadera, mientras que las demás son necesariamente erróneas; en segundo lugar, que debe existir una ruta confiable hacia el descubrimiento de esas verdades; en tercer lugar, que una vez halladas las respuestas verdaderas, deben ser necesaria-

en las capacidades humanas que justifica incluso una actitud prometeica; la del «Prometeo» de Goethe, que se encara con Zeus en defensa de la tierra:

> ¿Imaginaste acaso, alguna vez,
> que yo habría de odiar la vida,
> huir al desierto,
> porque no maduran
> todos los sueños dorados?
> Aquí estoy yo,
> formo hombres,
> acordes con mi imagen,
> una raza semejante a mí
> en sufrir, en llorar,
> en gozar y en disfrutar
> y en no respetarte.
> ¡Igual que yo! [Goethe, pp. 116-117]

(Desde luego, la imagen del rebelde —y más, el rebelde vencido— se corresponde mucho mejor con el espíritu de los románticos, con ese fascinante «optimismo trágico» que está en el origen del vitalismo del siglo XX y que es, en nuestro horizonte cultural, lo más cercano a una sensibilidad propiamente trágica. Sólo por ejemplo, unas líneas del *Prometeo desencadenado* de Shelley:

> To suffer woes which Hope thinks infinite;
> To forgive wrongs darker than death or night;
> To defy Power, which seems omnipotent;
> To love, and bear; to hope till hope creates
> From its own wreck the thing it contemplates;
> Neither to change nor falter, nor repent;
> This, like thy glory, Titan, is to be

---

mente compatibles entre sí y contribuir a un todo único, pues una verdad no puede ser incomparable con otra» [«La búsqueda del ideal», en 1, p. 18].

Good, great and joyous, beautiful and free;
This is alone Life, Joy, Empire and Victory.[2]

Vale la pena anotar un contraste: para la Ilustración lo que importa es la capacidad práctica, racional, de transformar el mundo; al romanticismo con frecuencia le basta con la desmesura del gesto heroico, incluso se diría que prefiere la extraña belleza de la derrota. El ánimo ilustrado querría eliminar el sufrimiento, el romanticismo quiere transfigurarlo. Pero tendremos que volver sobre ello.)

La ciencia y la técnica permiten que el progreso ocupe el lugar de la Providencia, que resuelva en la práctica, aquí en la tierra, el problema de la teodicea: si Dios ha creado el mal, se trata de un mal que puede eliminarse. No obstante, hay siempre, a pesar del optimismo, la conciencia de que no está al alcance de todos esa felicidad tan visible, que las luces no llegan con la misma intensidad a todas partes.[3] Por eso buena parte de los esfuerzos de la Ilustración se dirigen hacia la educación, pero también a la reforma de leyes, instituciones, prácticas económicas.

El sufrimiento seguía situado en una estructura sólidamente mesiánica: era inteligible, se explicaba por la ignorancia, la ambición y la oscuridad de los tiempos idos, pero sería remediable en un estado futuro. La historia era un proceso de continuo mejoramiento, de perfeccionamiento, un progreso

[2] «Padecer males que la esperanza imagina infinitos;/ Perdonar injurias más oscuras que la muerte o la noche;/ Desafiar al Poder que parece omnipotente;/ Amar y soportar; esperar hasta que la esperanza crea/ A partir de su naufragio aquello en lo que espera;/ Ni cambiar ni desfallecer ni arrepentirse;/ Esto, como tu gloria, Titán, es ser/ Bueno grande y alegre, hermoso y libre;/ Sólo esto es la Vida, la Alegría, el Imperio y la Victoria» [Percy Bysse Shelley, *Prometheus Unbound*, en Jacobs, p. 267].

[3] «"Aquellos", escribió el filósofo Duclos en 1750, "que viven a cien millas de la capital están alejados de ella un siglo en lo que se refiere a sus formas de pensar y actuar"» [Gay 2, p. 4].

que tenía fin y debía culminar en una situación de justicia general.[4] Ahora bien, los sufrimientos presentes eran injustos, porque eran inmerecidos, aunque fueran explicables. Mucho más injustos en la medida en que parecían explicables y dependían de causas humanas; tanto que en poco tiempo resultarían intolerables.

Dicho en una frase: el optimismo de la Ilustración, precisamente por su desmesura, dio lugar a otras formas, muy típicas, de sufrimiento. Sin el pecado original y sin la esperanza del paraíso resultaba mucho más difícil justificar —y soportar— el dolor; como siempre, el mensaje «profético» imponía un sentimiento de urgencia.[5] Otra vez hay que decirlo: no es que se sufriera más, sino que se sufría de otra manera. La mundanización de la estructura mesiánica modificó el repertorio cultural introduciendo la obligación de remediar, aquí y ahora, todos los males acumulados por la historia; de tal manera, produjo la mentalidad revolucionaria característica de los dos siglos siguientes.[6]

Para apreciar los cambios conviene tomar distancia, fijarse —por ejemplo— en la retórica predominante cien años después.

---

[4] Como señala Blumenberg, las primeras nociones del progreso lo suponían finito: era el proceso que terminaría en la plenitud del saber humano y en la organización racional de la sociedad. Sólo mucho más tarde, ante la evidencia de que la perfección no llegaría, el progreso se hizo «infinito» (como Dios) [véase Blumenberg, pp. 83 y ss.].

[5] «La experiencia nos muestra que rara vez han ejercido una influencia grande las concepciones escatológicas que no han presentado como *inminentes* la llegada del día del juicio y de la resurrección, así como aquellas esperanzas de salvación puramente terrena que hayan sido relegadas a un futuro lejano» [Weber 3, p. 356].

[6] «La filosofía racionalista y la Revolución Francesa habían proclamado los derechos del hombre y habían prometido la igualdad», y en consecuencia, «cualquier atentado contra lo que se pensara que fuese la dignidad del hombre resultaba intolerable y justificaba la resistencia» [Talmon 2, p. 51].

Si hay algo grande sobre la tierra es la firme resolución de un pueblo que marcha bajo la mirada de Dios, sin un momento de fatiga, a la conquista de sus derechos; que no cuenta sus heridas, ni los días sin descanso, ni las noches sin sueño, y que se dice: «¿Qué importancia tiene eso?» La justicia y la libertad bien merecen mucho más esfuerzo. Podrá padecer infortunios, reveses, traiciones, ser vendido por algún Judas. Nada lo desalienta [Lamennais, p. 259].

Podría ser una arenga socialista o un panfleto de un romántico. Desde luego, no parece muy cristiano: no del humilde cristianismo de san Francisco; y ciertamente no es tampoco ilustrado: hay demasiada violencia y demasiado pueblo. Empero, es una metamorfosis, precisamente, del cristianismo de san Francisco y de la (fallida) teodicea de la Ilustración.

De acuerdo: Lamennais era, dentro de la Iglesia católica, bastante heterodoxo, de inclinación socialista. Y un romántico. Pero el lenguaje que usa es indicio de una Iglesia cuyas preocupaciones son sumamente mundanas. Su argumento —es lo que más interesa— consigue descargar a Dios de la responsabilidad del mal, sin atribuirlo al pecado original: «Los males que afligen a la tierra no provienen de Dios, porque Dios es amor, y todo lo que él ha hecho es bueno; provienen de Satanás, a quien Dios ha maldecido, y de los hombres que tienen a Satanás por padre y maestro» [Lamennais, p. 254] (es decir, no todos los hombres).

Es el mismo lenguaje bíblico, formalmente es la misma religión: han cambiado los personajes del relato, ha cambiado también el significado de la salvación. «La libertad es el pan que los pueblos deben ganar con el sudor de su frente» [Lamennais, p. 258]. El ánimo recuerda, en ocasiones, nítidamente al del libro de Job; su angustia proviene del sufrimiento de los justos, que no haya en el mundo un orden moral del dolor:

> He visto los males que se abaten sobre la tierra, al débil oprimido, al justo mendigando su pan, al malvado elevado a los honores y rebosante de riqueza, al inocente condenado por jueces inicuos y a sus hijos errantes bajo el sol. Y mi alma estaba triste, y la esperanza se le escapaba por todas partes, como de un vaso quebrado [Lamennais, p. 217].

No obstante, el contenido del mensaje ha cambiado enteramente: a los males se los puede reconocer y su maldad tiene medida humana; los malos son los poderosos, los ricos, y su maldad consiste en su poder y su riqueza.[7] La moral del exilio bajo una forma enteramente mundana. El poder terrenal no viene de Dios sino de Satanás: es la dominación del orgullo y la codicia. Por eso no hay la obligación de obedecer:

> En la balanza del derecho eterno, vuestra voluntad pesa más que la voluntad de los reyes; porque son los pueblos los que hacen los reyes; y los reyes son hechos para los pueblos y los pueblos no han sido hechos para los reyes [Lamennais, p. 233].

Es el escenario terrenal de la teodicea ilustrada, la irracionalidad moral y la injusticia de este mundo, como podían verla los ilustrados; Dios aparece tan sólo para dar su bendición a la obra histórica de la instauración de la justicia. Sólo que la felicidad ya no se espera de la difusión de las luces, sino de la lucha. Algo más: quien sufre en el desorden de las tinieblas no es el hombre, sino el pueblo.

Un extraño personaje, que atraviesa la historia siempre con el mismo ánimo:

---

[7] «¿Quiénes se reúnen alrededor de los poderosos del mundo? Los ricos y los aduladores que quieren serlo, las mujeres perdidas, los infames agentes de sus placeres secretos, los payasos y los tontos que distraen su conciencia y los falsos profetas que la engañan» [Lamennais, p. 247].

¿Quién se apresuraba a reunirse alrededor de Cristo para escuchar su palabra? El pueblo.
¿Quién le seguía a la montaña y a los lugares desiertos para escuchar sus enseñanzas? El pueblo.
¿Quién quería nombrarlo rey? El pueblo [Lamennais, p. 237].

Y por eso era correspondido:

Los pequeños, los débiles, los humildes, los pobres, todos los que sufrían, eran amados por él con un amor de predilección. Su corazón latía en el corazón del pueblo, y el corazón del pueblo latía en su corazón [Lamennais, p. 239].

Aparte de los arcaísmos, la retórica es muy semejante a la del siglo XX. Aparte del tono airado y vindicativo, el argumento es semejante a los del siglo XVIII. Existe el mal, por obra humana (por obra de algunos hombres); pero es redimible, aquí en la tierra, con sólo restaurar el orden que dicta la razón. La novedad —fundamental— es el surgimiento del pueblo como protagonista.

El pueblo, en el sentido que se va a dar a la expresión en el XIX, es un ente colectivo, una abstracción, que se define precisamente porque sufre.[8] Ya no es el populacho, el vulgo, la canalla que se señala por sus vicios: no es culpable ni sospechoso, no una amenaza, sino una víctima; así, en abstracto, el pueblo sufre inmerecidamente. Está cargado de penas y está cargado de razón: el orden moral exige que se le conceda una reparación. Toda idea política debe proponerse, de ahí en adelante, como una vía para aliviar los sufrimientos del pueblo.

(Digámoslo entre paréntesis: la elaboración retórica y moral del pueblo, así como su función política, requieren

---

[8] La facilidad con que la retórica cristiana adopta el nuevo uso del término se explica por la asimilación implícita del pueblo doliente de hoy con el pueblo de Israel.

que éste sea siempre precisamente una abstracción, en cuyo nombre puede hacerse cualquier cosa con los individuos concretos que lo componen. Recuerdo, sólo como apostilla, la advertencia que hacía a sus alumnos Juan de Mairena: «Nunca debéis incurrir en esa monstruosa ironía del homenaje al soldado desconocido, a ese pobre héroe anónimo por definición, muerto en el campo de batalla, y que si por milagro levantara la cabeza para decirnos: "Yo me llamaba Pérez", tendríamos que enterrarle otra vez, gritándole: "Torna a la huesa, ¡oh Pérez infeliz!, porque nada de esto va contigo"» [Machado 1, vol. I, p. 31].)

El resultado inmediato, tal como lo vio lord Acton, es la transformación de la política en el terreno de una «revolución permanente»:

> A partir del cambio producido por la Revolución Francesa, aquellas aspiraciones agitadas por los males y los defectos del estado social han comenzado a actuar como fuerzas permanentes y enérgicas en todo el mundo civilizado. Son espontáneas y agresivas, no necesitan un profeta que las proclame ni un campeón que las defienda, son populares, desmedidas y casi irresistibles. La Revolución produjo este cambio en parte por sus doctrinas, en parte por la influencia indirecta de los acontecimientos. Le enseñó a la gente a ver en sus deseos y necesidades el criterio supremo del derecho.[9]

En la misma estructura retórica, la posición puede ser ocupada, ha sido ocupada de hecho, por otras abstracciones similares: el proletariado, la nación, la raza, incluso cualquier grupo minoritario: siempre conserva atributos indispensables. Es un sujeto colectivo que se define por sus necesidades y sus derechos; más bien, como sugiere lord Acton: por el conjunto de derechos que resultan de sus necesidades.[10] La

---

[9] «Nationality», en Acton, p. 410.
[10] Supongo que está claro, pero prefiero insistir: no discuto, por ahora,

inclinación favorable a los débiles, característica de nuestra cultura del sufrimiento, obedece en parte a esa estructura: a la necesidad de una justificación inmanente del dolor.
 Pero hay algo más que llama la atención. Ese sujeto abstracto —el pueblo, por ejemplo— que tiene derecho a una compensación por su sufrimiento posee además una extraña superioridad moral. Como si la carencia fuese indicio de virtud. La idea de Nietzsche sobre esto puede ser exagerada, pero no es un disparate:

> Entre los hombres serviciales y benéficos encontramos de modo casi regular aquel torpe ardid que consiste en formarse una idea corregida de la persona a la que se trata de ayudar: pensando, por ejemplo, que ésta «merece» ayuda, que anhela precisamente su ayuda, y que se mostrará profundamente agradecida, adicta y sumisa a ellos por toda su ayuda —con esas fantasías disponen de los necesitados como de una propiedad suya [Nietzsche 4, p. 135].

La idea del orden que hay en el fondo necesita que la víctima sea virtuosa: su sufrimiento es, por eso, injusto y es necesario repararlo; y el hecho de la reparación es también virtuoso.
 Volvamos a situarnos en el principio. Los modernos, todos, nacemos sin el pecado original: libres de culpa y sobre todo libres de la conciencia de esa culpa. Lo mismo que Rousseau, estamos convencidos de nuestra propia, íntima bondad. Al mismo tiempo, la vida futura nos resulta más bien remota e improbable; inútil para reparar los sufrimientos del presente. En el drama de la redención que necesitamos han quedado —en principio— vacantes (mejor sería decir «disponibles») el lugar del culpable, el del juez, el del verdugo que ejecuta la sentencia. Lo único que sigue siendo indudable es que somos nosotros las víctimas.

---

ni la realidad de esas necesidades ni la validez de esos derechos. Me limito a señalar el orden de nuestra cultura respecto de ella.

Con todo, siempre es cierto que hay quienes sufren más: son quienes componen el pueblo. El orden moral del mundo requiere que se les haga justicia; en el futuro, por cierto, pero un futuro que queda dentro de la historia y en este mundo. Hay en ello un cambio en la manera de entender el tiempo, puesto que la justificación del dolor corresponde a la acción humana en la tierra. Para la idea cristiana tradicional, la historia mundana no tiene, estrictamente, sentido:

> Sólo la historia trascendental, incluyendo la peregrinación terrenal de la Iglesia, tiene dirección y se encamina hacia su plenitud escatológica. La historia profana, en cambio, no posee esa dirección; sólo es una espera; su modo de ser presente es el de un *secculum senescens*, una era que envejece [Voegelin 3, p. 118].

Cuando se prescinde de la esperanza del más allá no desaparece la estructura lógica de la que dependía. Hace falta un estadio final de la historia que explique y justifique el dolor, que pueda darle sentido. Dicho de otro modo: la estructura espiritual con que se organiza la historia en los últimos siglos —Condorcet, Comte, Marx— responde, entre otras cosas, a la necesidad de resolver el problema de la teodicea sin contar con la vida futura del más allá; es decir, aunque haya que defender no a Dios sino al hombre, a la sociedad, a la historia.

Siempre hubo intentos modestos, localizados, de remediar algunos males. Voltaire mismo puso todo su empeño en «suavizar» los procedimientos judiciales y eliminar los «residuos de barbarie» que había en el sistema penal francés; con la idea, muy razonable, de que más vale prevenir las desdichas que emplearse en castigarlas.[11] Pero difícilmente pare-

---

[11] Es conocida su actividad en el caso Calas, en el del Caballero de la Barre. En general, sobre ello, vale la pena su comentario a Beccaria: «Commentaire sur le livre des Délits et des peines», en Voltaire.

cía suficiente. Eran tiempos cambiantes y llenos de optimismo: propicios para el entusiasmo y para la denuncia. Había irracionalidades y abusos que corregir dondequiera; algo que irritaba sobremanera la complaciente sensatez del doctor Johnson:

> No oímos hablar de otra cosa sino de una crisis alarmante de derechos violados y libertades agonizantes. Amanece sobre nuevos daños y quien sueña para la noche preso por grilletes imaginarios.
> La esfera de la ansiedad se ha extendido; quien antes se preocupaba sólo por sí mismo ahora se preocupa por el público; ha aprendido que la felicidad de los individuos depende de la prosperidad general, y que no sufre un país sin que él sufra también, a pesar de que no sienta ningún dolor [Johnson, p. 335].

Johnson pensaba, lo mismo que Burke, que un gobierno es una máquina complicada, hecha sobre la marcha y con todo tipo de materiales, un poco por casualidad y sin un plan definido; un aparatoso buque, siempre en riesgo de irse a pique, y al que por eso conviene más bien dejar al pairo. Y que, desde luego, nunca podría ajustarse a las exigencias de ninguna teoría. Lo decía Burke, con divertido desprecio:

> Cuando oigo que buscan y alaban la sencillez de invención en las nuevas instituciones políticas, no encuentro dificultad para decidir que sus artífices tienen la más burda ignorancia de su oficio o descuidan completamente sus deberes [...]. Los pretendidos derechos de estos teorizantes son todos absolutos y en la proporción en que son metafísicamente verdaderos son moral y políticamente falsos [E. Burke, pp. 158-159].

Son lugares comunes del pensamiento conservador; con su parte de verdad y su poco —o mucho— de exageración. A fin de cuentas, hay también bastante metafísica en la idea del pecado original, en la Divina Providencia, en la monarquía o la tradición. Lo que ambos señalan con disgusto como típico de los tiempos son los lamentos, la inacabable retahíla de denuncias de todo tipo de abusos; y que de cada queja surgiera un derecho: absoluto, universal. Pero había su lógica en ello. A toda carencia correspondía, en justicia, un derecho de reparación; así había sido siempre. Sólo que no habiendo Dios, correspondía a los hombres realizar la justicia.

Lo que estaba, por decirlo así, a la orden del día era lo que Oakeshott llama la «política de la fe», que considera que la actividad del gobierno «debe estar al servicio de la perfección de la humanidad» [Oakeshott, p. 50]. Algo que es muy razonable si se piensa que esa perfección puede alcanzarse y que el gobierno puede contribuir, con peso decisivo, para lograrlo. Sabemos de qué se trata y sabemos a dónde conduce una idea semejante, pero no es ésa la discusión que nos interesa.

(Sólo para cerrar el tema, en un paréntesis, digamos que ver una oposición nítida y simple entre una política prudente, sensata, conservadora, y una disparatada política racionalista y abstracta es una exageración. Las nuevas abstracciones del racionalismo: la democracia, la libertad, los derechos humanos, son tan flexibles, tan escurridizas, indefinibles, pragmáticas y manejables como las tradiciones o la *common law*. Lo sabía, por propia experiencia, Guizot: «He aquí de qué fuentes extrae su poder la palabra democracia. Constituye el estandarte de todas las esperanzas, de todas las ambiciones sociales —puras o impuras, nobles o bajas, sensatas o insensatas, posibles o quiméricas— de la humanidad» [p. 93]. La misma, confusa y atropellada esperanza que había en los chuanes, en los seguidores de san Francisco de Asís o los legitimistas franceses.)

Lo importante es que ese conjunto de abstracciones, incluso la posible perfección de la humanidad, sirve para transformar en su sustancia la cultura del sufrimiento, pero preservando la forma anterior, que era inescapable. La tradición cristiana proponía un significado general del sufrimiento, referido a una idea de justicia; ofrecía consuelo porque prometía una reparación exacta y podía hacer frente —con buen éxito— a la dificultad implícita en su moral del exilio. Era necesario hacer otro tanto, por lo menos: explicar, justificar y compensar el dolor.

Según la idea de Hans Blumenberg, la época moderna no podía rehusarse a responder las preguntas sobre la totalidad de la historia, tal como se la habían planteado los teólogos medievales. «En esa medida, la filosofía de la historia es un intento de responder una pregunta medieval con los recursos disponibles en una era posmedieval. En este proceso, la idea de progreso es llevada a un plano de generalidad que excede su rango, regionalmente circunscrito y objetivamente limitado, como afirmación» [Blumenberg, pp. 48-49]. Es así, entre otras cosas, porque la pregunta por el significado de la historia implica la (posible) justificación del sufrimiento presente.

Así entra el pueblo en la historia: ocupando el lugar de Job. Es una víctima que padece sin merecerlo, porque no puede dudarse de su virtud. Por eso pide una reparación. Lo demás es ofrecer otro sentido, otro contenido a las Bienaventuranzas.

Otra vez, el papel de Rousseau es fundamental por la amplitud y la nitidez con que define a las víctimas. En una frase, la idea del Segundo Discurso es que la desigualdad es, en sí misma, injusta porque no es natural, argumento por el cual la mayor parte de la humanidad queda en la posición de víctima, que padece un sufrimiento inmerecido. Vale la pena verlo con mínimo detenimiento.

Rousseau distingue, para empezar, la desigualdad natural o física, por la que no tiene sentido preocuparse, de la desigualdad «moral» o política, establecida por «una especie de convención», y que consiste en «los diferentes privilegios de los que gozan unos en detrimento de los otros, como el ser más ricos, más honrados, más poderosos que ellos o, incluso, hacerse obedecer» [3, pp. 117-118]. Dicho de otro modo, toda desigualdad «moral» implica una merma, una pérdida o una carencia, en quienes no poseen riqueza, prestigio, poder. Han sido desposeídos de algo.

Eso dice nuestro sentido común: en el fondo —o bien en la superficie— de cualquier forma de desigualdad adivinamos un daño. Y un daño injusto. El párrafo siguiente es fundamental:

> Todavía menos se puede buscar si no habrá algún lazo esencial entre ambas desigualdades; la razón es que esto sería preguntar si los que mandan valen más que los que obedecen y si la fuerza del cuerpo o del espíritu, la sabiduría o la virtud se encuentran siempre en los mismos individuos en proporción directa del poder o la riqueza; tal cuestión es indicada quizá para ser discutida entre esclavos escuchados por sus amos, pero que no conviene a hombres razonables y libres que buscan la verdad [Rousseau 3, p. 118].

Los modernos, como bien dice Rousseau, nos negamos a hablar de ciertas cosas; ni siquiera por saberlas falsas, sino por considerarlas indignas de antemano. Que si encontrásemos en ellas alguna verdad, ésta sería denigrante para nuestra imagen del hombre y de nosotros mismos. A ese tipo de preguntas corresponden casi todas las que se refieren a la desigualdad. Tenemos por verdad sabida lo que supone Rousseau: que toda desigualdad es artificio y sólo artificio, que sus beneficios se reparten con una arbitrariedad esencial y que cualquier miembro de la especie podría ocupar cualquier posición. Apenas, como dice Scheler, concedemos alguna influencia al mérito en su forma más genérica, como «trabajo»:

> Como afirmación de un hecho, la tesis de la igualdad primaria de las facultades espirituales humanas sostiene que todas las desigualdades existentes se reducen a diferente cantidad de trabajo y experiencia, o que —cuando no son explicables de ese modo— descansan en organizaciones artificiosas e «injustas»,

que el pathos de la época tiende con toda su fuerza a anular [Scheler 2, p. 123].

Pero sabemos que ese «hecho» no es tal hecho, ni tan cierto: ése es el pequeño secreto sucio de la conciencia liberal. Que fabrica, de modo permanente, endebles y tramposas justificaciones meritocráticas de la desigualdad, acaso sólo para verlas derrumbarse.[12] Para confirmar eso que sabe, con certeza moral, nuestro sentido común: que la desigualdad es una forma de daño, una merma que perjudica a la mayoría, y que es enteramente artificial. Es decir, que estaríamos mejor o podríamos haber estado mejor o podemos hacernos la ilusión de que hubiésemos estado mejor en una forma de vida más natural (se lo decía Voltaire a Rousseau: «Dan ganas de andar a cuatro patas cuando se lee vuestra obra»).

Ahora bien, los términos en que se plantea Rousseau su investigación no son menos espectaculares:

> ¿De qué se trata, pues, con exactitud en este Discurso? De señalar en el progreso de las cosas el momento en que, sucediendo el derecho o la violencia, la naturaleza fue sometida a la ley, de explicar mediante qué encadenamiento de prodigios el fuerte pudo resolverse a servir al débil y el pueblo a comprar su tranquilidad con el precio de una felicidad real [3, p. 118].

Así propuesta, la idea es de una complejidad extraordinaria, porque supone que ese artificio inicuo es el derecho, una for-

---

[12] «El ecumenismo actual de las esperanzas liberales (o de la mala conciencia) hace que sea difícil discutir el tema vital de los orígenes del arte y del intelecto de altura. Pero es muy probable que esos orígenes sean "genéticos", aunque también sea muy posible que de un modo más sutil y resistente al análisis biológico-social que suponía el positivismo decimonónico; que esos genes estén de alguna manera "preparados para la mutación" dentro de matrices hereditarias y de entorno muy especiales» [Steiner, «Los archivos del Edén», en 3, pp. 327-328].

ma de someter la naturaleza para producir la tranquilidad. Casi puntualmente, y creo que no por accidente, es la frase con que resumía Freud el proceso de incorporación de las coacciones culturales: «El hombre civilizado ha trocado una parte de posible felicidad por una parte de seguridad» [4, p. 591].

Pero ese camino nos llevaría, de momento, demasiado lejos. Lo que interesa —por ahora— es indicar el conjunto de axiomas de nuestro sentido común, de nuestra cultura del sufrimiento, que tiene su origen en Rousseau. El discurso es magnífico, y sería difícil hacerle justicia aquí; lo que nos ha quedado es la conclusión, lapidaria: «Se sigue también que la desigualdad moral, autorizada únicamente por el derecho positivo, es contraria al derecho natural» por cuanto no corresponde a una «desigualdad física»; y su corolario, sentimental y evangélico, «está manifiestamente contra la ley de la naturaleza, como quiera que se la defina [...]. Que un puñado de hombres rebose de cosas superfluas mientras que la multitud hambrienta no tiene lo necesario» [Rousseau 3, pp. 204–205].

Sería difícil exagerar la importancia que ha tenido esa mirada para nuestra cultura del sufrimiento. Nuestro sentido común es igualitario, es decir, considera que la desigualdad es de suyo un mal y que sería deseable eliminarla; de hecho, la relativa desigualdad sirve como criterio de evaluación moral de leyes, prácticas, instituciones, decisiones políticas. Más todavía: nuestra idea de la igualdad supone *a priori* que las diferencias biológicas o genéticas son inexistentes o deben ser tratadas como inexistentes, de modo que sólo el ambiente, la cultura, la estructura social decide las desigualdades. Finalmente, puesto que en esencia somos todos iguales, hay que concluir que toda desigualdad es por definición injusta.[13]

---

[13] Podría sostenerse, de hecho, la idea contraria: que la *justicia*, en estricto sentido, se ocupa de otorgar a cada quien lo que merece, es decir, sancionar desigualdades, mientras que el ideal igualitario quiere eliminar esa diferencia. Es el argumento que expone en un libro extraordinariamen-

Hay con todo ello, en particular con la definición de la retórica de los derechos naturales, una transformación de la conciencia occidental del sufrimiento. La pobreza, como toda desigualdad, no es ya una condición natural o providencial, sino una obra humana, un atentado contra lo dispuesto por la naturaleza: los pobres y los dolientes han sido desposeídos de lo que les correspondería en el orden natural; y han sido desposeídos injustamente.

Seguramente sobra decirlo, pero es mucho más difícil, afrentoso e indignante padecer una injusticia que aceptar los designios de la Divina Providencia. Es otro sufrimiento y un sufrimiento mayor.

Los pobres tienen derecho a una restitución. Tantas y cuales son sus carencias, sus necesidades, tantos y tales son sus derechos. De eso hablaba Lamennais, de la conquista de los derechos negados al pueblo; eso era lo que incomodaba al doctor Johnson, que en toda desigualdad se viese un atentado; eso preocupaba a Burke, que se pretendiera una igualación abstracta, indiscriminada. Pero hay algo más, que completa nuestra idea del pueblo: que, según la expresión de Lamennais, «Cristo vive en su corazón». El pueblo es bueno.

Hay una característica superioridad moral de los pobres, de quienes componen el pueblo, que deriva inmediatamente de su condición indigente. Esa idea de la superioridad del pueblo, de las virtudes de la pobreza, no se origina en Rousseau, aunque sea para él un hecho indudable. Cincuenta años antes, La Bruyère lo decía de modo similar:

---

te claro y convincente Anthony Flew: «Esta tercera acepción de la igualdad [como igualdad de resultados] es, en un sentido obvio, progresista, orientada al futuro, puesto que su preocupación consiste en igualar y mantener iguales las condiciones de vida de todos; la justicia, en cambio, es en ese sentido conservadora, mira al pasado, le preocupa que la gente obtenga y conserve (o si es el caso padezca) aquello que merece por sus varios —y con frecuencia desiguales— atributos y derechos» [p. 67].

Si comparo entre sí las dos condiciones más opuestas de los hombres, quiero decir: a los grandes con el pueblo, este último me parece que está satisfecho con lo necesario, y los otros viven intranquilos y temerosos con lo superfluo. Un hombre del pueblo no sabría hacer ningún mal; un grande no desea hacer ningún bien y es capaz de grandes males. Uno se educa y se ejercita sólo en las cosas útiles; el otro se dedica a las que son perniciosas [...]. El pueblo carece de ingenio, los grandes no tienen alma: aquél tiene un fondo bondadoso y ninguna apariencia; éstos no son más que apariencia, una pura superficie. ¿Hay que escoger? Yo no dudo: quiero ser pueblo.[14]

Es un tópico que tiene tras de sí la extensa tradición bucólica y el elogio estoico de la vida sencilla, la descansada vida del que huye del mundanal ruido. Ahora bien, en esa tradición la rusticidad es, con frecuencia, sólo un aditamento de la vida religiosa, un modo de desentenderse de las vanidades del mundo por preferir la *vita* contemplativa:

> Dichoso tú, que, alegre en tu cabaña,
> mozo y viejo espiraste la aura pura,
> y te sirven de cuna y sepoltura
> de paja el techo, el suelo de espadaña.[15]

Muchas otras veces, como sucede en el ejemplo de La Bruyère, la idealización de la vida sencilla tiene la única función de servir como contraste, para señalar la vacuidad de la corte, la hipocresía de los grandes; es una modulación del *vanitas vanitatum*. Lo que significa que lo verdaderamente valioso no está tampoco en la rústica simplicidad del pueblo.[16] Y,

---

[14] *Les caractères* (1694), en La Bruyère, p. 256.
[15] Quevedo, «A un amigo que retirado de la corte pesó su edad», en 1, p. 83.
[16] Quevedo sabe decirlo, y suele decirlo, sin necesidad de elogiar a nadie: «Tales son las grandezas aparentes/ de la vana ilusión de los tiranos:/ fantásticas escorias eminentes» [«Desengaño de la exterior apariencia», en 1, p. 93].

desde luego, no debe confundirse. Se trata de la modestia que conviene al sabio, del desapego propio del devoto, del desinterés y la transparencia; así, Fernández de Andrada en la *Epístola moral a Fabio*:

> Quiero imitar al pueblo en el vestido,
> en las costumbres sólo a los mejores,
> sin presumir de roto y mal ceñido.
>
> No resplandezca el oro y los colores
> en nuestro traje, ni tampoco sea
> igual al de los dóricos cantores.
>
> Una vida mediana yo posea,
> Un estilo común y moderado,
> Que no le note nadie ni le vea [p. 83].

En todo caso, lo cierto es que todos esos encendidos elogios de la vida humilde no provenían del pueblo. Eran imágenes idealizadas, figuras retóricas, convenciones poéticas más o menos usuales. En general, quienes hacían la alabanza de la aldea no eran, ellos mismos, aldeanos.[17] El propio La Bruyère, tan convencido de querer ser pueblo, tenía sus dudas con respecto a la vida retirada y campestre. Unas páginas más allá, poco antes del panegírico, relata una excursión a una aldea en un paraje semejante a la Arcadia:

> Me entusiasmo y digo: «¡Qué placer vivir bajo un cielo tan hermoso y en un lugar tan delicioso!» Bajo al pueblo, y no he dormido allí dos noches cuando empiezo a parecerme a todos los que viven allí: sólo quiero irme [p. 165].

[17] Lo dice, con su mínimo, tímido dejo de ironía, Azorín con respecto a fray Antonio de Guevara: «Don Antonio de Guevara escribió su librito después de haber corrido mucho por el mundo y haber vivido mucho; elogiaba la aldea luego de haberse ahitado de los tráfagos mundanales» [«Guevara y el campo», en p. 215].

Cuando no hay doblez ni amaneramiento, la virtud que típicamente se encuentra en el pueblo es —hasta Rousseau— la sensatez, el sentido práctico, como opuesto a las afectaciones inútiles y las ilusiones cortesanas. Lo que dice, émulo de Sancho Panza, don Luis de Góngora:

> Coma en dorada vajilla
> príncipe con mil cuidados
> como píldoras dorados:
> que yo en mi pobre mesilla
> quiero más una morcilla
> que en el asador reviente,
> y ríase la gente.[18]

En el XVIII la actitud cambia porque ya no hay, no de manera predominante desde luego, el motivo ascético. Siguen siendo los «patricios», que participan de la cultura educada, quienes descubren las virtudes del pueblo, pero los acentos cambian. María Antonieta se disfraza de pastorcilla para pasear por la «aldea rústica» creada en el Petit Trianon (con ovejas y vacas y molino de agua), y Madame Pompadour organiza en Fontainebleau la primera representación de *El adivino de la aldea*, de Rousseau [véase Schama, pp. 160 y ss.]; lo que buscan no es la paz espiritual, sino la espontaneidad, la efusión de los sentimientos íntimos: las razones del corazón. Quieren recuperar la autenticidad, perdida con los títulos; la etiqueta, el poder y el dinero. Es una tradición larga y a veces sinuosa, pero el motivo es reconocible de ahí en adelante lo mismo en Marx que en Oscar Wilde, Mathew Arnold y Erich Fromm: desde que Rousseau descubrió la enfermedad cultural de la «inautenticidad», como dice Trilling [pp. 122 y ss.], «el gran enemigo del ser es el tener».

A partir de ahí se desarrolla el culto al pueblo en dos direcciones distintas. Por una parte, es ingrediente importante

---

[18] Luis de Góngora, «Ande yo caliente...», en p. 216.

de la naciente «ética de la autenticidad» que, con el impulso pietista y luterano, produce la moderna idea de nación en Herder y los románticos alemanes [véase Taylor]. Por la otra, contribuye a una valoración de la «experiencia» del sufrimiento, del esfuerzo, como fuentes de una sabiduría superior, como sucede entre los primeros románticos ingleses y en buena parte de la literatura «realista».[19] Es el pueblo que está en vías de convertirse en patriota y revolucionario: el pueblo heroico del siglo XIX. Pero no es eso lo único que hay en nuestra idea de la bondad popular; porque no participamos de muchos ideales decimonónicos, pero podemos conmovernos de modo semejante con la invocación del pueblo. Porque Cristo vive en su corazón.

Hagamos un aparte para examinar esa otra fuente de virtud que es, propiamente, la pobreza.

Quienquiera que hubiese leído las Bienaventuranzas podría haber sabido, desde siempre, que los que sufren en la tierra pueden esperar una recompensa en el más allá. Los pobres (en particular, los pobres de espíritu, que es algo más complicado), si sobrellevan sus penas con mansedumbre, amor y humildad, pueden ameritar la gloria. Pero eso no significa —no exactamente— que la pobreza sea una virtud. Con muy buenas razones, la Iglesia siempre se ocupó de hacer distingos, aclarar y enturbiar, según dictase la prudencia *(ad maiorem Dei gloriam)*.

Hay un momento de inflexión claro, indudable, en el siglo XIII, producido por san Francisco de Asís. La pobreza se convierte, para una parte del clero, en un ideal de vida, una virtud que debe buscarse por sí misma; literalmente se inter-

---

[19] «La igual valía del hombre común que afirmaba Wordsworth derivaba de atributos morales y espirituales, desarrollados por la experiencia del trabajo, el sufrimiento y las relaciones humanas elementales. No dependía de los atributos racionales, de los que desconfiaba abiertamente, ni de la educación formal, que podía inhibir o desviar el crecimiento por la experiencia» [Thompson 3, p. 14].

preta la pobreza como una señal de los elegidos. Ahora bien, con ser extraordinario, el movimiento franciscano no era algo insólito. En los agitados y turbulentos años de la tardía Edad Media tendía a crecer una población marginal, separada de los antiguos vínculos de dependencia: desamparada.

Jornaleros y trabajadores no especializados, campesinos sin tierra o con poca tierra para alimentarles, mendigos y vagabundos, desocupados y gentes amenazadas por la desocupación, todos aquellos que por una u otra razón no podían hallar una situación estable y segura, viviendo en un estado de ansiedad y frustración crónicas, formaban los elementos más agresivos e inestables de la sociedad medieval [Cohn, p. 59].

Eran éstos las primeras víctimas de todos los desastres, temidos y despreciados a la vez; y tendieron a reunirse al margen del orden, bajo el amparo de alguna visión escatológica, una misión trascendental, adoptando «como caudillo a un laico —algunas veces un fraile o un monje apóstata—, quien imponía su autoridad no simplemente como un hombre santo sino como profeta y salvador o como un Dios viviente» [Cohn, pp. 59 y ss.]. En ese contexto, el milenarismo adopta las formas más dispares y extravagantes, se hace casi endémico.

Hay como trasfondo no sólo la pobreza, sino una religiosidad entreverada todavía de paganismo, ocultas corrientes gnósticas y episodios paroxísticos de piedad colectiva, extravertida y entusiasta. Hay también el «romanticismo de la santidad» que puede ponerse en paralelo con el «romanticismo de la caballería», según la expresión de Huizinga, como encarnaciones visibles de un ideal excesivo, de ejemplaridad teatral y espectacular. Y hay un persistente anticlericalismo popular —nutrido precisamente del entusiasmo evangélico— que lo mismo se ceba en los cercanos curas de misa y olla, que en la jerarquía, ostensiblemente mundana.[20]

---

[20] «El menosprecio del clero, que como una corriente subterránea flu-

En la tradición española, por ejemplo, el *Libro del buen amor* es sobre todo eso: una divertida denuncia de las costumbres escasamente edificantes del clero, que aparece incluso rebelde ante la exigencia papal de mantener el celibato:

> Cartas eran venidas que dizen en esta manera:
> que clérigo nin cassado de Toda Talavera,
> que non toviesse mançeba, cassada nin soltera;
> qual quier que la toviese descomulgado era.
>
> Con aquestas rrazones que la carta dezía
> fincó muy quebrantada toda la clerizía;
> algunos de los legos tomaron azedía;
> para a ver su acuerdo juntaron se otro día.
>
> A dó estavan juntados todos en la capilla,
> levantó se el deán a mostrar su manzanilla,
> diz: Amigos yo querría que toda esta quadrilla
> apellásemos del papa antel rrey de Castilla
> [Ruiz, p. 463].

Otras muchas coplas y escritos satíricos apuntan al mismo tipo de vicios. Hay más de una «Danza de la muerte» por la que desfilan cardenales, patriarcas, obispos y arzobispos, arcedianos, canónigos, frailes, diáconos, curas y hasta ermitaños, a cual más lascivo, ambicioso, avariento, iracundo o goloso, en una anticipación de lo que se encontraría Quevedo en sus sueños.[21] (Digamos, sólo de paso, que ese tipo de «anticlericalismo» popular y evangélico aparece también en los *Cuentos de Canterbury* de Chaucer y en las demás literaturas medievales.)

---

ye a través de toda la cultura medieval, junto a una elevada veneración por el estado sacerdotal, puede explicarse en parte por la mundanalidad del alto clero y la creciente proletarización del bajo y, en parte, por los antiguos instintos paganos» [Huizinga, p. 250].

[21] Véase «Danza general de la muerte», en Rodríguez y Puértolas, pp. 39 y ss.

En resumidas cuentas, era el clima propicio para que se viese en los iluminados —vagabundos, irascibles, entusiastas— que predicaban entre los pobres a los verdaderos enviados de Jesucristo. En Italia, en particular, en el siglo XIII, hacían prosélitos las sectas de los Humillados y los Pobres de Lyon, con un credo mezclado, ascético y libertino, místico, de pobreza evangélica y airadas esperanzas milenaristas; fue por eso, digámoslo, providencial la aparición de los Pobres Menores, del tímido y dulce Francisco de Asís, sobre todo obediente al papa y sumiso a toda la jerarquía.

Como se sabe, lo que hizo Francisco de Asís fue tomar al pie de la letra el «camino de perfección» señalado por el evangelio; tal como lo escribió en la *Primera regla de los Hermanos Menores*:

> Ésta es la regla y vida de los hermanos: vivir en obediencia, en castidad y sin nada propio, y seguir la doctrina y las huellas de nuestro Señor Jesucristo, el cual dice: Si quieres ser perfecto, vete y vende todas las cosas (Lc, 18, 22) que tienes y dáselas a los pobres, y tendrás un tesoro en el cielo; y ven y sígueme (Mt, 19, 21) [san Francisco de Asís, p. 91].

Así lo hizo y así exigió que lo hicieran todos los que quisieran unírsele; vivían de la caridad, sin otra propiedad que su ropa, dedicados a predicar con un entusiasmo excepcional. Ahora bien, lo que distinguía a los franciscanos particularmente era la pobreza:

> Grande era su alegría cuando no veían ni tenían nada que vana y carnalmente pudiera excitarles a deleite. Comenzaron a familiarizarse con la santa pobreza; y sintiéndose llenos de consolación en medio de la carencia total de las cosas del mundo, determinaron vivir perpetuamente y en todo lugar unidos a ella, como lo estaban en el presente.[22]

---

[22] Tomás de Celano, «Vida primera» (1228), en san Francisco de Asís, p. 163.

Había, sin duda, en el propio Francisco de Asís y en sus primeros adeptos, su parte de patología y de extravagancia en prescindir incluso de vasos y platos, dormir entre piedras, comer en el suelo, acusarse públicamente de haber comido pollo alguna vez o avergonzarse de encontrar a algún mendigo que les pidiese limosna a ellos.[23] Lo que importa para nuestro tema es su contribución —decisiva— para una nueva valoración de la pobreza como indicio de la virtud. Según su prédica y su ejemplo, en los pobres había que ver, como en un espejo, la pobreza y el dolor de Jesucristo. La explicación de uno de sus primeros hermanos, Tomás de Celano, aunque sea algo extensa, puede ahorrarnos la glosa:

> El bienaventurado Padre, de paso por este valle de lágrimas, desdeña las riquezas pobres, que son patrimonio de los hijos de los hombres, ya que, ambicionando fortuna más cuantiosa, codicia de todo corazón ardientemente la pobreza. La mira, y la ve familiar del Hijo de Dios, pero ya repudiada de todo el mundo, y se empeña en desposarse con ella con amor eterno. Enamorado como estaba de su belleza, para estar más estrechamente unido a su esposa, y ser los dos un mismo y solo espíritu, no sólo abandonó al padre y a la madre, sino que se desprendió también de todas las cosas. Así es que la estrecha con castos abrazos y ni por un momento se concede con serle esposo. Enseñaba a sus hijos que ella es el camino de la perfección, ella la prenda y arras de las riquezas eternas.[24]

La pobreza es deseable, es bella, prenda de las riquezas eternas, camino de perfección y familiar del Hijo de Dios. La

---

[23] «Es para mí —dijo él— una gran vergüenza el encuentro con uno que es más pobre que yo. He escogido la santa pobreza para hacerla mi señora, mis delicias, mi tesoro espiritual y temporal. Sepa todo el mundo que he hecho profesión de pobreza ante Dios y los hombres. Por eso, debo sentir vergüenza cuando hallo otro más pobre que yo», *Leyenda de Perusa* (1246?), en san Francisco de Asís, p. 682.

[24] Tomás de Celano, «Vida segunda», en san Francisco de Asís, p. 263.

manifestación más segura de la virtud. El giro es trascendental: en un principio, la idea mesiánica aseguraba a los justos una recompensa, aunque sufriesen en esta vida; lo que dice san Francisco es que el sufrimiento es lo que acredita al justo y lo hace merecedor de recompensa. No que algún justo pueda ser pobre, sino que los pobres son los justos.

Algo más: la pobreza significa, de manera muy especial, carencia de dinero. La primera regla es clarísima: «Ninguno de los hermanos, dondequiera que esté y dondequiera que vaya, tome ni reciba ni haga recibir en modo alguno moneda o dinero», so pena de una severidad sorprendente en el ánimo del santo: «Y si acaso —¡ojalá no suceda!— ocurriera que algún hermano recoge o tiene pecunia o dinero [...], tengámoslo todos los hermanos por falso hermano y apóstata, ladrón y bandido» [san Francisco de Asís, p. 97]. Cosa que se repite, casi literalmente, en la segunda regla: «Mando firmemente a todos los hermanos que de ningún modo reciban dinero o pecunia ni por sí mismos ni por intermediarios» [p. 112].

Una insistencia semejante, y tan explícita, hace casi inevitable la referencia a Simmel: la pobreza en su manifestación más pura y específica aparece en una «economía monetaria» únicamente, donde las virtudes ascéticas adquieren también un carácter singular: «Al aparecer la pobreza como un ideal moral, lo que más claramente rechaza es la posesión de dinero como la peor tentación y el mal en sentido estricto» [Simmel 1, p. 294].

Por su naturaleza abstracta, el dinero representa cualquier propiedad; y es esa condición la que hace de la falta de dinero, inversamente, la representación de todo desapego. Sólo con los franciscanos —sigue Simmel— la pobreza volvió a ser un «valor autónomo»: con el mismo carácter genérico del dinero. Dicho de otro modo, así como el dinero podía comprar cualquier cosa, la pobreza podía «comprar» todo lo que vale verdaderamente:

La pobreza constituía ya un lado o una expresión inmediata del hecho de que el mundo pertenecía al desposeído en un sentido más elevado, esto es, en el más elevado de los sentidos: el desposeído, en realidad, no era tal, sino que, en la pobreza, poseía la esencia más pura y más fina de las cosas [1, p. 297].

O sea que la forma cultural de la economía monetaria habría ofrecido la posibilidad de que la pobreza fuese de suyo una especie de suma de virtudes: la representación abstracta de la virtud. El atractivo de la predicación franciscana, su capacidad de persistencia y su extraña solidez derivan de su radicalismo: *nihil habentes, omnia possidentes*. Seguramente, como ha dicho Renan, «en el fondo del intento franciscano había la esperanza de una reforma general del mundo, de una restauración del Evangelio»; incluso había la idea de que la orden de san Francisco absorbería a todas las demás, reemplazaría a la Iglesia misma y se convertiría en «la forma definitiva de la sociedad humana».[25] Una fantasía, una de tantas fantasías del entusiasmo religioso, pero capaz de obrar una transformación cultural extraordinaria.

La regla franciscana reconoce en el dinero ese valor absoluto que la cultura occidental no quería reconocer; sólo que dice que es —por eso, por ser absoluto— absolutamente malo. Y la inversión que propone —la pobreza es lo que vale— no tiene la problemática fuerza de un programa político ni la candidez de una utopía, sino la serenidad de una idea moral a la que no queremos renunciar.[26]

[25] Renan, «Joachim de Flore et l'Evangile Éternel», en pp. 472-473.
[26] La ambigüedad profunda de la cultura occidental hacia el ideal franciscano, en cualquiera de sus manifestaciones, podría compararse con el mecanismo del antisemitismo que describe Steiner: «Odiamos al extremo a quienes nos señalan una meta, un ideal, a quienes nos hacen una promesa visionaria, meta que no podemos alcanzar aun cuando hayamos extendido al máximo nuestros músculos, que se nos escapa una y otra vez fuera del alcance de nuestros estirados dedos; sin embargo, y esto es esen-

En nuestra cultura del sufrimiento hay una huella, sin duda lejana pero reconocible, de la revolución cultural franciscana. Hay que decirlo otra vez: una idea cristiana, sí, pero de una de las varias posibles metamorfosis del mensaje cristiano, causa por la cual, de algún modo, nuestra moral práctica —la que efectivamente rige nuestras vidas— nos resulta inconfesable. Esa superioridad tienen quienes sufren.

Pero vayamos retomando el argumento. Los movimientos sectarios milenaristas siguen existiendo, después de la creación de los Hermanos Menores. A partir de la Reforma proliferaron las interpretaciones radicales y populistas del evangelio, con expresiones propiamente políticas —como entre los *diggers* de Winstanley— o bien de ánimo pacífico, introvertido y hasta quietista —entre cuáqueros, algunos anabaptistas, pietistas—; era para todos ellos un lugar común la predilección de Dios por los pobres y su derecho a heredar —evangélicamente— la tierra.

Fuera de la teología y después de la Ilustración el problema consistía en saber qué hacer con el sufrimiento del pueblo. El catalizador de las discusiones, y su referente obvio a lo largo del siglo XIX, fue la Revolución Francesa.[27] Nuestra idea del pueblo debe mucho todavía a esa presunta manifestación espontánea y furiosa, justiciera, libre y liberadora, de la fuerza del pueblo francés.[28] Y eso es lo que hay entre la vi-

---

cial, esa meta es profundamente deseable y no podemos rechazarla porque reconocemos plenamente su supremo valor» [Steiner 1, p. 66].

[27] «La Revolución Francesa, esa farsa horrible y, vista desde cerca, superflua, dentro de la cual, sin embargo, los espectadores nobles y exaltados de toda Europa que la veían desde lejos han venido proyectando durante mucho tiempo y de manera muy apasionada la interpretación de sus propias indignaciones y entusiasmos, *hasta que el texto desapareció bajo la interpretación*» [Nietzsche 4, p. 67].

[28] Sabemos, por supuesto, que hubo menos espontaneidad, menos liberación, menos justicia y, finalmente, menos pueblo de lo que imaginaron los escritores decimonónicos. Pero lo que nos interesa es la influencia de esa fantasía sobre nuestras creencias.

gorosa confianza de los ilustrados y el melodramático sermón de Lamennais.

Hay las víctimas inocentes de siempre, que sufren sin merecerlo, y que deben ser recompensadas:

> Every night and every morn
> Some to misery are born.
> Every morn and every night
> Some are born to sweet delight.
> Some are born to sweet delight,
> Some are born to endless night.
> [...]
> God appears, and God is Light,
> To those poor souls who dwell in Night.[29]

Antes y después de las Luces, antes y después de la Revolución. Conforme pasa el tiempo sin que se descubra el remedio de sus desdichas, se va modificando el cuadro completo: se hace el pueblo cada vez más abstracto y más virtuoso, cada vez más poderoso —y oculto, siniestro, conspiratorial— el obstáculo que se le opone. De todo ello queda un remanente, un poso en nuestro repertorio cultural.

Los ilustrados sabían que el pueblo sufría, sobre todo, por su ignorancia, y que, aparte de corregir algunos abusos y eliminar residuos medievales, lo que hacía falta era educación. Con un ánimo semejante, Rousseau fue demasiado lejos; en realidad, invirtió la relación paternalista y condescendiente de los ilustrados: el hombre natural sabe lo que necesita para ser feliz, conoce sus deberes y sus necesidades con una transparencia y una inmediatez que son inasequibles para el hombre civilizado.

---

[29] «Cada noche y cada día/ Algunos nacen para la miseria./ Cada día y cada noche/ Unos nacen para el placer./ Unos nacen para el placer,/ Unos nacen para la noche sin fin. [...] Dios se manifiesta y es la Luz/ Para las almas que sufren en la Noche» [Blake, «Auguries of Innocence», en p. 174].

Faltaba un paso, y se dio con la Revolución, para que fuera el pueblo —tan próximo a la naturaleza— quien poseyera esa sabiduría superior. El único obstáculo a la vista era el gobierno. Con su simplicidad temperamental, Thomas Paine dio con la solución más práctica, pronta y sencilla: acabar con el gobierno. En Estados Unidos había querido ver una sociedad más próxima a la naturaleza, sin el peso de la historia y donde, por tanto, «el hombre se convierte en lo que debe ser»; y de ahí saltaba a la conclusión de que «cuanto más perfecta es una sociedad, menos necesidad tiene de gobierno, porque tanto más regula sus propios asuntos y se gobierna a sí misma» [p. 157].

En vena ilustrada, lo que se ve es un conjunto de seres humanos, que reunidos forman la sociedad, y que podrían ser felices si no les estorbara el gobierno:

> ¡Cuán a menudo es dificultada o destruida por la actuación del gobierno la tendencia natural de la sociedad! Cuando este último, en vez de cobrar vida con los principios de ésta, pretende existir por sí mismo y obra con fines de privilegio y opresión, se hace causa de los males que debería prevenir [Paine, p. 158].

Una simpleza, ciertamente, pero que forma parte de nuestro repertorio y se usa, de hecho, con frecuencia. El mecanismo es sencillo: consiste en suponer que el orden de la naturaleza, razonable y virtuoso, está siempre al alcance de la humanidad, si se deshace del artificio perverso de un mal gobierno. Digamos que es Rousseau, sin las complicaciones del *Contrato*, la trabajosa pedagogía, la hostilidad hacia la civilización; un Rousseau pragmático y desarmable que durante dos siglos ha servido para justificar programas de todo tipo: anarquistas, populistas, libertarios o dictatoriales.

La imagen del pueblo, tal como quiere verlo nuestro sentido común, se perfila mejor a lo largo del siglo XIX; pasada la

Revolución y el Imperio. Es decir: cuando el candoroso humanismo de Paine deja de ser verosímil. El proceso no tiene mayor complejidad; con un gobierno u otro, el pueblo sigue padeciendo, y resulta cada vez más obvio que sus necesidades tienen que ver con la riqueza de los otros, «ellos», que no son el pueblo. De modo que la bondad del pueblo es, en principio, un atributo negativo: es consecuencia de haber sido desposeído, consecuencia de la rapacidad y ambición de los otros.

Hay numerosas explicaciones del proceso de ese despojo: de hecho, buena parte del pensamiento social decimonónico se dedicó a explicarlo. El problema era la desigual distribución de bienes materiales y se trataba tan sólo de hacerla igualitaria.[30] Para lo que nos ocupa, no tienen tanto interés las (posibles) soluciones como su manera de imaginar el sufrimiento del pueblo y su virtud. El razonamiento de Paine, precisamente por su simplicidad, permite ver la estructura general del pensamiento decimonónico.

Hay, en primer lugar, la idea de que el orden social es un producto humano, no providencial ni inevitable, y sobre el cual es posible intervenir humanamente; y hay la idea de que los hombres son esencialmente iguales y por eso acreedores a una misma felicidad. A partir de esos dos supuestos se elabora la idea mesiánica en su forma típicamente moderna. El orden establecido es injusto puesto que no todos pueden ser igualmente felices y los sufrimientos de la mayoría son inmerecidos: se deben a los prejuicios, a la violencia, a la ambición de los demás, pero en ningún caso son castigos. La única conclusión que resulta aceptable es, más bien, normativa: debe haber o debe ser posible crear un orden justo, que atribuya el bienestar al mérito de cada cual y en el que no haya sufrimientos injustos, inmerecidos.

---

[30] Véase Berlin, «Socialism and Socialist Theories», en 2.

Cualquiera que sea la solución que se imagine, lo decisivo es que haya quienes sufren sin merecerlo, que haya esas víctimas inocentes: los justos que padecen bajo la mirada impasible, no de Dios: de la sociedad. Para las formas decimonónicas de la teodicea —sea progresista, reformista, revolucionaria—, quien pregunta, quien se lamenta es el pueblo.

No se me ocurre mejor forma de averiguar quién es el pueblo que transcribir la descripción de William Hazlitt:

> ¿Qué es el Pueblo? Millones de hombres, como usted, con corazones que laten en su pecho, con ideas que conmueven sus mentes, con sangre que circula por sus venas, con necesidades y deseos, y pasiones y angustiosas preocupaciones, y atareados propósitos y afectos hacia otros y respeto hacia sí mismos, y el deseo de ser felices y el derecho a la libertad, y la voluntad de ser libres.[31]

La fría y razonable humanidad de la Ilustración ha sido sustituida por esa abigarrada colección de individuos que se agitan bajo el peso de sus necesidades; una abstracción que se disuelve en existencias particulares, minucias privadas, conmovedoras. Una abstracción básicamente sentimental, que pide una comprensión empática y una política justiciera. El pueblo tiene necesidades y derechos; también buenos sentimientos: «Nada impulsa al pueblo a la resistencia más que la gravísima y extrema injusticia» [Hazlitt, p. 25].

Esto último es importante, porque el pueblo se rebela; a veces se amotina, saquea. Lo que dice Hazlitt, y muchísimos después de él, hasta la fecha, es que el pueblo no es dado a tener «necesidades caprichosas, deseos especulativos o quejas hipocondriacas»; si protesta es por buenas razones, su intranquilidad proviene de su estómago y no grita si no lo lastiman. Sus posibles desatinos son «de segunda mano», consecuencias de haber sido engañado por «las pasiones, intereses y

---

[31] «What is the People?», p. 3.

prejuicios de sus superiores»; cuando juzgan y deciden por sí mismos, los miembros del pueblo están en lo correcto, por lo general [Hazlitt, pp. 22-23].

También esto forma parte de nuestro sentido común: el pueblo es sensato; cuando no lo es, ha sido engañado, manipulado. La contraparte, indispensable, de los justos que sufren inmerecidamente es la conspiración de los poderosos: cada vez más difusos y anónimos, tan abstractos como el pueblo mismo. Son quienes obtienen riqueza y poder a costa del pueblo y que lo llevan «como ganado al matadero o al mercado», quienes se gozan en el lujo mientras el pueblo se hunde en la miseria, quienes obtienen sus ganancias a partir de la pérdida de la libertad y los bienes del pueblo [p. 10].

Es el cuadro casi completo de nuestro moderno Job, justo y doliente, víctima de las intrigas de los malos. Sólo hay un matiz, un reparo típicamente ilustrado —y liberal— con el que Hazlitt necesita moderar el posible imperio de los justos:

> La voluntad del pueblo tiende necesariamente hacia el bien general, como propósito; debe conseguirlo y puede sólo conseguirlo en la medida en que esté guiada: primero, por el sentimiento popular, que surge de las necesidades y deseos inmediatos de la gran mayoría; y segundo, por la opinión pública, que resulta del razonamiento imparcial y la inteligencia ilustrada de la comunidad.[32]

Por supuesto, esa transformación de la imagen y la idea del pueblo lleva ya la impronta del romanticismo. Es la mirada de Rousseau: toda desigualdad es una injusticia; sólo se han cargado un poco las tintas: hay la necesidad de referirse a

---

[32] Continúa Hazlitt [p. 12] con una apostilla significativa: «En los asuntos que se refieren al sentimiento y al sentido común, en los que cada individuo es el mejor juez, la mayoría siempre está en lo correcto.» Esto es, una noción finalmente escéptica de la política, donde no hay un criterio superior al juicio individual (en ciertos asuntos de «sentido común»).

los sufrimientos concretos —el hambre, los deseos, los afectos— y a los sentimientos —justos, auténticos— en un relato épico de luchas esforzadas y oscuras conspiraciones. Esa imagen, como de un cuadro de Géricault o Delacroix, es la que nos ha quedado del pueblo, doliente y rebelde: en la balsa del Medusa, o siendo guiado por la libertad.

Cuando Michelet —el más entusiasta y conmovedor de los rapsodas del Pueblo— evoca la Revolución Francesa no hace más que añadir retoques en busca de efectos más espectaculares. Por ejemplo, en su relato de la formación de las Federaciones, a fines del 89, que recuerda puntualmente a Lamennais:

> No puede verse nada más hermoso que ese pueblo que avanza hacia la luz, sin ley, pero tomado de las manos. Avanza, no hace nada, no tiene necesidad de hacer nada más; avanza, y basta: la simple visión de ese movimiento inmenso hace que todo retroceda ante él; todo obstáculo huye, desaparece, se borra toda resistencia. ¿Quién soñaría en oponerse a esa pacífica y formidable aparición de un gran pueblo armado? [p. 324]

Es la apoteosis (efímera) del credo de Rousseau. «¿Un milagro? Sí, el más grande y el más simple: es el retorno a la naturaleza.» La religión y la política se confunden en un mismo credo justiciero, en la imagen de la redención, la reparación del sufrimiento de los justos. La Revolución, dice Michelet, no se adhiere a ninguna Iglesia: «¿Por qué? Porque ella misma era una Iglesia» [p. 41].

Una estructura mesiánica impecable y transparente. Es el cristianismo franciscano, bienaventurados los pobres, entreverado de las convicciones ilustradas: la felicidad inmanente, conseguida mediante la transformación de la sociedad. Da lo mismo leer a uno u otro, al historiador o al agitador religioso, a Michelet o a Lamennais. Michelet:

En su primera edad, que fue una reparación de las pasadas injusticias contra el género humano, un impulso de justicia, la Revolución formuló como leyes las ideas filosóficas del siglo XVIII. En su segunda edad, que llegará tarde o temprano, saldrá de esas fórmulas y encontrará su fe religiosa (en la que se funda toda política), y mediante esa libertad divina que sólo consigue la excelencia del corazón, dará un fruto desconocido de bondad, de fraternidad [p. 345].

O Lamennais:

En la ciudad de Dios, cada uno ama a sus hermanos como a sí mismo, por eso nadie es abandonado, nadie sufre si hay remedio para su sufrimiento.
En la ciudad de Dios, todos son iguales, nadie domina, porque sólo reina la justicia con el amor [p. 255].

Hemos perdido ya esa inmediata sensibilidad religiosa, al menos en su expresión más ingenua. Pero nuestra cultura del sufrimiento nos permite identificarnos, inmediatamente, con la ilusión de Michelet —o de Hazlitt, o Lamennais—; queremos que haya un orden moral en el mundo, pero sabemos que los justos sufren: sabemos que el pueblo sufre, sin merecerlo, y si nos dejamos llevar del optimismo, podemos esperar el día de su final redención.

Esa propensión en favor de los débiles, de los que sufren, parece desmentir el orden material en que habitamos. No obstante, como recurso moral forma parte de nuestro repertorio y tiene una utilidad indudable para organizar el conflicto en el terreno simbólico. Quien consigue situarse del lado del pueblo tiene a su favor el prejuicio que lo hace bondadoso, justo: consigue situarse en el lugar de Job.

Es curioso, digámoslo de paso, que salvo en la retórica declaradamente reaccionaria, el mayor defecto que se le reconoce al pueblo es la credulidad o la tontería (es decir, la facilidad con que su buen corazón se deja engañar por los conspiradores). Sólo como ejemplo, el *Diccionario de los políticos*, de Rico y Amat, venenoso, descreído y sarcástico con todo salvo el pueblo:

> Pueblo Soberano: Monarca de los tiempos modernos, cubierto de harapos y estenuado de hambre. A pesar de su precario y miserable estado aun se pavonea algunas veces con el título deslumbrador de soberano. Soberanamente tonto no comprende nunca que cuando lo adulan con tan pomposo dictado, es cuando tratan de encadenarlo al carro de la ambición agena.
> Destinado a representar el papel de la víctima en todas las funciones teatrales, sea quien sea el director de la compañía, y estremadamente crédulo y bobalicón, se deja engañar de todos y representa siempre su papel con una verdad maravillosa [p. 295].

Ahora bien, el lugar simbólico del pueblo, incluso con todos sus atributos, ha sido ocupado, con frecuencia, por la nación. Sobre todo una nación que puede presentarse como oprimida, sometida, desestimada.[33] De hecho, la «nación víctima» ha sido uno de los ídolos más poderosos de la retórica política de los últimos siglos, y con razón.

Es bastante conocido —y en el fondo, muy natural— el conjunto de mecanismos por los cuales se convierte el nacionalismo en una «religión política», los modos de fusión (y confusión) de la religiosidad y el nacionalismo, con cuya transferencia puede la nación justificar el sufrimiento dándole una forma sacrificial: una patria se hace a base de mártires [véanse Elorza y O'Brien 1]. Pero la nación no sólo exige —y santifica— sus víctimas, sino que es ella misma víctima. En esa condición ocupa el lugar del pueblo como factor de la retórica moral.

---

[33] Parece una obviedad, pero conviene recordarlo; según la expresión de Raoul Girardet, «el nacionalismo de un pueblo victorioso no es igual al de un pueblo sometido» [p. 17].

Se trata, dice Talmon, de un nuevo tipo de nacionalismo que surge en el siglo XIX y concretamente en Polonia; es lo que podría llamarse «una versión judaica, la de una nación conquistada, humillada y oprimida que sueña con su resurrección» [Talmon 2, p. 96]; un nacionalismo que ya no depende de un territorio porque arraiga en el corazón de los hombres, es la devoción por un fantasma:

> Los polacos resucitaron los viejos conceptos judíos de la elección, el pecado, la penitencia y la redención. La suerte de Polonia constituía, según los polacos, un momento de extrema significación en los designios universales de la Historia. Si la redención de la humanidad había de conseguirse por el sacrificio de una víctima propiciatoria, Polonia era el Cristo de las naciones: la nación en el suplicio, toda angustia y espíritu, toda idea, un principio puro. El nacionalismo polaco se convirtió en una religión, una mística, tan apasionada como el nacionalismo irlandés y mucho más elaborada que éste [Talmon 1, p. 240].

Una retórica similar serviría, en adelante, al nacionalismo italiano, alemán, irlandés, al de los países de Hispanoamérica, incluso al de las últimas colonias a mediados del siglo XX.[34] Tiene una ventaja obvia: todos pueden acogerse al amparo de la virtud doliente; no sólo pobres: también (y sobre todo) los ricos, los intelectuales, los gobernantes. Todos los que pertenecen a una nación víctima tienen, por ese sólo hecho, una aguda conciencia de su superioridad moral;[35] se sienten —se saben—

---

[34] Citemos un ejemplo obvio: Frantz Fanon, *Los condenados de la tierra*.
[35] Cuando se da la coincidencia de un nacionalismo victimista católico, como en los casos de Irlanda, Polonia o el País Vasco, la confusión por la que se sacraliza a la nación tiende a producir un abigarrado y populoso martirologio con rasgos de verdadero esperpento, como la Rebelión de Pascua, de 1916, por citar lo más conocido. Véanse, como ilustración, Juaristi 2 y O'Brien 2.

autorizados para cualquier cosa (a la manera de las «excepciones» de que hablaba Freud) como reparación debida, compensación por lo que —colectivamente, espiritualmente, históricamente— han sufrido (en su nación).[36] Es indudablemente cierto lo que dice Berlin: que con frecuencia el nacionalismo surge de un sentimiento herido o agraviado de la dignidad humana, de un deseo de reconocimiento.[37] Y también es cierto que la conciencia de ese agravio tiene especial resonancia en los intelectuales, que contribuyen a darle una forma política.[38] Pero lo que interesa aquí es otra cosa: de qué modo la conciencia nacional —insisto, sobre todo de la nación víctima— se convierte en un recurso de superioridad moral aceptable (más todavía: irrecusable) para nuestra cultura del sufrimiento.

Mi idea es que la nación ha sido, en un sentido, una prolongación, y en otro sentido un contrapeso, para la noción de pueblo. Por eso se presta para usos progresistas y conservadores, dictatoriales, tradicionalistas, populistas y radicales; el nacionalismo, como dice lord Acton, «no aspira ni a la libertad ni a la prosperidad, sino que sacrifica ambas a la necesidad imperativa de hacer de la nación el modelo y la medida del Estado» y es, de hecho, «una refutación de la democracia,

---

[36] Nunca sobra recordar a Gombrowicz: «Tener ideales no es una gran cosa, lo que sí es una gran cosa es no incurrir en nombre de unos muy grandes ideales en unas muy pequeñas falsedades» [p. 50].

[37] Isaiah Berlin propone distinguir las formas típicas del nacionalismo en sociedades débiles, subdesarrolladas o que han sido colonizadas, cuya sensibilidad nacional suele ser, comprensiblemente, mucho más aguda; es la línea de análisis con que explora la conciencia nacional en la India [véase «Rabindranath Tagore and the Consciousness of Nationality», en 2, p. 252].

[38] «Esta imagen nacional, capaz de generar resentimiento si es insultada o menospreciada, también puede contribuir a crear una *intelligentsia* consciente, en particular si se enfrenta a un enemigo común, ya sea dentro o fuera del Estado: una Iglesia o un gobierno extranjero» [Berlin, «Nationalism. Past Neglect and Present Power», en 3, p. 347].

porque impone límites al ejercicio de la voluntad popular y la sustituye por un principio superior» [p. 433].

La nación es algo más que el pueblo y es a veces de signo contrario a éste. Pero su función moral y sus atributos se han forjado de modo muy similar. La nación que ha sido víctima —ha sufrido— tiene derecho a una compensación; pero además, el sufrimiento acredita su virtud.

Tendremos que hablar de ello con más detenimiento, más adelante. Me importa hacer esta breve digresión porque el nacionalismo victimista permite ver, primero, cómo pueden transferirse los atributos morales del pueblo y, segundo, cómo el orden moral de nuestra cultura del sufrimiento se distorsiona, a medida que crecen las abstracciones, hasta adquirir rasgos disparatados (el ejemplo más claro que se me ocurre es el de la «culpa histórica» de Occidente por la colonización del resto del mundo, y la correlativa idealización de las culturas «auténticas», «naturales», de lo que se solía llamar el Tercer Mundo).[39]

Citemos, para cerrar, un argumento clásico: el de Mancini. El derecho fundamental de toda nación es la independencia, que «no es más que la misma libertad del individuo, ampliada al común desarrollo del agregado orgánico de individuos que forman las naciones; la nacionalidad no es más que la manifestación colectiva de la libertad» [Mancini, p. 37]. De modo que las naciones que no tienen «un gobierno nacido de sus propias entrañas» se han convertido en cosas; y ello supone «tal abismo de abyección y de miseria, que en el plano individual no encuentra parangón sino en la esclavitud o el suicidio» [Mancini, p. 41].

---

[39] Sucede, por ejemplo, que varios millones de individuos de cultura mestiza adquieran la conciencia de que se les debe una reparación —incluso una reparación personal, mediante leyes discriminatorias o subsidios— por sufrimientos padecidos por «su» nación quinientos años antes. Vale la pena mirar, precisamente por su intención polémica e iconoclasta, el libro de Carlos Rangel.

Es decir, la nación víctima ha padecido los peores sufrimientos que quepa imaginar. Y el orden moral del mundo requiere que haya alguna reparación. Con más razón cuanto que los sufrimientos son inmerecidos; de nuevo, la virtud de la nación es básicamente negativa; deriva de la iniquidad de sus opresores:

> La única fuente inagotable de todos los ataques al principio de nacionalidad recordados en la historia no puede sino contemplarse, en definitiva, más que en el abuso de la fuerza y en su encarnación política, la conquista. Ésta, para resultar más patente en sus asaltos, como un nuevo Proteo, se disfrazó de civilización, sin cambiar nunca su meta [Mancini, p. 47].

Ya se sabe: no habiendo Dios ni otra vida en el más allá, la nación se hace justicia a sí misma, aquí en la tierra. Nuestra cultura del sufrimiento sanciona también en este caso la actitud airada y justiciera de las víctimas inocentes, de los mansos que no heredarán la tierra. Y que acaso por eso abandonan su mansedumbre.

El nacionalismo —escribió Elie Kedourie— mira hacia el interior, lejos y más allá del mundo imperfecto. Y este desprecio hacia las cosas tal como son, hacia el mundo tal como es, finalmente se convierte en el rechazo de la vida y el amor a la muerte [p. 82].

Nuestra necesidad de un mundo justo, moralmente inteligible, produce a veces extraños frutos.

WILLIAM JAMES MIRA EL TERREMOTO DE SAN FRANCISCO

E L TERREMOTO DE LISBOA INSPIRÓ A VOLTAIRE un poema dramático y doliente, que preguntaba por la naturaleza del Mal, que pedía cuentas a la Divina Providencia; un poema que era indicio de una crisis espiritual, lastrada —irremediablemente, fatalmente— por la realidad muda del sufrimiento. Siglo y medio después, William James estuvo en San Francisco precisamente tras el terremoto de 1906; tenía, sin duda alguna, una sensibilidad religiosa más aguda e inquieta que la de Voltaire. Lo que escribió fue un breve artículo, una improvisada reflexión sobre ciertos aspectos psicológicos que se hicieron visibles con el desastre.

En ningún momento se pregunta James por el significado del sufrimiento humano y es dudoso que pensara siquiera en la Providencia. No se duele, no se conmueve, no quiere tampoco conmover a nadie. De hecho, lo único que encuentra al cabo de su —apresurada— especulación son razones para el optimismo. Podría uno preguntarse, con Voltaire, si no veía esas ruinas horribles, esos despojos y jirones entre desdichadas cenizas, ese montón de víctimas en un abismo infernal. Y parece que no. Lo más probable es que no viese nada de eso.

Muchas cosas habían cambiado ya en 1906; una de ellas es ésta: que William James no ve, no puede ver lo mismo que veía Voltaire. Es sólo un gesto, una manera de fijar la mirada, que ha costado más de un siglo de esfuerzos dirigidos precisamente a ese fin: no mirar el sufrimiento desnudo y no preguntar por lo que hay más allá; deshacerse del problema del sufrimiento, tornándolo manejable.

Era un esfuerzo que, como se sabe, a Nietzsche le parecía especialmente grotesco: «Vosotros queréis, en lo posible, eliminar el sufrimiento —y no hay ningún "en lo posible" más loco que ése.»[1] Seguramente es verdad: el propio terremoto de San Francisco, por ejemplo, diría que es verdad: no cabe eliminar el sufrimiento. No obstante, lo asombroso no es que se se intentara, sino que de varios modos, en distintos aspectos, el intento tuviese un relativo éxito. Que un hombre como William James, bondadoso y afable, compasivo, pudiera escribir sobre el terremoto con ese distanciamiento. Sabiendo que el dolor existe, teniéndolo delante, pero sin que eso le hiciese desesperar de la existencia ni preguntarse por la bondad de Dios.

Digámoslo en una frase: la distancia que toma James es la de una mirada científica, para la cual el desastre natural puede ser entendido, asimilado, sencillamente, como un dato (útil, entre otras cosas, para procurar algún remedio), cuya significación religiosa y moral es, digámoslo así, «neutra». Pero esa capacidad no depende de la actitud personal del propio James, sino de las formas en que la sociedad occidental finisecular podía organizar su relación con la naturaleza.[2]

---

[1] «El bienestar, tal como vosotros lo entendéis —¡eso no es, desde luego, una meta, eso a nosotros nos parece un *final*! Un estado que enseguida vuelve ridículo y despreciable al hombre —¡que hace *desear* el ocaso de éste! La disciplina del sufrimiento, del *gran* sufrimiento —¿no sabéis que únicamente *esa* disciplina es la que ha creado hasta ahora todas las elevaciones del hombre?» [Nietzsche 4, p. 183].

[2] Es la idea, muy conocida, de Elias: «La manera como los miembros individuales de un grupo experimentan todo lo que afecta a sus sentidos, el significado que atribuyen a sus percepciones sensoriales, depende de la forma estándar del saber —y, con éste, también de la capacidad de formu-

Esa nueva forma del ascetismo en que consiste la mirada científica es uno de los logros —una de las perversiones, diría acaso Nietzsche— más característicos del siglo XIX; un producto tardío (y precario) de la civilización:

> En la aproximación de las sociedades humanas a la naturaleza, por lo tanto, el ser humano ha recorrido un largo camino desde las formas de pensamiento y comportamiento primarias, inocentemente egocéntricas y con una fuerte carga emocional, hoy apreciables en estado puro únicamente en los niños —camino que todo individuo debe volver a recorrer al ir haciéndose mayor— [Elias 5, p. 17].

En sus manifestaciones últimas, presentes ya en la obra de James, como en la de Freud, a principios de siglo, se procura mirar con la misma distancia los procesos anímicos individuales: tomar distancia incluso respecto del hombre, a lo que se considera convencionalmente lo más humano del hombre.[3] Y eso hay en la breve nota sobre el terremoto de San Francisco que, con la sobriedad que conviene a la ciencia, se titula así: «Acerca de algunas consecuencias mentales del terremoto».

Pero veámoslo con un poco de atención. Hubo, escribe James, dos cosas que en particular pudieron notarse después del desastre: la rapidez con que se improvisó el orden, en medio del caos, y la generalizada ecuanimidad de los habitan-

---

lar conceptos— que la sociedad a la que pertenecen ha alcanzado a lo largo de su evolución» [5, p. 13].

[3] Freud conocía, por cierto, la casi invencible resistencia que debía enfrentar su intento: «El psicoanálisis tiene pocas probabilidades de hacerse querido o popular. No es sólo que mucho de lo que tiene que decir ofenda los sentimientos de la gente. Casi una similar dificultad es creada por el hecho de que nuestra ciencia abarca un cierto número de hipótesis [...], que están expuestas a parecer muy extrañas a los modos ordinarios de pensamiento» [«Algunas lecciones elementales de psicoanálisis», en 1, p. 236].

tes.[4] Es decir, en una cosa y en otra, la capacidad colectiva para sobreponerse al desastre, hacerlo a un lado, dejarlo atrás, salir adelante. Un indicio —si hiciera falta— de que no sólo había cambiado la actitud del hombre de ciencia que mira los procesos naturales (catastróficos), sino también, y en la misma dirección, había cambiado la actitud de la gente que experimenta el desastre.

El sufrimiento ha sido transformado, sobre todo, en un problema práctico, que urge resolver; un problema que admite, que requiere de hecho soluciones técnicas. El diálogo con la Providencia, si lo hubiera, sería asunto privado y posterior, de cada uno en su conciencia; pero no hay ni la esperanza ni la exigencia de una reparación o una compensación milagrosa, ni mucho menos la idea de que el terremoto fuese consecuencia —justa— de los muchos pecados de la ciudad. Insisto: lo que hay, para todos, es un problema práctico:

> En 24 horas se había previsto y organizado todo lo relativo a racionamiento, vestido, hospitales, cuarentenas, tareas de desinfección, limpieza, policía, ejército, refugio en campamentos y casas, información impresa, empleo, todo bajo el cuidado de numerosos comités de voluntarios [W. James 3, p. 1221].

Quienes así se ocupan de resolver, por sí mismos y de inmediato, los problemas prácticos de la destrucción adoptan en principio la misma actitud y la misma mirada del científico. Para unos y otros la naturaleza ha sido finalmente «desencantada» y no tiene ya ningún significado ulterior que sea inmediatamente ostensible (al menos, aparece desencantada en el terreno de la vida ordinaria).

El dolor físico se convierte en un problema médico, la destrucción es un problema de ingeniería, la reparación es

---

[4] «On Some Mental Effects of the Earthquake», en 3, pp. 1220-1221.

asunto financiero, fiscal, de higiene. La mirada científica no ve, no puede ver otras cosas; digámoslo más claramente: la mirada científica se prohíbe hacer ciertas preguntas. Y construye su seguridad a partir de esa negativa, ese rechazo a toda pregunta por un significado superior, moralmente inteligible.

Los sufrimientos morales y religiosos existen, sin duda, pero se han transformado en problemas privados, para ser resueltos en la intimidad. Dice James: «No escuché a nadie en California ni una sola palabra de tono verdaderamente patético o sentimental» [3, p. 1221]. Es decir, el sufrimiento no es un problema público, que se refiera al significado de la vida colectiva, la justicia, al orden moral del mundo. No es para ser tratado en la calle, con lamentaciones.

Sucede como si la visión de la catástrofe se desdoblase en dos planos distintos. El primero, referido a las consecuencias materiales, es un asunto «natural», que se traduce en el problema comunitario, sobre todo técnico y administrativo, de la reconstrucción. El segundo, referido al sufrimiento psicológico por la pérdida, pérdida de vidas y de bienes, es puramente individual y privado, y puede llevar a formas familiares de duelo, a una consulta psicológica o a manifestaciones de piedad y devoción religiosa de cualquier tipo: no trastorna la idea del orden.

El desdoblamiento es consecuencia de la distancia emotiva respecto de la naturaleza; como resultado, el único espacio común de interpretación del sufrimiento, el único efectivamente compartido, es el que ofrece la mirada científica (y sus secuelas técnicas, administrativas, etcétera).

La conclusión a la que llega William James no podría estar más lejos de la de Voltaire:

> Las carencias seguirán siendo terribles en San Francisco, y sin duda habrá una buena cantidad de crisis nerviosas en las próximas semanas y meses; no obstante, al mismo tiempo, los hombres más corrientes, simplemente porque son hombres,

continuarán exhibiendo, individual y colectivamente, esta admirable fortaleza de carácter [3, p. 1222].

Sea fortaleza de carácter o sea otra cosa, el hecho es que esa actitud frente a los desastres naturales sí es un hecho relativamente reciente, indicio de un progreso de la secularización. Si fuese posible tratar toda forma de sufrimiento con esa distancia y ese espíritu práctico no quedarían, en realidad, más que problemas técnicos que resolver. No habría lugar para la angustia. Sería, por reducirlo a una fórmula, conservar el optimismo de la Ilustración, liberado ya de todas las preguntas incómodas.

No sucede así. Quiero decir, el hecho de que, en general, se hayan abandonado las interpretaciones de tipo providencial para las catástrofes naturales (y para la mayor parte de los sufrimientos humanos) no ha contribuido a generalizar la «fortaleza de carácter» que tanto impresionó a William James. No es universal y permanente ese ánimo ligero, ese espíritu práctico y optimista ante el dolor. Y creo que hay varias razones que lo explican.

Lo primero: hay algo típicamente estadounidense en la actitud práctica y desenvuelta, pronta para la organización en busca de soluciones inmediatas. Lo ha dicho, en un párrafo magnífico, Henry Adams:

> Estados Unidos siempre se ha tomado la tragedia con ánimo ligero. Demasiado atareados para detener la actividad de su sociedad de veinte millones de caballos de fuerza, los estadounidenses han hecho caso omiso de tragedias que habrían ensombrecido la Edad Media; la gente aprende a ver en el asesinato un tipo de histeria, a ver en la muerte una neurosis, que debe ser tratada con una cura de reposo [p. 348].

Dicho de otro modo, los habitantes de San Francisco mostraron ese ánimo en 1906, esa prontitud para la organización y esa voluntad de salir adelante, sin lamentarse mucho por lo pasado, no porque fuesen «hombres», sino porque eran estadounidenses (y estadounidenses de principios del siglo XX, enfrentados a un desastre natural). Lo ha repetido hace poco, en un texto polémico, George Steiner:

> Decir que Estados Unidos es un *Prinzip Hoffnung* (el famoso término de Ernst Bloch para la escatología institucionalizada y programada de la esperanza) en que un asistente social especializado en psiquiatría atiende a Edipo, en que un terapeuta familiar atiende a Lear, es casi una definición de este país. «Y hay curas para la epilepsia, mi querido Dostoievski.» [...] La historia estadounidense está repleta de ocasiones trágicas; sin embargo esas ocasiones son precisamente eso: un desastre contingente, el fracaso de una cura, el fallo de unas circunstancias que hay que alterar o evitar.[5]

En todo caso, hay razones para dudar que dicha respuesta pueda reducirse a los rasgos de una forma cultural. Porque también los estadounidenses, y precisamente por esa mirada pragmática y terapéutica, han descubierto nuevos sufrimientos; seamos más exactos: han dado lugar a la experiencia del sufrimiento en situaciones nuevas. La ciencia puede descubrir —y calcular— todo el daño que ocasiona una mirada hostil, las consecuencias duraderas del consumo de azúcar o los riesgos que hay en exponerse al sol; y lo que es mucho más importante, ofrece la ilusión de que todo podría tener remedio. En ese sentido, reproduce la paradoja de la Ilustración agigantada: cuanto menos misterioso y remoto es el origen del dolor, tanto más difícil resulta tolerarlo.

De modo que no es sólo la mentalidad estadounidense lo que explica el hecho de que la «fortaleza de carácter» no se haya generalizado. Hay más. Porque incluso en Estados Uni-

---

[5] «Los archivos del Edén», en Steiner 3, p. 337. Para matizar la idea hay que decir también que, como dice Harold Bloom, «ninguna nación occidental está tan impregnada de religión» como Estados Unidos [p.27].

dos ese ánimo relativamente impasible y pragmático no es la única respuesta posible al sufrimiento. Sucede también que se trataba de un desastre natural, donde la mirada científica enseña que no puede descubrirse ninguna intención humana (o divina). El mismo Rousseau sabía que no lastiman tanto los hechos como la intención.[6] Y no se miraban entonces, ni se miran ahora, con la misma ligereza un terremoto y el sufrimiento del pueblo. Pese a todos los intentos de reducir el problema a los términos de la ingeniería social, parece imposible quitarle dramatismo a la convivencia social. El pueblo es bueno y sufre injustamente: también en Estados Unidos.[7]

Finalmente, si no ha predominado el temple que señala James, también se debe —precisamente— al buen éxito de la mirada científica en lo que se refiere a explicar los fenómenos naturales. Es una curiosa paradoja que ha explicado, con brillantez, Norbert Elias:

> Paradójicamente, el constante aumento de la capacidad del ser humano para percibir las fuerzas de la naturaleza de forma más distanciada y gobernarlas en mayor medida, unido a la paulatina aceleración de este proceso, ha aumentado las dificultades del ser humano para ampliar de manera similar su dominio sobre procesos de cambio social y sobre sus propios sentimientos hacia éstos [5, p. 20].

---

[6] «Una teja que cae de un tejado puede herirnos, pero no nos indigna tanto como una piedra lanzada a propósito por una mano malintencionada […]. El hombre sabio, que no ve en todos sus sufrimientos más que los golpes de la necesidad ciega, no padece nunca esas agitaciones insensatas» [Rousseau 4, pp. 153-154].

[7] Como tal, el «pueblo» ha figurado en la retórica política estadounidense desde sus orígenes [véase Rodgers]; pero el mismo sujeto colectivo abstracto, doliente y bueno ha adoptado otras formas: en la «mayoría silenciosa», las «minorías», los «afroamericanos», etcétera.

La extensión y complejidad de las interacciones que permite la tecnología, aparte del anonimato de las relaciones y su carácter masivo, la magnitud de los recursos de producción y destrucción, todo ello hace que las amenazas que resultan menos manejables para los individuos del siglo xx sean las amenazas humanas. Pero no conviene desviarnos mucho, porque tendremos que volver a ello.

Lo cierto es que a fines del siglo xix el optimismo de William James —y el de los habitantes de San Francisco— no era un hecho insólito. Incluso podría decirse que era el ánimo predominante. Europa había vivido las guerras napoleónicas, la revolución del 48, la guerra franco-prusiana y la Comuna de París, y Estados Unidos había tenido su propia guerra civil, como las habían tenido los demás países de América; y sin embargo, dominaba el optimismo. Una actitud esperanzada, una especie singular de inocencia que nos resulta —a fines del siglo xx— mucho más ajena que las angustias y dudas del xviii.[8]

Hay un siglo xix optimista, reformador y científico, cuyo espíritu podría estar representado por Auguste Comte y Jeremy Bentham y sus desmesuradas esperanzas. Ambos contribuyeron, por cierto, a la formación de ese ascetismo de la mirada científica que consiste en no mirar ciertas cosas, no preguntar por lo que no puede responderse. «El espíritu humano —escribía Comte— renuncia desde ahora a las investigaciones absolutas que no convenían más que a su infancia, y circunscribe sus esfuerzos al dominio, rápidamente progresivo, de la verdadera observación» [p. 27].

---

[8] Digámoslo con la expresión, inteligente y barroca, de Mauricio Tenorio: «Viéndolo bien, lo que deja el siglo xix, más que nostalgia, es la metamorfosis de ésta en cursilería [...]. Dicho brevemente, si la nostalgia es la conciencia añorante y crítica del desvanecimiento de las certezas y los estilos del siglo xix, la cursilería es la nostalgia de la certeza de la nostalgia» [pp. 140-143].

Esa final madurez de la inteligencia, como se sabe, culminaría en un orden social positivo, de perfecta armonía y progreso continuo, donde todas las necesidades estarían satisfechas y «el ejercicio más completo posible de las inclinaciones generosas llegará a ser la principal fuente de la felicidad personal, incluso aunque no hubiera de procurar excepcionalmente otra recompensa que una inevitable satisfacción interior» [Comte, p. 95]. Para esa disposición genérica de benevolencia y amor a la humanidad inventó Comte el término «altruismo», y suponía que sería la virtud fundamental del nuevo orden.

Pero no todo es tan nuevo en el nuevo orden. El sistema positivo, tan científico como fuese, debería culminar en una forma de conciencia religiosa —la Religión de la Humanidad—[9] que tendría también, en la idea de Comte, una estructura mesiánica: una justificación del sufrimiento como sacrificio y mérito para la redención final del género humano.

En Bentham no hay esa ambición de sistema que organiza la obra de Comte, pero tampoco se propone preguntas sin respuesta. Tiene sobre todo el deseo de reformar el arreglo institucional de la Gran Bretaña, eliminando estorbos supersticiosos, guiado sólo por criterios racionales: «Los descubrimientos y progresos en el mundo natural corresponden en el mundo moral a la reforma» [Bentham 1, p. 3]. Ahora bien, para hacer eso, para reformar con sentido práctico, hace falta, en todo caso, tener una idea racional y comprobable de la naturaleza humana.

Con magnífica simplicidad pone Bentham los cimientos de su elaboración jurídica e institucional: «La naturaleza ha puesto a la humanidad bajo el imperio de dos amos absolutos: el dolor y el placer» [2, p. 1]. Si no se aparta la mirada de

---

[9] «Puesto que el dogmatismo es el estado habitual de la inteligencia humana, en cada sistema político precede siempre la formación del poder espiritual al temporal», y así sería en el sistema positivo [Negro Pavón 2, p. 58].

ese principio y se considera que toda forma de conducta puede reducirse finalmente, a esos términos, no hay nada más simple que la creación de un orden feliz. Se trata de arbitrar los medios para que los hombres puedan evitar el dolor y procurarse placer, del modo más benéfico para el conjunto.

El criterio para juzgar cualquier práctica, cualquier institución, es siempre el mismo: un criterio simple y racional, inteligible, que se corresponde con el orden de la naturaleza y con el deseo de los hombres. El criterio de la utilidad:

> La utilidad consiste en aquella propiedad de cualquier objeto por la cual tiende a producir beneficio, ventaja, placer, bienestar o felicidad (para el caso presente, todo es o es la misma cosa), y que evita el daño, el dolor, el mal o la infelicidad del individuo cuyo interés está siendo considerado [Bentham 2, p. 2].

La cultura en que adquiere sentido la argumentación de Bentham es, en muchos sentidos, la nuestra: perfectamente mundana y simplísima. Todo consiste en evitar el dolor y procurarse placer. Y ese sentimiento primario, objetivo y evidente, ofrece la única interpretación consistente del orden: «El principio de utilidad ni necesita ni admite otro criterio regulador que él mismo» [Bentham 2, p. 23]. Incluso consigue Bentham «refutar» el principio ascético de la moral tradicional, reduciéndolo a los términos utilitarios: detrás de toda la palabrería de filósofos y teólogos, lo que hay es la esperanza (que es una expectativa de placer) y el miedo (una expectativa de dolor).

Es tan sólo un problema de ingeniería al diseñar los estímulos e incentivos legales, de modo que al buscar su propio placer cada individuo contribuya al bienestar del conjunto (algo semejante a lo que Mandeville y Smith suponían que ocurriría, de manera espontánea, mediante el mecanismo del mercado). Con alardes de estadística e ingenio matemático, no dicen nada muy distinto los sabios de fines del siglo xx.

No es difícil —ni vale la pena— señalar las inconsistencias, simplezas y extravagancias de la obra de Bentham. Lo interesante es que, en mucho, su intención y su manera de mirar la política persisten hasta la fecha. (Una aclaración, entre paréntesis. Bentham supone que es posible mirar el orden humano como se mira el orden de la naturaleza, dando por hecho que «es un suceso ciego, sin sentido ni rumbo», y que «su curso transcurre en una indiferencia total hacia la humanidad y el individuo»;[10] de ahí su menosprecio de la sabiduría de los «moralistas». En eso coincide con la intención de los ilustrados y de toda ambición propiamente científica, y no es extraño que resultara algo escandaloso. Como lo anota Elias: «El ser humano intenta una y otra vez disimular esta total indiferencia de la naturaleza ciega e inhumana por medio de imágenes nacidas de la fantasía que se corresponden mejor con sus deseos.»[11] Ahora bien, de esa mirada «naturalista» no se deriva ningún imperativo moral ni una idea política; cabría incluso decir que, tanto en Bentham como en nuestros sabios contemporáneos, cuando se supone que la ciencia impone una acción de gobierno particular, cuando se reduce la complejidad del orden social para hacerlo manejable con una facilidad semejante, no hay más que otro intento de sustituir los procesos reales por «imágenes nacidas de la fantasía que se corresponden mejor con sus deseos».)

[10] Tal es nuestra idea *científica* del orden natural [véase Elias 4, p. 14].
[11] Por supuesto, como se sabe, Elias piensa que es indispensable mirar también los fenómenos humanos con distanciamiento; no obstante, su punto de partida es la seguridad de que hay una diferencia ineliminable entre la complejidad del orden de la naturaleza y la del orden social. «Semejante encubrimiento de la indiferencia de todo este mundo inhumano hacia el hombre encubre, al mismo tiempo, el hecho de que las únicas formas de vida del mundo que en determinadas circunstancias pueden no ser indiferentes al destino de los seres humanos son otros seres humanos» [4, p. 14].

En cierto sentido, Bentham era un liberal: en sus ideas, individualista hasta el disparate; al final de su vida, partidario del gobierno representativo, y convencido de la necesidad de reducir el gobierno todo lo posible (aunque no fuese por otra razón, sino que los gobernantes, según su idea, serían guiados por el principio de utilidad, como cualquier otro individuo, y abusarían del poder si estuviese en su mano).[12] Por otra parte, la conocida máxima que proponía como guía para la acción pública tiene un aire radicalmente democrático y casi «colectivista»: «La mayor felicidad del mayor número es la medida de lo justo y de lo injusto» [1, p. 3].

No obstante, lo fundamental es el principio de utilidad y, entre todas sus consecuencias, una: supone que hay un propósito sustantivo del gobierno, y que éste puede alcanzarse de manera racional. «La tarea del gobierno consiste en promover la felicidad de la sociedad, mediante castigos y recompensas» [Bentham 2, p. 71]. Promover la felicidad, que significa, en términos muy concretos, favorecer el placer y evitar el dolor. Cualquier otro valor o principio, por apreciable que sea, tiene que subordinarse al principio de utilidad.[13]

De eso depende la racionalidad del sistema. El principio de utilidad ofrece un criterio objetivo, porque se refiere al sufrimiento concreto y los posibles placeres concretos de los individuos; propone hacer un cálculo exacto de esos dolores y placeres y, en consecuencia, descubrir las soluciones técnicamente correctas y neutrales, despojadas de cualquier sesgo emotivo o irracional. Es decir, Bentham propone, sencilla-

---

[12] «La doctrina benthamista apunta, pues, a reducir el gobierno a lo indispensable, como garantía además de su incorruptibilidad» [Negro Pavón 1, p. 19].

[13] «En el pensamiento de Bentham, el criterio que debe guiar la acción del gobierno es el cálculo de su utilidad para producir placer y seguridad. Si la libertad individual tuviera que ser restringida para favorecer el valor de utilidad, dicha acción estaría por definición dentro de los límites de la capacidad del gobierno» [Heineman, p. 63].

mente, una forma radical de lo que Oakeshott ha llamado la «política de la fe»:

> En la política de la fe se entiende que la actividad de gobernar se encuentra al servicio de la perfección humana; se entiende que la perfección misma es una condición mundana de las circunstancias humanas y que alcanzarla depende del esfuerzo del hombre. La tarea del gobierno consiste en dirigir las actividades de los ciudadanos para que contribuyan a los adelantos que a su vez convergen en la perfección [p. 75].

Como es evidente, el radicalismo de Bentham corresponde al extraordinario aumento del poder del Estado, así como a los recursos técnicos disponibles y las creencias dominantes acerca de las posibilidades de la ciencia. Dicho de otro modo, las circunstancias históricas hacen que sea imaginable un gobierno que procure en efecto la mayor felicidad para el mayor número. Por otra parte, esa inconsistencia entre unos principios individualistas y una política «colectivista» no es privativa de Bentham; de hecho, es característica del programa mismo del Estado de bienestar en general. Por una parte, se trata de una idea radicalmente individualista, puesto que el «derecho al bienestar» de cada individuo es virtualmente un derecho natural; por la otra, es sin duda de inclinación «colectivista», puesto que la responsabilidad del Estado es el bienestar de la colectividad en su conjunto.[14]

Conviene detenerse sólo un poco más en ello. El ideal de la legislación en el modelo de Bentham es un mecanismo neutral respecto a las pretensiones de los varios partidos e intereses: su justificación es sólo técnica [véase Negro Pavón 1, p. 291]. Según su propia expresión, el principio de utilidad «es el único que permite determinar aquello que ningún partido puede, en teoría, desaprobar. Sirve para reconciliar a los

---

[14] El argumento aparece expuesto de manera persuasiva en «Social Selection in the Welfare State», en Marshall, pp. 236-237.

hombres en la teoría» [Bentham 1, p. 112]. Por supuesto, el fundamento racional de esa pretensión es el hecho material del sufrimiento y la obligación de eliminarlo; con más exactitud: el hecho del sufrimiento, la idea de que es posible eliminarlo y la necesidad moral (no una necesidad lógica, se entiende) de hacerlo así.

Supongo que no hace falta encarecer de otra manera la importancia de la idea del sufrimiento —y la exigencia de su eliminación— para la política moderna. De Bentham en adelante, y no por una expresa influencia benthamista, los pensadores y los políticos que han procurado darle una justificación técnica, neutral, a los hechos políticos han recurrido al criterio último del sufrimiento. Porque el sentido común pone la premisa indispensable: que la supresión del dolor es posible, incluso en el plano colectivo, mediante la ciencia y que, siendo posible, es obligatorio.

Habrá que volver sobre ello, pero interesa dejarlo ya así anotado. Nuestra cultura del sufrimiento tiene, entre otras, una función política. Sirve para justificar la acción de un Estado que se presenta como neutral con respecto a las varias ideas de una vida buena y que argumenta sus decisiones a partir de criterios técnicos. Cuando el Estado se propone otra finalidad que no es el mero bienestar, la utilidad, la eliminación del dolor, deben cambiar los términos de la retórica: un Estado que se justifica por un propósito religioso, por el interés trascendente de una raza o una nación, puede subordinar el sufrimiento, darle una forma sacrificial (de un modo que nuestro sentido común considera «retrógrado» o «primitivo»).

Ciertamente, ni el dolor ni el daño, ni por supuesto el sufrimiento, son nociones objetivas, como suponía Bentham, y la idea de la neutralidad política está erizada de dificultades y paradojas. No obstante, en lo que tuvo de científico y reformador, el siglo XIX quiso encontrar ese criterio definitivo; y de ello ha quedado, en nuestra cultura del sufrimiento, la idea de que puede ser eliminado mediante la acción pública, con recursos e intenciones puramente técnicos.

También para la economía se busca en el XIX una explicación técnica y un criterio inmanente de justicia. Se supone —cada vez con más claridad— que el mercado es un sistema que se regula por sí mismo: un mecanismo natural y objetivo, que distribuye de manera neutral los beneficios, dando más a quien más merece, por la asociación del trabajo y el valor.

Como se sabe, la idea tiene su origen en la definición de propiedad de Locke: si «cada hombre tiene la propiedad de su propia persona» y tiene también como naturalmente suyos «el esfuerzo de su cuerpo y la obra de sus manos», entonces «siempre que alguien saca alguna cosa del estado en que la naturaleza la produjo y la dejó, ha puesto en la cosa algo de su esfuerzo [...], y por ello la ha convertido en propiedad suya» [Locke, p. 23], lo cual nos autoriza a suponer que toda propiedad está constituida mediante esfuerzo y trabajo. La moraleja parece un corolario racional. A partir de ahí, los economistas decimonónicos buscan una explicación científica del mercado con la teoría de que el trabajo es lo que produce valor.

Pero sucede, además, que esa explicación de la propiedad y el intercambio converge con el supuesto fundamental de casi toda ética moderna, a saber, que «sólo las cualidades, acciones, etc., que el hombre como individuo adquiere, realiza, etc., por su esfuerzo y trabajo, tienen valor moral».[15] De ahí resulta que la explicación del «valor» de las mercancías puede usarse como descripción de lo que en términos morales tiene «valor» y es apreciable; la explicación técnica (más o menos verosímil) de la producción y circulación de mercancías sirve

---

[15] Según Scheler, la valoración exclusiva del «trabajo» obedece al mecanismo básico del resentimiento, puesto que elimina toda diferencia fundamental de «calidad» moral [véase 2, p. 116].

de fundamento a la justificación moral del mercado como institución. De hecho, podría parecer que se trata de un solo argumento. El mercado, en sí mismo, resulta ser un mecanismo neutral de reconocimiento y aprecio de lo que vale, cuya justificación es inmanente: eso dice el texto moral que subyace bajo la explicación económica. También por esa vía, el sufrimiento (como esfuerzo y como carencia) se incorpora a una explicación científica del mundo: se cuenta con él como criterio objetivo de evaluación e interpretación del arreglo institucional del intercambio, y se le resta toda significación trascendente. También de ese modo, como elemento necesario del mercado, el sufrimiento queda «neutralizado»: es visible, pero carece de significación trascendente, está incorporado al orden de las cosas.

(Adelantemos, entre paréntesis, una dificultad obvia, cuyas consecuencias se verán más adelante. La teoría del valor-trabajo, como creencia de presunta validez moral, abre un flanco muy vulnerable: ¿qué sucede si, con mucho trabajo, con mucho esfuerzo, no se consigue producir valor bastante? Teóricamente, hay un criterio científico que explica el valor a partir del mérito, la superioridad moral del esfuerzo que coincide con la recompensa material del valor en el mercado, con lo cual el orden del mercado es técnicamente neutral y moralmente justificable, a menos que a un esfuerzo obvio y ostensible no corresponda un valor equivalente. En tal caso tendríamos una conjetura técnica sobre la naturaleza de las mercancías, pero no una justificación del mercado. Es un hecho que así sucede: no coinciden el valor y el mérito. Y hará falta una aparatosa transformación de la mirada «pública» para que sea en efecto el esfuerzo, en cuanto subjetivamente meritorio, también socialmente valioso. Ahora bien, ese giro conlleva todo tipo de riesgos —que son para tratarse en otro momento—, pero sobre todo, como ha dicho Hayek, supone una «colosal soberbia», porque «se presume que en cada caso individual somos capaces de juzgar si la gente ha utilizado bien las diferentes oportunidades y talentos que se le han dado y hasta qué punto son meritorios sus logros a la luz de las circunstancias que los han hecho posibles» [p. 121].)

Por ese otro camino, la mirada «científica» del siglo XIX contribuye a confirmar el sentido común de nuestra cultura del sufrimiento: lo considera fundamental y último, objetivo y carente de otra significación, y considera que está en el origen del valor, de lo que debe apreciarse.

Ahora bien, hay también un siglo XIX revolucionario, especulativo, turbulento y justiciero. Que vive bajo la amenazadora presencia del pueblo y la realidad —recién descubierta— de la pobreza; que es la pobreza de siempre, incluso menos grave que la de otro tiempo, pero que está presente de inmediato, en la ciudad (Benjamin: «La multitud de la gran ciudad despierta miedo, repugnancia, terror en los primeros que la miraron de frente»)[16] y que conmueve a la sensibilidad romántica hasta llegar a ese curioso contrasentido del «bucolismo fabril» [véase Nisbet, pp. 118 y ss.].

El pueblo sufre inmerecidamente, se esfuerza, pero no produce valor: es algo peor que una inmoralidad, es un error. Que hace necesarias —obligatorias— las reformas: resurge así la idea del progreso como justificación, como posibilidad de redención del dolor.

El mercado, como antes la Divina Providencia, conseguía que el sufrimiento tuviese una recompensa. Pero sucede que los pobres sufren sin culpa y sin esperanza de remisión (en el mercado). Se hace necesario restaurar de otra manera la reciprocidad dañada por el mecanismo social. Aquí encuentra el optimismo reformista —de estirpe benthamista— un aliado fundamental: la clase política; o bien, para decir las cosas en su orden, la clase política (renovada y fortalecida con las for-

---

[16] «Sobre algunos temas de Baudelaire», en Benjamin, p. 146.

mas de gobierno representativo) encuentra el recurso idóneo para hacerse indispensable.

Como cosa enteramente natural, los políticos del XIX tienden a ser reformistas (o revolucionarios), justicieros, partidarios del pueblo. Porque eso los hace necesarios. Si hay un sufrimiento injusto (que el mecanismo del mercado no resuelve) y hay la necesidad de compensarlo (porque no hay el más allá ni la Providencia), y hay además la posibilidad de hacerlo racionalmente, científicamente, mediante la acción del gobierno, el personaje que se torna fundamental es el político. En particular, el político reformista, agitador e intelectual, que denuncia las injusticias, proclama la bondad de los débiles, exige la compensación y se ofrece para poner remedio a todo.

(Una acotación: el método que con más facilidad se les ofrece para ganar prestigio conlleva riesgos que son típicos, y seguramente inevitables, del oficio de político. Para adquirir todo el magnetismo, el poder simbólico de la retórica justiciera, el político debe prestarse —en alguna medida— para representar el papel del Mesías; lo menos que se le pide es desprendimiento, neutralidad, si no un sacrificio ostensible de sus intereses personales. Hablando del México decimonónico ha escrito Claudio Lomnitz: «Los caudillos solían representarse como salvadores (como Cristo) de la nación, y enfatizaban con insistencia su abnegación. Afirmaban que preferían la vida privada al "servicio" público y su liderato se basaba en su perpetua disposición al sacrificio» [p. 375]. Una situación repetida en casi cualquier otra parte y que, en los casos más notorios, ha producido espectáculos propiamente esperpénticos.)

En lo fundamental, coinciden en la estructura de su argumento los políticos progresistas, los reformadores y los revolucionarios. Todos suponen que el orden social es un artificio, un producto humano que se explica por motivaciones humanas y depende de intenciones humanas; suponen que hay una igualdad esencial entre los hombres que los hace merecedores de la misma felicidad; suponen (esto es fundamental) que es posible imaginar un mecanismo justo, es decir, que reparta el bienestar y el sufrimiento de acuerdo con los méritos de cada cual; finalmente suponen que el orden vigente es injusto porque hay sufrimientos inmerecidos.

Las diferencias posteriores son relativamente poco importantes: el progresista cree que el mecanismo social es justo aunque produzca «transitoriamente» resultados injustos; el reformador piensa que el mecanismo podría ser justo si se eliminasen unas u otras deficiencias, lastres del pasado, irracionalidades; el revolucionario está convencido de que el mecanismo social es de suyo injusto, que sistemáticamente produce resultados injustos, y que por eso debe ser cambiado por otro mecanismo enteramente nuevo.

Por supuesto, desde entonces —y hasta la fecha— el recurso más asequible para el quehacer político ha sido reformar las leyes. Tan radical como se haya querido hacer dicha reforma. De manera muy sensible, incluso transparente, la idea de que fuese posible —y necesario— perfeccionar el orden social para evitar las injusticias contribuyó a modificar la noción misma de derecho y a situarlo, por decirlo así, de lleno en la política. Así lo explica Ortega:

> Pues hacia 1750 en Francia y media centuria después en las demás naciones se dio en la manía de creer que el Derecho es Derecho porque y si es justo, donde justo significa ciertos desiderata de orden moral y ético, utópico y místico, por sí ajenos totalmente al Derecho como tal [...]. Resultó que el Derecho existente se convirtió en el Derecho que hay que reformar [1, p. 286].

Las necesidades del pueblo se convertían en derechos, para restaurar la reciprocidad alterada por el imperfecto funcionamiento del mecanismo (presuntamente) moral del mercado. Esa mutación fundamental era la tarea de los políticos.

Soy consciente de que es un esquema demasiado simple, incluso una caricatura; confío en matizarlo en lo que sigue. De momento me interesa hacer hincapié en la asociación que hay entre nuestra cultura del sufrimiento, la mirada científica y las nuevas formas de la política, entre ellas el crecimiento del poder del Estado y las tareas de intermediación de la clase política.

El siglo XIX optimista y reformador quiere un mundo razonable, de medida humana, con problemas que puedan ser resueltos. Es revelador, como pocas cosas, el argumento con que John Stuart Mill razona sobre la improbabilidad del infierno:

> Hasta al peor malhechor le será difícil pensar en que los crímenes que él haya podido cometer y los males que haya podido causar en el corto espacio de su existencia merezcan torturas eternas [2, p. 58].

De la misma manera que William James no podía ver el horror que veía Voltaire, sencillamente Stuart Mill no puede ver el infierno. Porque su existencia no sería razonable.

Desde luego, la religión tal como la entiende Stuart Mill es una pura fantasía intelectual: una «orientación de las emociones y deseos hacia un objeto ideal» que por su perfección «tiene absoluta supremacía sobre todos los objetos egoístas del deseo» [2, p. 80]. Es decir, una religión a la medida del utilitarismo renovado de Mill, con una mínima dosis de comtismo. Una religión que se define a partir de su función como contrapeso del egoísmo, que influye sobre los sentimientos y favorece la compasión, la generosidad y el respeto.

Lo curioso, que llama la atención, es la facilidad con que se desentiende de las ansiedades de los siglos anteriores: no sólo del temor al infierno, sino también de las dudas sobre la Providencia y la justicia o el significado de la vida. Lo que llama la atención, otra vez, es esa voluntaria, deliberada miopía a que se obliga el optimismo y que impone ese tono característico de irrealidad a buena parte de las ideas del siglo XIX.

Hagamos una aclaración: ese mundo que se encaminaba esforzadamente hacia la perfección era una ilusión; pero una ilusión científica, que a cada paso parecía confirmada por los nuevos descubrimientos. Incluso la teoría de la evolución de Darwin servía —según Spencer— para explicar la futura y próxima desaparición del dolor:

> El mal no es una necesidad permanente. Todo el mal es resultado de la falta de adaptación del organismo a sus condiciones; ésta es una ley general para todos los vivientes. También es verdad que el mal tiende perpetuamente a desaparecer. En virtud de un principio esencial de la vida, esta falta de adaptación de los organismos a sus condiciones está siendo continuamente rectificada y continuará siéndolo hasta que la adaptación sea perfecta [Bury, p. 302].

Había quienes —Marx, por ejemplo— suponían que en el camino hacia esa «adaptación perfecta» habría mucha más violencia. Pero la idea en sí resultaba creíble y hasta sensata. Y tenía consecuencias prácticas. Entre ellas, una sensibilidad agudizada hacia toda forma de sufrimiento; puesto que podía eliminarse, debía ser eliminado.

(Voces discordantes también las había, pero resultaban extemporáneas y por eso marginales. Hay que recordar la cortés y ambigua nostalgia de Tocqueville, o bien la beligerancia apocalíptica de Donoso Cortés: «En contraposición con el optimismo reinante, [Donoso Cortés] advirtió enseguida con toda claridad que el ferrocarril y el telégrafo traerían consigo una dictadura centralizadora, encaminada a nivelarlo todo. La ilusión estribaba en asociar el progreso de la técnica con el de la libertad y de la perfección moral de la humanidad, creando así un concepto uniforme de progreso» [Schmitt 1, p. 60].)

A la distancia, resulta extraño y confuso el ajetreado humanitarismo finisecular: la socialdemocracia y Florence Nightingale, el liberalismo progresista, las campañas contra el alcoholismo y el sindicalismo católico, un mundo en que se cruzan la ambición científica, la compasión, la militancia política y una imprecisa religiosidad. Con esa misma distancia parece agruparse todo ello en un mismo impulso; para decirlo con una frase, mi idea es que se trata del último momento propiamente creativo del doble proceso de la secularización. La desordenada floración de la Religión de la Humanidad.

Como forma religiosa (entendida la religión en un sentido estrecho), acaso la manifestación más característica del espíritu de fin del siglo haya sido el unitarismo;[17] una especie de calvinismo invertido, capaz de descubrir a Dios en el corazón del hombre: un credo humanista, racional, individualista y compasivo, que descubrió la apoteosis de la religión en «la adoración de la bondad» [véase Parrington, p. 318]. Una religión sin dogmas absolutos ni aparatosos rituales, cuya teología podría resumirse en la certeza única de que Dios es bueno y su mensaje no puede encerrarse en los límites de ninguna institución humana; una religión de la igualdad, la tolerancia y el respeto.[18]

Así lo ha descrito Henry Adams:

---

[17] Descontando que éste también tenía su historia, más o menos larga si nos remontamos a Channing o buscamos probables precursores hasta llegar al socinianismo, a Miguel Servet o incluso Orígenes, como quieren los historiadores unitaristas de hoy [véase Buehrens y Church].

[18] Con su punto de ironía, la idea de Renan es atinada: «Si el problema del mundo pudiera ser resuelto por la rectitud de corazón, la simplicidad, la moderación espiritual, Channing lo habría resuelto» [Renan, «Channing», en p. 286].

Nada aquietaba las dudas como podía hacerlo la tranquilidad espiritual del clero Unitario [...]. Exhibían como un mérito el hecho de que no imponían ninguna doctrina sino que enseñaban, o trataban de enseñar, la manera de llevar una vida virtuosa, útil y generosa, cosa que era suficiente para lograr la salvación. Para ellos, había que desentenderse de las dificultades; dudar era desperdiciar el pensamiento; no había nada que exigiera solución. Boston había resuelto el universo; o por lo menos había propuesto y hecho realidad la mejor solución hasta el momento. El problema estaba resuelto [Adams, p. 34].

Habrá alguna exageración en la imagen, pero no mucha. El unitarismo era una religión que casi no era religión, lo mismo que, del otro lado del Atlántico, la rigurosa moral laica de los victorianos casi no era laica.[19] El unitarismo se encaminaba hacia lo que sería propiamente la «religión estadounidense», la moral victoriana hacia el progresismo liberal. Por lo demás, en sus buenas intenciones, en su forma de vida, en su concepción de la virtud, en sus ideas de reforma social, sería difícil encontrar diferencias sustantivas. Lo que les da a ambas posturas —el moralismo victoriano y el unitarismo— ese aire de familia es un ánimo de religiosidad fallida: que ambos son intentos de «consagración de lo humano», según la expresión de Luc Ferry [pp. 131 y ss.].

En el extremo está el extravagante entusiasmo de Emerson, su confianza avasalladora y autista en la capacidad, la santidad de la conciencia individual: «Confía en ti mismo: todos los corazones vibran con esa cuerda de hierro.»[20] No hay necesidad de credo ni de iglesia alguna: bastan la natura-

---

[19] Según la explicación de Gertrude Himmelfarb, «al sentirse culpables de la pérdida de la fe religiosa, sospechan que dicha pérdida pudiera exponerlos a las tentaciones de la inmoralidad y los peligros del nihilismo [...]; estaban decididos a hacer de la moral un sustituto de la religión; hacer de la moral, en realidad, una forma de religión» [p. 29].

[20] Es el lema obvio y sonoro del clásico ensayo de Emerson «Self-Reliance» [en 1, p. 258].

leza y el hombre, que son una misma cosa con Dios y con el bien, en un panteísmo confuso y exaltado, de simetrías hipnóticas[21] (y acaso sean precisamente su ambigüedad y su exaltación las que hayan hecho perdurable la influencia de su obra: Emerson habla a cualquiera, precisamente cuando se siente «cualquiera», y lo invita a descubrir, dentro de sí, al propio Dios).

Es un extremo, insisto, pero que participa sin duda del moralismo optimista decimonónico y que permite trazar una línea de continuidad hacia las más angustiadas y confusas formas de la religiosidad de fines del siglo XX; está sólo un paso más allá del unitarismo: no descubre la moral en la naturaleza, en el orden del cosmos, sino que produce ese orden a partir del sentimiento moral.[22]

De hecho, Emerson es virtualmente el «teólogo» de lo que Harold Bloom llama la «religión estadounidense» y que no es, en rigor, ni siquiera cristiana, sino una tardía forma de gnosticismo, entreverada de rasgos órficos, básicamente «entusiasta»; una religión de la experiencia individual, pragmática y sentimental, que se funda en la «confianza en uno mismo». Según lo expone el propio Bloom:

> La conciencia, concentrada en la identidad propia, es la fe para la religión estadounidense [...]. La identidad propia es la verdad y existe una chispa en su centro que es lo mejor y lo más antiguo porque es Dios dentro de uno. ¿Es esto cristianismo? [p. 54]

---

[21] «Para el alma, el mundo existe para satisfacer su deseo de belleza. A esto llamo un fin último. No puede buscarse ni ofrecerse ninguna razón que explique por qué el alma busca la belleza. La Belleza, en su sentido más amplio y profundo, es una manera de decir el Universo. Dios es belleza. La Verdad y la bondad y la belleza no son sino facetas distintas de un mismo Todo» [Emerson, «Nature», en 2, p. 15].

[22] «Para él, como para el Creador, todo era silencio, vacuidad, el vacío, hasta que él lo llenó con *su* palabra» [Kazin, «Emerson and the Moral Sentiment: We are as Gods», en p. 47].

Suena remoto, tal vez excéntrico, y sin embargo, Rousseau tenía una parecida confianza en su propia bondad y un mismo sentido de comunión con la naturaleza. Por otra parte, quienes han descubierto la luz en algún sucedáneo del budismo o en una experiencia de renovación evangélica en nuestro desairado fin de siglo acaso ambicionan no otra cosa, sino la ingenua seguridad de Emerson. Esa seguridad del amor personal de Dios, que está en el corazón de la religión estadounidense.[23]

Tampoco ese impreciso ecumenismo nos es ajeno. Porque todavía hoy, el sentido común de las sociedades occidentales —el que se manifiesta en la opinión de la prensa, en los organismos internacionales, incluso en muchos teólogos— querría creer en esa religión de religiones, que contuviese en sí misma toda la sabiduría y la espiritualidad y que pidiera sólo y vagamente una conducta razonable y una ocasional inclinación humanitaria. La religión de Whitman, otro entusiasta:

> I do not despise your priests;
> My faith is the greatest of faiths and the least of faiths,
> Enclosing all worship ancient and modern, and
> All between ancient and modern,
> Believing I shall come again upon the earth
>   [after five thousand years
> [...]
> I do not know what is untried and afterward,
> But I know it is sure and alive and sufficient.
>
> Each who passes is considered, and each who stops is
> Considered and not a single one can it fail.[24]

---

[23] «La renovación de la fe, en Estados Unidos, tiende a ser el sobresalto perpetuo del individuo que descubre una vez más lo que siempre ha sabido: que Dios lo ama sobre una base absolutamente personal y verdaderamente íntima» [H. Bloom, p. 13].

[24] «No desprecio a vuestros sacerdotes;/ mi fe es la más grande de las fes y la más insignificante,/ abarca todos los cultos antiguos y modernos/ y los que hay entre ellos,/ cree que volveré a la tierra de nuevo dentro de

Lo que hay, en todos los casos, es consecuencia de la secularización: una progresiva mundanización de las iglesias, cuyo ecumenismo es tanto más fácil y sincero cuanto que lo religioso ha quedado reducido, prácticamente, a lo moral; a juzgar por lo que dicen, hoy casi ningún teólogo ni jerarca católico se atrevería a pedir que —por caridad— se quemase a un hereje; los puntos de doctrina que solían ser de vida o muerte parecen poca cosa y la idea de una «guerra santa» se antoja propiamente bárbara.[25]

(Con esa actitud defendía la tolerancia religiosa William James; proponía el mercado de libre competencia religiosa, convencido —con una candidez que nos resulta muy familiar— de que la abierta confrontación de las varias doctrinas y la exhibición ejemplar de su utilidad práctica permitiría la «supervivencia de las más aptas» [1, p. xii].)

Por el otro lado, hay una progresiva sacralización de la humanidad que viene a ser el verdadero objeto de culto; no hay nada por encima ni más allá de los hombres: no hay ya que temer el infierno, como decía Mill, pero eso significa que no puede esperarse tampoco el paraíso. Todo sufrimiento inmerecido debe tener su reparación aquí y ahora.

No es dudoso que en el siglo XIX del optimismo se pensaba precisamente eso. Lo dice Stuart Mill: «El sentido de unidad en el género humano y un profundo sentimiento por el bien común pueden cultivarse hasta el punto de constituir un principio que satisfaga todas las funciones importantes de la religión» [2, p. 81]. Su idea, por supuesto, es una reite-

---

cinco mil años [...] // Yo no sé lo que no ha sido probado y está por venir/ pero sé que es seguro, vital y suficiente. // A todo el que pasa se lo toma en cuenta, y a todo el que se detiene/ se lo toma en cuenta, y ni uno solo puede faltarle» [Whitman, «Song of Myself», en pp. 172-177].

[25] Como lo argumenta Peter Berger: «Si declaro que todas las tradiciones religiosas son iguales en sus contenidos de verdad, en realidad lo que estoy diciendo es que la verdad no existe» [p. 191].

ración, apenas moderada, de la Religión de la Humanidad de Comte.[26]

Ahora bien: hasta aquí, la Religión de la Humanidad unitaria, victoriana o comtista es asunto de intelectuales; de elites en busca de una alternativa para la religión que pueda servir, además, para confirmar su posición social (e incluso aquietar su conciencia). Las virtudes que se esperaban de un *gentleman* inglés de fin de siglo, por ejemplo, tenían poco que ver con cualquier idea tradicional del cristianismo: compostura, cortesía, serenidad ante el peligro, generosidad, una cultura superficial, conversación fácil, disciplina, un complicado código que era casi una religión [véase Mason, cap. II]. Un sustituto posible de la religión, mientras lo importante fuese la moral.

De modo muy similar podían distinguirse los socialistas fabianos, ascéticos e intelectuales, o el clero unitario de Estados Unidos, cuya severidad personal era inseparable de su espíritu compasivo.

En cuanto a las mayorías, lo más probable es que no leyeran a Emerson ni a Stuart Mill, no se educaban como *gentlemen* ni tenían esa exaltada vocación de servicio a la Humanidad. No obstante, participaban también del espíritu de los tiempos: veían sus necesidades convertidas en derechos y exigían la perfecta adaptación que les prometían los políticos, con todos los argumentos de la ciencia.

Hay la exageración apocalíptica, característica del pensamiento conservador, en la idea de Irving Babbitt de que la Religión de la Humanidad era sólo un atajo para llegar al desenfreno moral:

---

[26] «El amor de Comte, para el cual inventó el término *altruismo*, no es un *Amor Dei* que oriente el alma hacia una realidad trascendente. El lugar de Dios ha sido ocupado por entidades sociales» [Voegelin 1, p. 155].

Puede sospecharse que la popularidad del «evangelio del servicio» se debe al hecho de que es halagador para la irredenta naturaleza humana. Es placentero pensar que uno puede prescindir del asombro y de la reverencia y de la íntima obediencia del espíritu hacia las exigencias superiores, siempre y cuando uno esté dispuesto a hacer algo por la humanidad. «La forma más elevada de rendir culto a Dios», como afirma cálidamente Benjamin Franklin, «es el servicio hacia los hombres» [Babbitt 1, p. 337].

Mucho más que las especulaciones teológicas, lo que podía estructurar el repertorio cultural de fin de siglo eran los discursos políticos. No lo perdamos de vista: el propósito es identificar los rasgos de nuestra cultura del sufrimiento. Y entre ellos hay un rastro, básicamente nostálgico, de ese optimismo científico y reformista que constituye la Religión de la Humanidad.

(También es cierto que, a la distancia, en particular después de la experiencia de la Guerra del Catorce, mucho de aquello se miraba con desprecio: un desprecio airado y doliente. Recuerdo, sólo como ejemplo, a Gottfried Benn:

> El congénere, el hombre medio, el pequeño formato, el tentetieso del bienestar, el que grita Barrabás y quiere vivir *bon y propre*, los puercos satisfechos a la mesa para almorzar, los guerreros agonizantes al hospital, el gran cliente del utilitarismo: meta y medida de toda una época. Donde el dolor es como un moscardón inoportuno al que se aplasta con un matamoscas, donde el dolor llega como herpes y se va como caspa.[27]

Pero de toda esa ira y ese desprecio no nació nada que fuese mejor.)

Lo que se descubre, mirando las ideas políticas del cambio de siglo, es el predominio de un imperativo moral (optimista) que organiza la retórica e incluso sustituye la lógica:

---

[27] Benn, «El Yo moderno», en p. 35.

todo debe ser compatible, los sufrimientos deben ser eliminables, la justicia debe ser posible en la tierra, deben ir juntas la libertad, la igualdad y la fraternidad. Hay por eso una característica evolución convergente de las tradiciones liberales y socialistas, con el común impulso de la ciencia.

Las posiciones tradicionales, doctrinarias, se suavizan bajo el impulso de las ciencias sociales de inclinación progresista o evolucionista. En la expresión de Dalmacio Negro Pavón, «el liberalismo *fin de siècle* se preocupa ya más de la comunidad que del individuo; antepone la igualdad a la libertad, la sociología a la moral, la organización al Derecho».[28] Es una evolución lógica del utilitarismo: los valores —libertad, igualdad— que eran rígidas abstracciones se convierten en aditamentos más o menos útiles para el progreso social, justificables sólo en esa medida y por esa razón.

> Ofrece Hobhouse, modernizadas, las enseñanzas de Stuart Mill y de Green. La libertad se apoya en la idea del crecimiento y del desarrollo. El individuo se forma, y se forma asimilándose el ambiente, y lo asimila en la medida en que reacciona y se afirma. El liberalismo entraña creencias en que la sociedad puede construirse con este poder de autodirección de la personalidad, razón por la cual no caben límites en punto a la extensión de construcción tal. La libertad resulta, así, no tanto un derecho del individuo como una necesidad social [Ruggiero, p. 85].

La misma razón, de la mayor utilidad del conjunto, compromete a los liberales con políticas de compensación e igualación que antes hubieran sido impensables, con programas de reforma social y, finalmente, con una extensión del campo de acción del Estado para garantizar el Bienestar. Parecía, además, sensata la idea de que el orden democrático disolvería —por fuerza— el antiguo antagonismo entre el Estado y

---

[28] En la introducción a Hobhouse, p. ix.

la Sociedad, y en eso podían coincidir Leonard Hobhouse y John Dewey.

Igualmente significativo es el giro, coincidente, de la socialdemocracia. El socialismo de Bernstein, de Jaurès, de Beatrice y Sidney Webb es sobre todo un ideal ético que requiere —como en el altruismo de Comte— la integración de los intereses individuales y colectivos en un solo conjunto [véase Kloppenberg, pp. 287 y ss.]. Se trata, frente a Marx y Bakunin, por ejemplo, de renunciar a la violencia; pero se trata también de encontrar una vía media, donde puedan acomodarse la libertad y la igualdad. Todavía en los años treinta, en las lindes del liberalismo progresista, Tawney estaba convencido de que todo ello era posible; que era necesario hacer de la democracia no sólo un sistema político, sino un «tipo de sociedad» que eliminase el privilegio:

> Eso implica, en primer lugar, la decidida eliminación de todas las formas de privilegio, que favorecen a algunos grupos y oprimen a otros, ya sea que su origen esté en diferencias de ambiente, de educación o de ingreso monetario. Implica, en segundo lugar, la transformación del poder económico, que con frecuencia es un tirano irresponsable, para hacer de él un servidor de la sociedad, que actúe dentro de límites bien definidos y que sea responsable de sus acciones ante la autoridad pública [Tawney, p. 16].

También Tawney suponía, como era de sentido común décadas antes, que la ciencia se haría cargo de resolver los problemas. La ciencia que permitía imaginar un futuro luminoso, de fraternidad, mostrando la verdadera integración de los intereses de todos. Que permitía imaginar una sociedad mejor, hecha de hombres mejores: más saludables física y espiritualmente. De eso se trataba, por usar un caso obvio, la eugenesia: de la elevación obligatoria de los niveles de salud y de conducta (a los Webb, por ejemplo, les parecía indispensable un mecanismo de control del consumo en general, que es algo «ciertamente importante en exceso para dejarlo a merced de los "apetitos de cada individuo"») [véase Himmelfarb, p. 225].

Walter Lippmann estaba convencido de que la ciencia era, por definición, democrática; con la misma firmeza con que Hobhouse pensaba que era liberal y Bernstein sabía que era socialista. Porque la ciencia era el progreso: el camino definitivo hacia la libertad, la igualdad y la fraternidad: la eliminación del sufrimiento. Ni es sorprendente que ellos lo pensasen, ni mucho menos que la mayoría de la gente lo creyese con más entusiasmo incluso.

Desde luego, había más buena fe que buenas ideas; un conocimiento escaso, sesgado y moralista produjo reformas impracticables, ingenuas y sentimentales. Los reformadores «no entendían realmente el funcionamiento de la sociedad, y por lo tanto sus reformas resultaron fracasos saturados de consecuencias imprevistas» [Collins y Makowsky, p. 91]. No obstante, la confianza en la ciencia se vio afectada muy escasamente por todo ello (entre otras cosas, por el surgimiento de una «nueva clase» de políticos y funcionarios, técnicos, administradores: expertos cuya influencia dependía, y depende aún hoy, de dicha confianza).

Lo curioso es escuchar, en científicos estoicos como James o políticos como Jaurès, una extraña nostalgia religiosa. Jaurès, por ejemplo:

> Todos nosotros, cualquiera que sea nuestra ocupación o nuestra clase, somos igualmente culpables: el empresario, extraviado en las tareas de su negocio; los obreros, hundidos en el abismo de su miseria, sólo levantan la cabeza para lanzar gritos de protesta, nosotros, los políticos, nos perdemos en pequeñas escaramuzas diarias e intrigas de pasillos. Todos nos olvidamos de que antes que ninguna otra cosa, somos hombres, seres efímeros perdidos en la inmensidad del universo, lleno de horror. Preferimos olvidarnos de buscar el verdadero significado de la

vida, desentendernos de los objetivos reales: la serenidad del espíritu, la sublimación del corazón. Alcanzarlos, eso es la revolución [citado en Kloppenberg, p. 297].

Era eso apenas, un indicio de una nueva manera de sufrir, que se haría endémica medio siglo después: el sufrimiento del alma desencantada, en un mundo carente de sentido, inerte, insignificante. Pero de momento es sólo la vaga sensación de algo que falta en una vida que está a punto de ser feliz, de tenerlo todo, donde todas las preguntas tienen respuesta o no vale la pena preguntar por ellas. Donde el sufrimiento es un problema práctico —y transitorio— que debe remediarse científicamente. Una vida razonable.

En febrero de 1910 William James dedica unas cuantas páginas a reflexionar sobre la guerra; y es algo tan remoto y tan poco razonable como lo era el infierno para Stuart Mill. Lo que le preocupa, como hombre de ciencia, es encontrar un «equivalente moral de la guerra».[29]

Lo primero que quiere ver en los tiempos modernos —insisto: quiere ver— su mirada científica es un ánimo generalizado contrario a la guerra. La gloria militar, dice, se cuenta todavía entre nuestros ideales, pero la guerra en sí misma no parece deseable: «Sólo obligados, sólo cuando la injusticia del enemigo no nos deja alternativa, pensamos que la guerra es admisible» [W. James 3, p. 1281]. No es ingenuo; sabe que la violencia y la muerte forman parte del fascinante atractivo que puede tener la guerra. Pero sabe que es, estrictamente, un impulso primitivo. Con un adolorido y compasivo desprecio habla de la Iliada y del resto de la historia clásica de Grecia, «un triste panorama de patrioterismo e imperialismo» donde se hace la guerra por amor a la guerra misma: «Es horrible leerlo, por la irracionalidad de todo ello» [W. James 3, p. 1282].

[29] W. James, «The Moral Equivalent of War», en 3, pp. 1281-1293.

Con todo su humanitario sentido práctico, James sabe que otras cosas hacen falta; entre ellas, esos ideales de valor, audacia y energía que son preservados por el militarismo, y sin los cuales la vida sería despreciable:

> Tenemos que confesar que, en innumerables corazones valiosos, el único sentimiento que puede inspirar la imagen del industrialismo pacífico y cosmopolita es la vergüenza de pertenecer a semejante colectividad [3, p. 1289].

De modo que lo que hace falta —una solución científica— es diseñar un «equivalente moral» de la guerra; una forma de organización y un propósito capaces de inspirar las mismas viejas virtudes, pero sin ocasionar ningún sufrimiento. Lo que podría ser una exigencia de conscripción obligatoria para enrolar a todos los jóvenes en un «ejército que luchase contra la Naturaleza» para eliminar la desigualdad, las enfermedades y el resto de los males sociales [3, p. 1291].

No tengo ninguna duda razonable de que esto pueda hacerse, decía James; lo único que haría falta sería encender el coraje cívico del mismo modo que en el pasado se hacía con el coraje militar [3, p. 1292]. Hay que recordarlo: William James era un hombre sensato, sobrio, un científico de enorme sentido común, de temperamento reflexivo, poco dado al entusiasmo. Su optimismo era puramente racional, fundado en la Ciencia; sabía lo que muchos de su generación: que el sufrimiento era un problema práctico, a punto de encontrar solución. Mucho más, y con razón, el sufrimiento que se debía a la irracionalidad de los hombres.

Las dudas (porque había dudas, incluso en el corazón de ese XIX científico y optimista, civilizado, liberal y decente) aparecían en algunos relatos particularmente siniestros.[30]

---

[30] Y me refiero, explícitamente, a la etimología alemana que fabrica

En ese viaje que cuenta Conrad, al corazón de las tinieblas, en busca de un mítico Kurtz, portaestandarte de la civilización europea en África; en el último eslabón de la eficacísima cadena comercial, en una cabaña remota de un río remoto, rodeada de postes adornados con cabezas cortadas: «Mi opinión no va más allá —dice el narrador— pero querría que se entendiese con claridad que no había nada que fuese precisamente rentable en el hecho de tener esas cabezas allí» [Conrad, p. 83].

O bien en el abnegado espíritu científico del virtuoso doctor Jekyll, que descubre que un hombre no es uno, sino dos hombres distintos.[31] Que se da cuenta de que la maldición que pesa sobre la humanidad consiste en la mezcla incongruente de una naturaleza buena y una mala; de modo que se propone (¿como James, como Beatrice Webb, Hobhouse, Dewey, como Jaurès?) separarlas para liberar a la vida de todo lo que la hace insoportable: crear, entonces, hombres que fuesen «químicamente buenos».

Las dudas aparecían —es 1899— en uno de los más perfectos relatos de horror, precisamente de Henry James. Dos hermosos, pacíficos, obedientes, angelicales niños y su amable y valerosa institutriz victoriana, en una casa de campo de ordenada tranquilidad pero donde —ya se sabe— en otro tiempo habitaba el mal, que lucha por regresar. Hay un momento particularmente sobrecogedor en el relato, que

---

Freud de la palabra: aquello que, siendo absolutamente familiar, es a la vez extraño, ajeno.

[31] Es una hermosa anticipación de Freud, que vale la pena citar: «El hombre no es verdaderamente uno, sino dos. Digo dos, porque el alcance de mis propios conocimientos no va más allá de este punto. Otros seguirán y me sobrepasarán en el mismo camino; incluso me aventuro a conjeturar que el hombre terminará por ser visto como una comunidad de habitantes múltiples, incongruentes e independientes entre sí» [Stevenson, *The Strange Case of Dr. Jekyll and Mr. Hyde*, en p. 678].

provoca espanto: cuando la institutriz se da cuenta de que los niños están actuando como niños. «Su belleza más que terrenal, su bondad tan absolutamente antinatural: es un juego» [H. James, p. 181].

Ciertamente, podría ser. Los niños de 1890, pacíficos e inocentes, acaso estaban jugando a ser niños.

Adiós a todo aquello

No se organizó ese pacífico ejército que había imaginado William James para combatir contra las enfermedades y vencer a la naturaleza. Pero apenas unos años después de escrito aquel ensayo, los bondadosos niños de 1890 corrieron entusiasmados a matarse y a morir en Verdún, en Somme, en todo el territorio europeo. Entusiasmados: con ese arrebato, ese encanto propiamente estético que inspira un ejército que marcha —ordenado, uniformado, heroico— hacia la gloria.[1]

Corrieron entusiasmados, como el Bardamu de Cèline: «Pero, mira por dónde, justo delante del café donde estábamos sentados, fue a pasar un regimiento, con el coronel montado a la cabeza y todo, ¡muy apuesto, por cierto, y de lo más gallardo el coronel! Di un brinco de entusiasmo al instante» [Cèline, p. 17]. Era el entusiasmo que inspiraban los «antiguos ideales de valor, audacia y energía», las viejas virtudes del espíritu militar que seducían al pacífico William James. Pero un entusiasmo que no pudo mantenerse mucho tiempo una vez en las trincheras: «Él, nuestro coronel, tal vez supiera por qué disparaban aquellos dos; quizá los alemanes lo supiesen también, pero yo, la verdad, no […]. En resumen, no había quien entendiera la guerra. Aquello no podía continuar» [Cèline, pp. 18-19].

---

[1] Lo decía Alain: «Nadie está protegido contra ese entusiasmo prodigioso que empuja a marchar sin saber hacia dónde, siguiendo a una tropa bien disciplinada y resuelta» [p. 46].

Pero aquello continuó durante años. Entre otras cosas, porque nadie necesitaba razones. «Un general —dice Gottfried Benn— quiere jurar, siendo secundario a quién presta fidelidad; entonces es feliz y el resto se desarrolla mecánicamente» [p. 145]. El resto es la guerra, donde tampoco caben las dudas: es un aparato con su propia lógica, que incluso necesita silenciar un poco el entusiasmo. Según el relato de Robert Graves, «en las trincheras el patriotismo era un sentimiento demasiado remoto, que de inmediato se rechazaba como apropiado sólo para los civiles o los prisioneros» [p. 157]. Rara vez alguien se preguntaba, dice, por los motivos de la guerra ni se permitía ningún sentimiento definido hacia los alemanes; el deber de los soldados consistía en obedecer órdenes y se limitaban a ello.

El devastador funcionamiento de ese mecanismo fue una de las cosas que horrorizaron a la conciencia europea en la Guerra del Catorce. Está el horror en las disparatadas peripecias del soldado Schwejk, de Hasek, en la pesadilla de *La guerra de las salamandras* de Capek. Aquello no era humano. Y sin embargo, a la vez, no era más que humano. No servía la ciencia para evitarlo, ni mucho menos las formas bonachonas y mundanas de la religiosidad al uso.

La ascética mirada científica de William James podía estudiar un desastre natural sin mirar el sufrimiento. Frente al dolor provocado por el hombre, masivamente, durante años, no podía ser; como ha dicho Elias, «ante los tremendos peligros con que los hombres se amenazan mutuamente [...], la humanidad entera permanece hoy en el fondo tan indefensa como nuestros antepasados ante las amenazadoras fuerzas de la naturaleza» [Elias 4, p. 22]. Por eso es tan fácil —y tan necesario— recurrir a la fantasía. No es posible el distanciamiento científico.

Lo malo —propiamente desastroso— es que la fantasía dominante a principios de siglo era la idea de progreso. La confianza en la civilización. De hecho, según la idea de Simone Weil en sus «Reflexiones sobre la barbarie», se comenzó la guerra con tanta facilidad porque «no se creía que pudiera ser algo salvaje, hecho entre hombres a los que se suponía ya exentos de salvajismo»; pero al final, el ánimo era muy distinto. La propia Simone Weil dice: «Yo propondría considerar la barbarie como un rasgo permanente y universal de la naturaleza humana, que se desarrolla más o menos según le ofrezcan las circunstancias un margen mayor o menor» [2, p. 506].

Chesterton (católico pero también inglés) usaba la misma idea, con intención propagandística; acaso no fuese la naturaleza humana, pero desde luego la naturaleza prusiana sí era bárbara. Y vale la pena anotar su definición:

> La barbarie, tal como la entendemos, no es simple ignorancia, ni siquiera simple crueldad. Tiene un sentido más preciso y significa una hostilidad militante hacia ciertas ideas humanas necesarias.[2]

La acusación, como tal, era un arma arrojadiza que usaron unos y otros, y acaso con parecida justicia (o injusticia). Lo decía también, a su manera, Pío Baroja en 1918: «La guerra ha demostrado que el depósito de brutalidad que tiene nuestra especie está intacto. No somos tan sabios como Platón o como Aristóteles; pero tan brutos como en cualquier otro periodo sí lo somos.»[3]

Lo que importa es que se trataba de un tópico: la guerra había revelado que esas pocas «ideas humanas» indispensa-

---

[2] Aclaremos: se trata de un panfleto escrito en 1915; aun así, no deja de ser inteligente e incisivo: «La definición del verdadero salvaje es que se ríe cuando te lastima, y aúlla cuando es lastimado» [Chesterton 1, p. 254].

[3] Y continúa: «El primer mito puesto en circulación por los aliadófilos es el de la crueldad y la barbarie exclusiva de los alemanes. ¿Se puede creer que un alemán es capaz de sacar los ojos a un prisionero o de cortar las manos a un niño, y un francés o un inglés no?» [Baroja, pp. 285, 287].

bles para la civilización eran insuficientes, o al menos demasiado frágiles. Después del desastre, y a pesar de Wilson, casi indefendibles. Lo que importa es que unos y otros descubren, hubiera dicho Juan de Mairena, «algo que saben muy bien los niños pequeñitos y olvidamos los hombres con demasiada frecuencia: que es más difícil andar en dos pies que caer en cuatro» [Machado 1, vol. II, p. 60].

(Anotemos de paso que, por ese camino, comienza Freud a elaborar las ideas que aparecerán después en *El malestar en la cultura*. En 1915, en sus reflexiones «Sobre la guerra y la muerte», lo que hace es señalar, con una frialdad que le hubiera envidiado William James, que la guerra ha provocado una singular «desilusión»: «No sólo es más sangrienta y devastadora que cualquiera de las anteriores [...] sino que es por lo menos tan cruel, tan encarnizada y tan inmisericorde como ellas» [Freud 3, p. 280]. Según su explicación, eso se debe a que las convenciones que forman la civilización no son capaces de eliminar las «mociones pulsionales», es decir, «no hay "desarraigo" alguno de la maldad». Por lo cual «los estados primitivos pueden restablecerse siempre; lo anímico primitivo es imperecedero en el sentido más pleno» [Freud 3, p. 287]. Y la guerra ha tenido —y acaso tiene siempre— esa consecuencia.)

Predomina una sensación de asombro, un espantado aturdimiento: el de lo inexplicable. Es sintomático que la mejor poesía que se produjo por la guerra no se refiera al heroísmo o a la gloria, sino tan sólo a la muerte:

> i say that sometimes
> on these long talkative animals
> are laid fists of hugher silence.
>
> i have seen all the silence
> filled with vivid, noiseless boys.[4]

---

[4] «digo que a veces/ sobre estos animales tan habladores/ caen puños

Lo que escribieron Apollinaire, Robert Graves o W. B. Yeats era escasamente patriótico.[5] Pero hay que anotar que ni siquiera la literatura abiertamente pacifista busca más argumento que la imagen inmediata de la muerte (recuerdo, sólo como ejemplo, una de las más impresionantes poesías de Siegfried Sassoon, «Suicidio en las trincheras»: un simple soldado, un muchacho sonriente que duerme bien y canta al amanecer y que en el invierno, en las trincheras, con sabañones y ladillas y sin alcohol, se pegó un tiro en la cabeza; y nadie volvió a hablar de él: «He put a bullet through his brain./ No one spoke of him again» [en Baker, p. 377]).

Hay una nueva manera de mirar el sufrimiento y el dolor de la guerra; una manera reconocible y característica del siglo XX, que es consecuencia de la «sacralización» de la humanidad. El resultado del ilusionado optimismo decimonónico es que la sola exhibición del dolor sirve como argumento, y es definitivo. Para saber que la guerra es un crimen, decía Alain, no hace falta más que la imagen de «ese cadáver siempre presente»:

> En la plenitud de su fuerza, con toda su voluntad, el más fuerte, el más sano, el más estimable, es asesinado no a pesar de eso, sino precisamente por todo eso; todos sus hijos posibles, y todas sus hijas; todo un porvenir humano, una esperanza humana. Todo ello sacrificado por las órdenes y por la voluntad de otro que, sopesando los medios y los fines, ha inmolado no a uno, sino a cinco mil, diez mil [Alain, p. 221].[6]

---

de un gigantesco silencio// he visto todo el silencio/ lleno de niños vívidos y callados» [cummings, p. 40].

[5] Yeats, por ejemplo: «I know that I shall meet my fate/ Somewhere among the clouds above;/ Those that I fight I do not hate,/ Those that I guard I do not love...» [«Sé que encontraré mi destino/ Entre las nubes, allá arriba/ No odio a aquéllos contra los que peleo/ No amo a aquellos a quienes protejo»; en Gardner, p. 53].

[6] Hay la traza de un argumento kantiano: los hombres son contados y

Es la sociedad hipersensible, quejumbrosa y doliente de la que hablaba Nietzsche, puesta en un mundo en el que su moralidad transigente y compasiva parece un disparate. Donde el progreso puede apreciarse en la artillería y las armas químicas, nada más; y en lugar del entusiasmo general por la ciencia, en lugar de la confiada creencia en el perfeccionamiento posible de todo, surge un vago y sombrío misoneísmo.

Predomina el asombro, también el miedo. No sólo parecían precarias esas «ideas humanas» indispensables, sino que se desfondan precisamente las ilusiones más consoladoras: el progreso ya no implica, para casi nadie, un progreso moral; la humanidad resulta una noción imprecisa y remota: vacía.

Por eso el dolor presente se torna más difícil de soportar; ya no hay un lenguaje verosímil de la reparación o compensación futura. No es posible cargarlo en la cuenta del inevitable mejoramiento futuro de la especie. Por otra parte, no puede dársele un significado sacrificial, a menos que crezcan desmesuradamente las otras formas de trascendencia; en particular, por supuesto, la nación.

La magnitud de la destrucción resulta para todos difícil de creer, difícil de entender. Mucho más y con más razón, puesta en contraste con el pasado inmediato en que la técnica parecía ofrecer algo más universal, moderado, inocente, más prosaico que la superación del dolor: ofrecía bienestar, comodidad. Algo —recuerda Jünger— muy asequible para cualquiera y que, sobre todo, excluía toda forma de heroísmo.

Simbólicos en tal aspecto son quizás ante todo los grandes cafés, en cuyos salones se gusta de repetir los estilos del Rococó, el Empire y el Biedermeyer; de esos grandes cafés puede decirse

---

reemplazados con prontitud, considerados como «material humano», y la «idea misma es criminal». Pero el peso de su argumento está en la imagen de la muerte, en el porvenir humano roto, y no en su organización burocrática.

que constituyen los auténticos palacios de la democracia. El bienestar que en ellos se nota es un bienestar onírico, indoloro, extrañamente relajado, que llena el aire como un narcótico [pp. 28-29].

Junto con el trauma inmediato de la guerra: los muertos, los bombardeos, hay una mutación cultural más profunda y más duradera que se hace visible y consciente de inmediato.[7] Comienza con el entusiasmo bélico, la organización militar, la nueva retórica; continúa con los acrecentados recursos del Estado, con el espanto por la destrucción. Los mismos soldados que volvían del frente podían ver algo siniestro: perfectamente familiar y, a la vez, ajeno. «Inglaterra nos resultaba extraña a los soldados que regresábamos. No podíamos comprender la locura bélica desbocada en todas partes, buscando algún objetivo seudomilitar. Los civiles hablaban un lenguaje extraño; era el lenguaje de los periódicos» [Graves, p. 188]. Era una mutación cultural que llevaba a toda Europa hacia algo desconocido.

Con toda precisión dice Élie Halèvy que eso otro fue la «era de las tiranías» y comenzó el mes de agosto de 1914, en cuanto las naciones beligerantes adoptaron un régimen que implicaba la estatización económica y la estatización del pensamiento [p. 214]. Para hacer frente a las necesidades de la guerra en lo puramente militar, hizo falta organizar desde el Estado tanto la producción como la distribución y el consumo; hizo falta y era posible (técnicamente) hacerlo. Para hacer frente al espanto, al horror y el escándalo de la muerte hizo falta la organización del entusiasmo: y era posible (culturalmente) hacerlo, en el hueco de las fantasías que se esfumaban.

[7] En sus memorias lo dice Thomas Mann: «Desde el comienzo fue muy fuerte en mí el sentimiento de un cambio, de una ruptura entre dos épocas» [p. 47].

Tiene razón Müller-Armack cuando dice que «el nacionalsocialismo pudo avanzar en los vacíos originados por el declive de la fe y usurpar la herencia abandonada del cristianismo» [p. 167]. El nacionalsocialismo y otros muchos fenómenos políticos del periodo de entreguerras. Pero es importante precisar que las ideologías beligerantes ocuparon, en la práctica, el lugar de la Religión de la Humanidad, súbitamente despedazada por la guerra.[8] Y fueron necesarias —entre otras cosas— para restaurar la significación sacrificial del sufrimiento, tras la decadencia del mesianismo eclesiástico.

Por otra parte, en la guerra hacen crisis procesos de larga duración. Hay algo inédito en las dimensiones de la masacre: pero existían los recursos tecnológicos para matar así. Hay una intervención inusual del Estado en todos los ámbitos: pero se contaba con el aparato administrativo, burocrático y técnico para ello. Se vivió, según Thomas Mann, «el hundimiento de una época esteticista y la aparición de un mundo de sufrimientos sociales, del triunfo de lo religioso sobre lo cultural» [p. 52]; pero eso también es en cierta medida un efecto de óptica. Había antes los sufrimientos y había los sucedáneos humanitarios y entusiastas de la religión. Lo que cambia es, sobre todo, la mirada social: los sufrimientos ocupan el primer plano, entre otras cosas, porque ya no cabe la tranquila confianza en el progreso ni en el inevitable sentido humanitario de la civilización. Otro tanto sucede con la «avidez religiosa», por llamarla de algún modo.

(De manera semejante, por un efecto de óptica, cambia la manera de ver el pasado inmediato, teñido repentina-

---

[8] La idea no es nueva, en absoluto. De hecho, es relativamente frecuente que se asocie el radicalismo político de la posguerra a la decadencia de las ideas religiosas. Recientemente, Rüdiger Safranski lo ha dicho con una fórmula un poco oscura pero de enorme agudeza: «Cuando se deja de creer en Dios, no queda más remedio que creer en los hombres. Y entonces quizás se haga el sorprendente descubrimiento de que era más fácil creer en el hombre cuando se hacía el rodeo a través de Dios» [p. 246].

mente de nostalgia. El siglo XIX y en particular el fin de siglo —Londres victoriano, París o Viena 1900— se convierte en una feliz infancia perdida. La irónica, distanciada evocación de Philip Larkin es de una rara exactitud:

> Never such innocence,
> Never before or since,
> As changed itself to past
> Without a word —the men
> Leaving the gardens tidy,
> The thousands of marriages
> Lasting a little while longer:
> Never such innocence again.[9]

La conciencia histórica, la idea de la continuidad —tan decimonónica— se suspende como por ensalmo cuando se pierde toda confianza en el porvenir. Todo resulta nuevo y extraño: desarraigado.)

Algo más: los trastornos políticos, ideológicos, culturales, se producen en un particular «vacío demográfico». Lo dijo varias veces Alain: los primeros en morir fueron los mejores. «Bajo no importa qué régimen, los jóvenes deberán pagar con su sangre la aquiescencia, la adulación y la bajeza del espíritu de todos» [p. 239]. De modo que la guerra produjo una especie de selección inversa, favorable para el predominio de la mediocridad.[10] Steiner lo ha explicado con claridad dramática:

---

[9] «Nunca tanta inocencia/ Nunca antes ni después/ Convertida en pasado/ Sin una palabra —los hombres/ Que dejaban los jardines arreglados/ Miles de matrimonios/ Que duraban un poco más:/ Nunca más tanta inocencia» [Larkin, «MCMXIV», en p. 127].

[10] Lo dice Graves, cuando refiere sus conversaciones con Siegfried Sassoon en el frente: «Ya no veíamos la guerra como una competencia entre rivales comerciales: su prolongación parecía no ser más que el sacrificio de la joven generación idealista, en beneficio de la estupidez y de la asustadiza autoprotección de la generación más vieja» [p. 202].

> No podemos reflexionar claramente sobre la crisis de la cultura occidental, sobre los orígenes y formas de los movimientos totalitarios surgidos en el corazón de Europa y en la repetición de la guerra mundial sin tener plenamente en cuenta que después de 1918 Europa quedó seriamente dañada en sus centros vitales. Reservas decisivas de inteligencia, de elasticidad intelectual, de talento político quedaron aniquiladas [1, p. 51].

Ese «hueco demográfico» localizado explica, ayuda a explicar muchas cosas; no sólo la falta de reflejos o de energía intelectual en la clase política europea de la posguerra, sino también el ánimo desencantado, rebelde, iconoclasta y amargo de los jóvenes. Para ellos lo que se hunde es el aparatoso edificio del racionalismo, una idea del hombre y del mundo; el airado primer Manifiesto del Surrealismo es transparente: «No sé con exactitud cuál es el ideal de los sabios con tendencias humanitarias, pero me parece que de él no forma parte una gran cantidad de bondad» [Breton, p. 69].

Sin duda, como lo ha dicho Octavio Paz, el surrealismo «continúa la tradición romántica de la ruptura» [1, p. 195] y comparte con el romanticismo la hostilidad hacia la prosa de la vida mecanizada, comercial, burocrática. Lo que se propone es buscar un camino, «cualquier camino» fuera del orden racional.

> En este terreno como en cualquier otro, creo en la pura alegría surrealista del hombre que, consciente del fracaso de todos los demás, no se da por vencido, parte de donde quiere y, a lo largo de cualquier camino que no sea razonable, llega a donde puede [...]. Este verano las rosas son azules, el bosque de cristal. La tierra envuelta en verdor me causa tan poca impresión como un fantasma. Vivir y dejar de vivir son soluciones imaginarias. La existencia está en otra parte [Breton, p. 70].

La idea de que no hay un orden racional del mundo es antigua; también lo es la idea paralela de que la razón no sirve (o no basta) para conocerlo. Hay diferencias, dos fundamentales, en el desencanto de la posguerra. Primero, la radical irracionalidad del mundo es un producto humano: es la irracionalidad humana, que resulta en buena medida de la ambición ilustrada y científica. Por otra parte, no aparece —como había sido el caso antes— una opción más segura: la fe, la autoconciencia, la revelación, sino una radical inseguridad. Eso dice el arte de la posguerra.

Un mundo doliente y atormentado, inseguro, produce un arte excesivo, siempre en tensión, estridente, irónico; un arte de lo irrepresentable, de lo indecible, cuyas formas se tuercen, se desfiguran y se superponen: se rompen, ante una sociedad rota. Eso es la escritura automática del surrealismo, la provocación dadaísta, la disparatada y terrible comicidad de Jaroslav Hasek o Kafka, la escandalosa desnudez de las pinturas de Egon Schiele, la desmesura de Hermann Broch, de Robert Musil, la brutalidad esperpéntica de Otto Dix o George Grosz, el abismo de la tragedia absoluta en el *Wozzeck* de Alban Berg, el impulso hacia la abstracción lo mismo en Kandinsky que en Schönberg. Es la representación (imposible) de una vida que no es armoniosa ni razonable ni esperanzada, ni siquiera decente.

(Con la mejor voluntad, el Franz Biberkopf de Döblin, en *Berlin Alexanderplatz*, «quiere ser honrado», pero «se ve envuelto en una auténtica lucha con algo que viene de fuera, es imprevisible y parece una fatalidad». Es decir, lo que le sucede es algo del todo semejante a una tragedia. Desde el principio advierte Döblin que todo acaba mal, pero que algo llega a comprender su personaje: «ahora lo ve, su plan de vida, que parecía no ser nada pero ahora, de repente, resulta muy distinto, no algo simple y casi natural sino arrogante y desvergonzado y, al mismo tiempo, cobarde y lleno de flaquezas» [p. 7]. Una parábola desolada e irónica, que parece una tragedia que parece un teatro de marionetas.

Un rugido de la Muerte: —No te diré nada, no me vengas con tonterías. No tienes cabeza, no tienes oídos. No has nacido. Hombre, no has venido al mundo. Eres un aborto con alucinaciones. Con ideas insolentes, el Papa Biberkopf, tendrías que haber nacido para que nos diéramos cuenta de cómo son las cosas. El mundo necesita a otros tipos que no sean como tú, más inteligentes y menos insolentes, que vean cómo son las cosas, no de azúcar, sino de azúcar y mierda, todo mezclado [Döblin, p. 511].

Esa mezcla es la que quería mostrar el arte de la posguerra, que, por supuesto, resulta ser impopular.)

Conviene detenerse un poco más en ello. El arte de la posguerra comparte el ánimo rebelde del romanticismo, participa de la «tradición de la ruptura» y se define, en buena medida, porque no es romántico. Es lo que Ortega llamó un arte «deshumanizado»; pero lo es porque el hecho brutal de la guerra hace saltar por los aires la idea misma de la humanidad como entidad completa, coherente.

Como dice Ortega, es un arte que por muchos y distintos caminos procura el máximo de distancia y el mínimo de intervención sentimental.[11] Procura un punto de vista capaz de sobreponerse al sentimiento (inmediato, cotidiano) del dolor, para expresar una realidad que se ha vuelto ajena. Para expresar precisamente ese carácter ajeno, extraño, de la realidad. «Lejos de ir el pintor —dice Ortega— más o menos torpemente hacia la realidad, se ve que ha ido contra ella. Se ha propuesto denodadamente deformarla, romper su aspecto humano, deshumanizarla» [7, p. 365]. Eso hacen, por cierto, los pintores cubistas o expresionistas, también Kafka, Döblin, Berg, pero sucede que se encuentran con una realidad

---

[11] Por eso, según Ortega, es «inhumano»; porque «el punto de vista humano es aquel en que "vivimos" las situaciones, las personas, las cosas» [7, p. 363].

ya deshumanizada, donde la coherencia y la armonía, el orden de que estaba hecha la idea de la humanidad, ya no existe. Hay, en efecto, una «antipatía hacia la interpretación tradicional de las realidades», porque esa interpretación les resulta inútil para expresar la realidad.

Ahora bien, hace falta introducir un matiz para explicar su «impopularidad». Es un arte que despierta la «irritación de la masa» no porque no le guste, sino que «no lo entiende», dice Ortega [7, p. 355]. Sin embargo, no hay nada particularmente incomprensible en la literatura de Döblin o Hasek o Broch, tampoco en la pintura de Otto Dix, de Grosz, ni de Kandinsky. Lo que sucede es que no ofrecen ningún consuelo: ni siquiera el de una explicación razonable del mundo, mucho menos una comunión efusiva, sentimental. Un apunte del diario de Paul Klee, en 1915:

> Abstracción. El frío romanticismo de este estilo sin *pathos* es inaudito. Cuanto más terrible este mundo (como por ejemplo hoy), tanto más abstracto el arte, mientras que un mundo feliz produce un arte inmanente.
>
> Hoy es la transición del ayer al hoy. En el gran foso de las formas yacen despojos a los que se siente uno todavía apegado. Ofrecen la materia para la abstracción.
>
> Despojos de elementos inauténticos, destinados a formar cristales impuros.
>
> Así es el día de hoy.[12]

Me he detenido, acaso demasiado, en la digresión porque sospecho que ahí, en el divorcio entre el «gusto» del pú-

---

[12] Otra anotación, de 1917: «Algo nuevo se anuncia, lo diabólico se mezclará en simultaneidad con lo celeste, el dualismo no será tratado como tal, sino en su unidad complementaria. Ya existe la convicción. Lo diabólico ya vuelve a asomarse aquí y allá, y no es posible reprimirlo. Pues la verdad exige la presencia de todos los elementos en conjunto» [Klee, pp. 242 y 286].

blico y el indecible «disgusto» del arte está cifrada la crisis de la conciencia occidental del siglo xx.

Lo que inmediatamente seduce a la imaginación de la mayoría es, en cambio, la idea de la decadencia, que en principio ofrece una perspectiva sombría, de un mundo que ya no está iluminado por la esperanza («lo que tenemos ante nosotros —escribía Max Weber en 1919— no es la alborada del estío, sino una noche polar de una dureza y una oscuridad heladas» [Weber 2, p. 177]). Pero eso coincide con el sentimiento, básicamente nostálgico, de una sociedad que sabe que el mundo antiguo se ha perdido y que quiere dar una dimensión cósmica a su pérdida.

(Vale la pena transcribir, aunque sea extensa, una cita de las memorias de Stefan Zweig:

> Cuando trato de encontrar una fórmula simple para el periodo en el que crecí, antes de la Primera Guerra Mundial, confío en expresar su totalidad llamándola la Época Dorada de la Seguridad [...]. Este sentimiento de seguridad era la posesión más afanosamente buscada por millones, el ideal compartido de la vida. Sólo la posesión de esta seguridad hacía que la vida pareciera valer la pena, y círculos constantemente más amplios ambicionaban su posición de ese costoso tesoro [p. 1].

El logro, casi inverosímil, del xix consistió, en efecto, en ampliar cada vez más la seguridad: cambiar para ofrecer más estabilidad, más seguridad.

> En su idealismo liberal, el siglo xix estaba honestamente convencido de estar en el camino, recto e infalible, de ser el mejor de todos los mundos [...]. Esta fe en un «progreso» ininterrumpido e irresistible tenía verdaderamente la fuerza de una religión para aquella generación. Se comenzaba a creer más en el «progreso» que en la Biblia, y su evangelio parecía definitivo por las nuevas maravillas cotidianas de la ciencia y la tecnología [Zweig, p. 3].

El efecto de la catástrofe de 1914 fue tanto mayor por cuanto no sólo acabó con la seguridad y la estabilidad, sino que mostró una faz sombría, siniestra, de la tecnología en que se fundaba la esperanza del progreso.)

Cuando Spengler publica *La decadencia de Occidente*, el libro se convierte de inmediato en un éxito de ventas. Pero no es un libro especialmente asequible, atractivo, ameno o apropiado para el «gusto» de la mayoría; al contrario: es pesado y complejo, a veces espectacular y arbitrario, de intuiciones brillantes (como su idea del «estilo»), a veces también denso, trabajoso. Pero se vende, antes que otra cosa, el título: es la expresión del momento.

Algo más: entreverado con el pesimismo profético hay el entusiasmo feroz de un culto a la fuerza, al poder, que también entra en sintonía con el espíritu del tiempo.[13] Es fundamental entender esa ambivalencia. El primer entusiasmo es sustituido por el asombro, el espanto, la desilusión: la idea nostálgica de la decadencia. Pero en el desencanto y la desolación de la posguerra, precisamente como consecuencia de la guerra, aparece otra forma —terrible, fría, arrebatadora— del entusiasmo.

Chesterton hablaba, con ademán de escándalo, del espectáculo de esos cambios de ánimo, del «rápido envejecimiento de lo más reciente», en la opinión: «Es un lugar común decir que hemos abandonado los criterios e ideales de la preguerra. El punto es que estamos abandonando ahora los criterios e ideales de la posguerra» [Chesterton 1, p. 632]. Los más beligerantes se habían vuelto pacifistas, después cínicos, sin que pareciera haber otro fundamento para ello que «la deriva del mundo hacia el abismo».

[13] «Spengler contempla la fuerza como una espléndida planta carnívora; observa, arrebatado, su expansión: cualquier corola nutrida por la muerte le invita a un éxtasis delicado. Lo que crece es justo en tanto que crece: Spengler lo sustenta todo sobre ese vicioso fundamento» [Calasso, p. 285].

Hay una conjetura de Freud sobre las consecuencias psicológicas de la guerra que ayudaría a explicar la ambigüedad de esa conciencia de la decadencia que inspira sentimientos heroicos. Según su idea, la muerte no debió de ser una preocupación para el «hombre primordial»; en particular, la muerte propia le sería completamente «inimaginable e irreal». Sólo de manera tardía, como producto de la civilización, aparecen la conciencia de la muerte y la angustia ante la muerte.

Con el tiempo, las religiones lograron «rebajar la vida tronchada por la muerte a un mero prolegómeno»; de ese entrelazamiento de lo religioso con la conciencia de la muerte resulta la «angustia de muerte» que domina al hombre civilizado y que «la mayoría de las veces proviene de una conciencia de culpa» [Freud 3, pp. 290 y ss.]. Ahora bien, según la hipótesis de la persistencia inalterable de las pulsiones en lo inconsciente, la guerra habría cambiado radicalmente esa actitud:

> [La guerra] nos extirpa las capas más tardías de la cultura y hace que en el interior de nosotros nuevamente salga a la luz el hombre primordial. Nos fuerza a ser otra vez héroes que no pueden creer en la muerte propia; nos señala a los extraños como enemigos cuya muerte debe procurarse o desearse, nos aconseja pasar por alto la muerte de personas amadas [Freud 3, p. 300].

Es decir, la presencia inmediata, cotidiana y masiva de la muerte resulta angustiosa para la conciencia civilizada; pero a la vez permite que resurja una forma primitiva de entusiasmo, como conciencia heroica.

Por supuesto, no basta de ningún modo una explicación psicológica para un fenómeno cultural como éste; pero no deja de ser sugerente. De hecho, es verdad que el elemento de mayor presencia y mayor eficacia de la retórica de la guerra es la «inmortalidad»: de la nación, de la causa, de los caídos, de la gloria. Y parece cierto también que esa mezcla de angustia y entusiasmo dio lugar a una nueva retórica cuyo fundamento era, según Alain, el culto a la fuerza:

La fuerza humana es adorada; insisto: no sólo aceptada como necesaria, sino verdaderamente adorada. Ese culto es el único culto de hoy; ninguna otra religión modera sus efectos, y no encuentra incrédulos, porque no encuentra a nadie insensible; la única manera de escapar de ese festejo de la victoria es no estar [pp. 259-260].

Ciertamente, la mutación cultural de la que vengo hablando se corresponde con cambios materiales bastante ostensibles: en la organización política, en las fronteras, en la estructura económica, particularmente en el sistema comercial, en la forma de las relaciones sociales —entre otras cosas, por la presencia de la revolución bolchevique— que se derivan, de manera más o menos directa, de la guerra. No obstante, hay una dimensión propiamente cultural del cambio, que se refiere a los recursos de interpretación disponibles para explicar el significado de lo que sucede. De eso me ocupo aquí.

Las formas de interpretación, las creencias que resultaban verosímiles a principios de siglo, se desacreditan con la guerra. Los discursos patrióticos que procuran ocuparlo todo durante la contienda no pueden sustituir al viejo orden cultural. Sobrevienen la «desilusión» de la que hablan todos —Freud, Weil, Chesterton, Weber, Ortega— y la idea (obsesiva) de la decadencia. Junto a ella, la tenacidad del ánimo heroico busca su salida.

La descripción que ofrece Ortega, en 1923, de esa desilusión y su ambigüedad es magnífica:

> El alma tradicionalista es un mecanismo de confianza, porque toda su actividad consiste en apoyarse sobre la sabiduría indubitada del pretérito. El alma racionalista rompe esos cimientos de confianza con el imperio de otra nueva: la fe en la energía individual, de que es la razón momento sumo. Pero el racionalismo es un ensayo excesivo, aspira a lo imposible. El propósito de suplantar la realidad con la idea es bello por lo que tiene de

eléctrica ilusión, pero está condenado siempre al fracaso. Empresa tan desmedida deja tras de sí transformada la historia en un área de desilusión. Después de la derrota que sufre en su audaz intento idealista, el hombre queda completamente desmoralizado.[14]

Es, sigue Ortega, un tiempo de cobardía íntima e insuperable en que se siente la vida como un terrible azar y se busca la fingida seguridad de las supersticiones: «Los ritos más absurdos atraen la adhesión de las masas» [5, p. 229]. El hombre desilusionado, de alma supersticiosa, es incapaz de mantenerse en pie por sí mismo: es el perro que busca un amo.

El culto a la fuerza que surge de la decadencia ofrece esa voz de mando y recurre al ánimo heroico, primitivo, descubierto en la lucha. Pero además tiene que ofrecer un significado al sufrimiento: al de las trincheras y al de la escasez, al de la muerte y el hambre y la incertidumbre de la posguerra. Por eso la nueva retórica adquiere un aspecto religioso: está obligada a producir el mecanismo cultural de transformación del dolor en sacrificio, es decir, alguna forma de trascendencia.

De ese modo terminan de cobrar forma, y ganan adeptos masivamente, los movimientos fascistas y comunistas. Se trata, en ambos casos, de formas extremas del mesianismo mundanizado, cuya lógica reposa sobre la necesidad del sufrimiento actual como vía de redención: una redención inmediata y heroica (casi pagana, por eso, y muy distinta de la que prometía el progresismo); dicho en una frase, proponen una redención «prometeica».[15]

[14] Ortega, «Epílogo sobre el alma desilusionada», en 5, pp. 228-229.

[15] Es un lugar común decir que muchos de sus tópicos estaban al menos prefigurados en la obra de Nietzsche, pero conviene atender al matiz que propone Machado: «Entre Nietzsche y sus epígonos está la guerra europea, una guerra que no sabemos quién la ha ganado, si es que no la han perdido todos» [1, vol. II, p. 52].

Frente a eso, los arreglos pragmáticos y sensatos de los sistemas parlamentarios podían ofrecer poco, y ese poco fácilmente parecía cinismo o cobardía. Con razón decía Herman Heller, en 1929, que era precisamente el carácter moderado de la Constitución de Weimar lo que irritaba a los «románticos estético-heroicos de la revolución de izquierda y de derecha», y con toda razón decía que a todos ellos podía hacérseles «el reproche justificado de que incitan a una guerra civil sangrienta y sin sentido» [pp. 65–66]. Pero sucede que su atractivo dependía precisamente de eso, de su carácter desmesurado y desafiante: heroico.

Hay en ello rasgos que son constantes en la política de masas, o acaso de la política sin más. Por ejemplo, que para despertar el entusiasmo hace falta un impulso utópico, incluso irracional, como sugería lord Acton:

> La búsqueda de un objetivo remoto e ideal, que cautiva a la imaginación por su esplendor y a la razón por su simplicidad, inspira una energía que no podría ser producida por un objetivo racional, factible, limitado por intereses antagónicos y reducido a lo que es razonable, practicable y justo.[16]

Pero incluso esos rasgos digamos genéricos están afectados por el «clima espiritual» del tiempo. Es conocida —y muy polémica— la idea de Durkheim de que en el ritual religioso la comunidad se rinde culto a sí misma, celebra su propia existencia *como comunidad*.[17] Dicho de otro modo, «Dios po-

---

[16] Sólo una idea abstracta, un estado ideal puede ofrecerse como cura universal para todos los males concretos de los diferentes grupos [Acton, p. 411].

[17] Evans-Pritchard es devastador en un aspecto: lo que Durkheim hace no es antropología científica y carece de base empírica suficiente [véase pp. 200 y ss]. Y acaso es cierto que es Durkheim, y no el hombre primitivo, quien confunde a la sociedad con Dios, pero eso lo haría incluso más interesante como indicio del estado de ánimo que aquí interesa.

dría no ser precisamente lo que el creyente cree que es, pero sería sin embargo algo real: la conciencia colectiva de una comunidad» [Collins y Makowsky, p. 113]. Ahora bien, cualquiera que sea la utilidad de la conjetura para entender otras formas de la conciencia religiosa, sí es probable que en el mesianismo mundanizado de la retórica de entreguerras fuese decisivo el carácter colectivo, es más, masivo y concentrado, materialmente multitudinario del ritual.[18]

Esa nueva forma de trascendencia, esa retórica sacrificial necesitaba la confirmación física, manifiesta, que sólo proporciona la multitud. Lo dice mejor Auden:

> Whatever God a person believes in,
> in whatever way he believes
>
> (no two are exactly alike),
> as one of the crowd he believes
>
> and only believes in that
> in which there is only one way of believing.
>
> Few people accept each other and most
> will never do anything properly,
>
> but the crowd rejects no one, joining the crowd
> is the only thing all men can do.[19]

[18] Algo semejante decía Alain: «Cuando en una reunión de hombres se produce la efervescencia, y cuando la opinión común se manifiesta en discursos, aclamaciones o cánticos, nadie va a buscar las pruebas [...]. Ese acuerdo real y sentido por cada uno resulta ser demostración de lo que sea» [p. 218].

[19] «Cualquiera que sea el Dios en que alguien crea,/ como sea su forma de creer,// (y no hay dos iguales)/ siempre cree como miembro de la multitud// y sólo cree en aquello/ en que hay una única forma de creer.// Poca gente acepta a los demás y la mayoría/ nunca hará nada del todo bien,// pero la multitud no rechaza a nadie, unirse a ella/ es lo único que todos los hombres pueden hacer» [Auden, «Horae Canonicae», en p. 633].

La experiencia de la guerra proporciona lo demás. Por una parte, la asociación automática de la nación y la muerte: la nación que necesita la muerte que necesita a la nación, en un mecanismo producido por la propaganda bélica, pero que gana inercia propia hasta hacerse obsesivo (Gottfried Benn: «El criterio para el hombre alemán es el soldado caído en el frente oriental. Quien come sirve al enemigo; quien vive es ya, por el mismo hecho de vivir, un traidor a la patria. Reposar mutilado en las fosas tártaras de Kertsch: sólo entonces la historia consume su sentido, resulta "ejemplar"» [p. 139]). Por otra parte, la disposición para aceptar el irracionalismo, que antes de la guerra no pasaba de la especulación filosófica, salvo en contados y raros casos como el de Sorel.

Repentinamente, las ideas de Georges Sorel, que eran extravagantes, marginales, inclasificables, comienzan a ser de sentido común; dicen lo que la gente necesita oír: «Sólo el conflicto purifica y fortalece. Crea una unidad y una solidaridad perdurables; los partidos políticos, en cambio, a los que cualquiera puede entrar, son estructuras desvencijadas, proclives a formar alianzas y coaliciones oportunistas» [Berlin 3, p. 313]. Es decir, todo el sufrimiento ha valido la pena, tiene una significación superior; es más, sólo esa existencia en tensión, militante, ofrece una plenitud de sentido y es, propiamente, vida humana.[20]

La angustia produce así el entusiasmo, como compensación psicológica y como recurso cultural para organizar la catástrofe. Las instituciones políticas hechas para la moderación, el equilibrio y la paciencia pierden sentido cuando

---

[20] Las ideas de Sorel sobre la violencia, su beligerancia antiburguesa, que lo hacían tan pronto anarquista como fascista, se derivan —dice Berlin— de su «apasionada convicción, compartida con algunos románticos, de que la búsqueda de la paz o la felicidad o la riqueza, la preocupación por el poder o las posesiones o el estatus social o una vida tranquila, todo ello es una traición despreciable a lo que cualquier hombre —si lo piensa— sabe que es el verdadero fin de la vida humana» [3, p. 299].

desaparece el mundo razonable y progresista; y otro tanto sucede con el optimismo amable y mundano de la Religión de la Humanidad, imaginado a la medida de las necesidades espirituales del bienestar, pero incapaz de habérselas con la guerra. Volvamos un poco atrás. El sufrimiento ocasionado por la guerra hace necesaria una nueva retórica del sacrificio que, en sus dos formas características, obedece a la lógica de un mesianismo mundanizado: apremiante y heroico, revolucionario, cuya trascendencia está en la nación o la clase como manifestación superior (excluyente y agresiva) de la humanidad. Y que, por un camino u otro, desemboca en el culto a la fuerza, en una reverente aceptación de la violencia.

(Hay que decir, aunque sea entre paréntesis, que los artistas también fueron seducidos por la marejada del entusiasmo. Junto a la mirada irónica y «deshumanizada», hiriente, de Alfred Döblin, Otto Dix y Alban Berg, aparece también un arte entusiasta, beligerante y «comprometido», a veces litúrgico y a veces directamente guerrero.)

Una mínima digresión: la verdad es que el arte comprometido y entusiasta no produjo obras de gran valor, en general. Y tal vez no por otra cosa sino su anacronismo: es un arte que carece del distanciamiento y la conciencia formal del arte moderno, pero al que le falta también la espiritualidad genuina del arte religioso (digamos, ingenuamente religioso) —no hay un equivalente comunista o fascista del *Miserere* de Allegri, por ejemplo—; su compromiso es deliberado, una idea más que una creencia.[21] Y su interés propagandístico supera irremediablemente su interés estético.

No obstante, en su momento pareció necesario, indispensable, un arte «comprometido» de ese modo. Sin duda,

---

[21] La idea misma del «compromiso» implica la distancia; según Allan Bloom, «compromiso es una palabra inventada en nuestra abstracta modernidad para designar la ausencia en el alma de motivos reales para una dedicación moral. El compromiso es gratuito, inmotivado, porque todas las verdaderas pasiones son bajas y egoístas» [1, p. 126].

como decía Jorge Cuesta, habría oportunismo de unos y resentimiento de otros: «Aquellos, entre el público, que además de un alma pequeña tienen el deseo de ocultarla, son los que luego dedican el arte al cumplimiento de una misión característica, que los libra de ser medidos con la aplicación universal de su valor» [Cuesta, p. 334]. Pero no es ése el caso más interesante, no el de los políticos necesitados de comparsas o los artistas necesitados de una coartada para la mediocridad. Es interesante la militancia de alguien como Maiakovski o Gide, Ezra Pound o Bertold Brecht, porque revela un matiz de la conciencia moral del siglo xx: los artistas, con enorme frecuencia, han pensado que era su obligación poner el arte al servicio de algún propósito político.[22]

Poetas, dramaturgos, músicos, se han sentido *obligados* a aliviar el sufrimiento humano (denunciarlo, revelarlo, explicarlo), con una obligación moral que hubiese parecido muy extraña a Lope de Vega o a Mozart; pero acaso no tanto a Dickens, a Balzac, incluso a Voltaire.[23] Es decir, se trata de un fe-

---

[22] El propio Jorge Cuesta, por seguir con él, hubiera tenido buenas razones para preguntarse por ello con ansiedad; hablando del «compromiso» de Gide con el comunismo dice: «Siempre he sentido desconfianza por un movimiento social que no ha podido prescindir de la aprobación del artista. Pero más desconfianza me inspira el artista que ha obedecido a esta demanda irracional y que, sin ningún escrúpulo, le presta a una acción, que debe valer por sus propios méritos, el prestigio del arte, a la vez que inflige al arte la humillación de necesitar hacerse de los méritos que no le pertenecen» [p. 203]. Sólo el caso de Gide hubiera bastado, pero la frecuencia del fenómeno lo hace más elocuente: parece obvio que no consideraban «irracional» la exigencia, ni les parecía que fuese una «humillación» para el arte. Eso es lo que resulta moralmente significativo.

[23] Por supuesto, la idea de que hubiese alguna responsabilidad social del artista es tan antigua como la obra de Platón; el «arte por el arte», en cambio, es un producto tardío. No obstante, hay distancia entre la exigencia de moralidad y decencia, la idea pedagógica del arte hasta el Renacimiento, digamos, y el «compromiso» moral del artista con una causa política [véase Berlin 2].

nómeno reciente, que se inicia con la Ilustración y cobra forma con el romanticismo, como exigencia dirigida al artista en particular: «La gesta de la poesía en Occidente —ha dicho Octavio Paz—, desde el romanticismo alemán, ha sido la de sus rupturas y reconciliaciones con el movimiento revolucionario» [2, p. 255].[24]

En el siglo XX, la conciencia de esa *obligación* del artista, mejor dicho, la discusión sobre la naturaleza, el significado y las consecuencias de esa obligación, alcanza a todos. Desde T. S. Eliot, que menosprecia la vanidad de la «influencia» política, convencido de que el artista debe arrojar luz en lo *prepolítico* para ejercer una influencia duradera [Eliot 2, p. 144], hasta Paul Éluard, que busca una poesía directa e inmediatamente *moral*: «He querido negar, aniquilar los soles negros de la enfermedad y la miseria, las noches salobres, todas las cloacas de la sombra y del azar, la mala fe, la ceguera, la destrucción, la sangre reseca, las tumbas» [Éluard, p. 13].[25]

Cerremos la digresión. Si la poesía más comprometida y militante ha conseguido algunos versos memorables —pienso, por ejemplo, en alguna poesía de la guerra civil española—, no se refieren al entusiasmo o al heroísmo, sino al

[24] La peculiaridad del romanticismo a este respecto, según Paul Bénichou, está en que el fracaso de la idea ilustrada en la Revolución Francesa conduce a los literatos hacia formas de religiosidad nuevas: «La fe humanista, para armonizar con lo real, hubo de cercenar mucho de su optimismo, buscó a tientas en dirección de conceptos religiosos tradicionales, y se amalgamó con ellos [...]. La filosofía de las luces habría consagrado al Literato, pensador y publicista. El espiritualismo del siglo XIX consagra al Poeta» [Bénichou, pp. 434-436].

[25] Creo que la idea de Safranski sobre esto es algo excesiva, pero no disparatada: «Después de la desaparición del antiguo Dios la pregunta de la teodicea se dirige al arte con los siguientes términos: a la vista del mal en el mundo, ¿cómo puede justificarse la exultante empresa del arte? Su mera existencia, ¿no es expresión de la injusticia en el mundo?» [p. 202]. No es improbable que los artistas «comprometidos» hayan sentido algo semejante.

dolor. Machado, por ejemplo, en su poema sobre la muerte de un niño herido:

> Otra vez es la noche... Es el martillo
> de la fiebre en las sienes bien vendadas
> del niño.— Madre, ¡el pájaro amarillo!
> ¡Las mariposas negras y moradas! [3, p. 456]

Hay mucho de nuevo en la experiencia europea de la guerra, también en la retórica guerrera y sacrificial, en el culto a la fuerza de la posguerra. No obstante, por escandalosa e influyente que fuese la novedad, no tiene menos importancia su historia. Lo explica bien Machado:

> Esta guerra europea es el fruto maduro de la superstición ochocentista. El siglo XIX, bajo sus dos modos ideológicos: romanticismo y positivismo, ha sido esencialmente un siglo activista, pragmático. La razón se hace mística o agnóstica, todo menos racional.[26]

El activismo positivista impulsa el desarrollo tecnológico y favorece la precipitada y sonriente confianza del progresismo en general. El activismo romántico es más complejo y de consecuencias múltiples y ambiguas, remotas, paradójicas.

---

[26] El fenómeno resulta transparente en la historia de las ideas: «La filosofía moderna ha ido progresivamente, desde Rousseau hasta nuestros días, mermando los fueros de la racionalidad hasta constituir en centro de nuestro universo a una potencia mística —sentimiento, voluntad, vitalidad, acción—» [Machado 2, pp. 841, 871]. Un remache de Pío Baroja en su «Momentum catastrophicum»: «Las ideas estaban vivas antes de la guerra, quizá algunos accidentes de esta conmoción mundial hayan contribuido a un mayor o menor desarrollo práctico de ciertos sistemas sociales; pero en conjunto yo sospecho que de la guerra no ha brotado todavía nada nuevo en el campo de las ideas. Y no es que yo suponga que en un periodo de guerra no se puedan crear nuevas ideas, es que me inclino a pensar que esta guerra no las ha creado» [p. 253].

En sus términos más generales, el romanticismo es una reacción contra el racionalismo de la Ilustración, contra la estrecha ambición de la ciencia, contra las formas sociales y políticas de un orden cada vez más complejo (de interdependencias más estrechas y más extensas, formales, individualistas); una reacción que tiene su origen en el tipo de sufrimiento de Rousseau: melancolía, nostalgia, extrañamiento. El romanticismo resulta de un modo de padecer el mundo —el suyo es el lenguaje de la pasión—, padecer y compadecerse del mundo, de los demás, de uno mismo.

Contra las limitaciones: de la razón, del individuo, del orden, el romántico ambiciona lo ilimitado; contra la separación y el aislamiento, vive la nostalgia de una (fabulosa) comunidad perdida.[27] Contra el artificio de la elaboración intelectual, la «inmediatez incondicional del sentimiento», la superioridad de la «experiencia autosuficiente» [véase Schmitt 3, pp. 53 y ss].

Con frecuencia hay en el origen de la *actitud* romántica un sufrimiento característico: la nostalgia, la conciencia de una pérdida —de la fe, la comunidad, la transparencia, la tradición— y un distanciamiento del mundo que parece haberse vuelto de pronto ajeno, hostil (en particular, hostil hacia las formas elevadas o sutiles de la sensibilidad); hay un retraimiento, la búsqueda de una recuperación íntima, subjetiva, de la unidad y la armonía perdidas.[28]

---

[27] Eso dice la inclinación romántica hacia las tradiciones, lo primitivo y arcaico del folclor, la mitología. «La crítica del romanticismo y del idealismo al mundo producido por el entendimiento *(Verstand)* ilustrado tiene como soporte la afirmación de que el entendimiento es una razón incompleta que, elevada al rango del saber por antonomasia, paga con una vida escindida y alienada el precio por su grosera unilateralidad [...]. En una era analítica, la mitología conserva la unidad íntima del hombre con la naturaleza y su identificación con la comunidad política» [Innerarity, pp. 46-47].

[28] No es disparatada una interpretación psicológica de la actitud romántica como forma de duelo fallido, que deriva en melancolía. La expli-

En su fuero interno, el romántico descubre verdades fundamentales que se escapan a la ciencia, a todo sistema racional: la primera de todas, su singularidad como individuo. El romántico mira el mundo a través de su propia experiencia emotiva y lo ve transfigurado, inasequible para el conocimiento común; descubre que la frialdad analítica con que la ciencia quiere diseccionar cualquier cosa es un modo de aniquilarlas todas.[29]

El romántico se rebela, por eso, no sólo contra la ciencia, contra la frialdad de la razón sin emociones; también contra la vulgaridad de los hombres que se encuentran cómodos en ese mundo mecánico y sin vida, inhumano. Y que, además, tienen el poder social. «En la primera mitad del siglo XIX —dice Valèry— el artista descubre y define a su contrario: el *burgués*. El burgués es la imagen simétrica del romántico».[30] Optimista y calculador, racionalista por comodidad, por sentido práctico, el burgués es la representación emblemática del mundo mutilado y falto de espíritu. Contra él, contra el

---

cación de Freud en *Duelo y melancolía* se ajusta curiosamente a la actitud típica: «La melancolía se singulariza en lo anímico por una desazón profundamente dolida, una cancelación del interés por el mundo exterior. La pérdida de la capacidad de amar, la inhibición de toda productividad y una rebaja en el sentimiento de sí que se exterioriza en autorreproches y autodenigraciones y se extrema hasta una delirante expectativa de castigo [...]. La inhibición melancólica nos impresiona porque no acertamos a ver lo que absorbe tan enteramente al enfermo» [3, pp. 242-243]. No obstante, una explicación sociológica se antoja más sólida: hay efectivamente, con el advenimiento de la sociedad burguesa, una pérdida de algo indefinible —a la vez: la comunidad, la fe, la transparencia—, junto a carencias muy concretas que ayudan a entender la reacción romántica.

[29] Muy literalmente, como señala Berlin: «La idea de que diseccionar es asesinar es el lema de un movimiento entero del siglo XIX, del cual es Hamman el principal adalid. La disección científica conduce a la fría deshumanización política» [3, p. 9].

[30] Al burgués corresponde el mundo material, el artista se queda «con el reino del sueño» [Valèry, p. 140].

prosaísmo encarnado en su modo de vida, quiere definirse el romántico (que por eso puede ser aristocrático o popular, legitimista o revolucionario).

Por todo ello, el «activismo» romántico es ambiguo, cambiante, impredecible: porque es básicamente resultado de una actitud estética, la de la rebelión necesaria y quimérica que, a fuerza de ser ajena al mundo, termina en la pura ensoñación.[31]

Hay la expectativa de un cambio, la urgencia del cambio para recuperar lo que Paz llamaba «la mitad perdida» del hombre. Con esa mirada —ansiosa, necesitada siempre de algo más, totalmente nuevo— juzgan la Revolución Francesa Coleridge, Wordsworth y el resto de su generación: pero el nuevo milenio no llegó, no entonces. Y el desencanto no hizo más que acentuar la tendencia a la interioridad, al irracionalismo, al misticismo. Según la expresión de Abrams: «La fe en un apocalipsis por la revelación había sido sustituida por la fe en un apocalipsis por la revolución, y produjo al fin una fe en el apocalipsis por la imaginación o el conocimiento» [p. 334].

Ahora bien, esa íntima transfiguración romántica, alcanzada mediante los indecibles sufrimientos de la introspección, no es racional ni tiene criterios objetivos para medirse. La recuperación de la «mitad perdida» consiste en escuchar la voz interior y obedecerla, mantenerse fiel a uno mismo, ser auténtico:

> Herder adelantó la idea de que cada uno de nosotros tiene una forma original de ser humano. Su forma de expresarlo fue que cada persona tiene su propia medida [...]. Existe cierta forma

---

[31] Según la particular definición de Schmitt, «el romanticismo es un ocasionalismo subjetivizado. En otras palabras, el sujeto romántico se enfrenta al mundo como una ocasión y una oportunidad para su productividad romántica» [3, p. 17].

de ser humano que constituye *mi* propia forma. Estoy destinado a vivir mi vida de esta forma y no a imitación de la de ningún otro. Pero con ello se concede nueva importancia al hecho de ser fiel a uno mismo.[32]

El resultado, o bien uno de los resultados posibles, es el aprecio de la elección, de la decisión en sí misma. Toda forma de vida vale lo mismo, mientras sea una vida *auténtica*. Por ese camino, que transitaron a su manera Rousseau y Kant los primeros, el romanticismo contribuyó, según la expresión de Berlin, «a la destrucción de la noción de verdad y de validez en la ética y en la política; y no sólo de la verdad objetiva o absoluta, sino también de la verdad subjetiva y relativa (de la verdad y la validez como tales), con consecuencias enormes, de hecho incalculables».[33]

(Digámoslo en un aparte, aunque pueda estar de más: la «ética de la autenticidad» ha contribuido a producir un rasgo particular de nuestra cultura del sufrimiento: la posibilidad de sufrir por la hipocresía *forzosa* o inevitable. Sufrir porque la sociedad requiere la conformidad, impone formas de hacer las cosas, formas de trato y de expresión, porque hace imposible la transparencia, porque impide la manifestación auténtica de cada uno. Es un sufrimiento bastante sutil, pero frecuente en las sociedades desarrolladas, donde la «inautenticidad» ofrece una explicación verosímil de la insatisfacción

---

[32] Eso implica una rebeldía, ciertamente: «No sólo no debería plegar mi vida a las exigencias de la conformidad exterior; ni siquiera puedo encontrar fuera de mí el modo conforme al que vivir. Sólo puedo encontrarlo en mi interior» [Taylor, pp. 64-65].

[33] Un poco más adelante, en el mismo ensayo sobre «La revolución romántica», Berlin matiza su idea: no ha desaparecido por completo la idea de un criterio de validez moral, pero sí sucede que, tras el romanticismo, todo hombre occidental se encuentra vacilante entre juzgar un hecho por sus consecuencias (objetivas) o por su intención (subjetiva) [véase 2, pp. 170 y ss.].

permanente: «Sin esperanza alguna de mejorar su vida en cualquier aspecto importante, la gente se ha convencido de que lo que importa es la superación personal psíquica: mantenerse en contacto con sus sentimientos, comer saludablemente, tomar clases de ballet o de danza del vientre, sumergirse en la sabiduría oriental, hacer ejercicio, aprender a "relacionarse", superar el "miedo al placer"» [Lasch 1, p. 4].)

Arraiga allí, por supuesto, una sólida tradición de irracionalismo que se manifiesta después de la Guerra del Catorce. Pero no sólo hay eso. También en el empeño de ser «auténticos», los románticos contribuyeron a crear nuevas formas de ver el sufrimiento, la violencia, la crueldad. «Los ideales románticos de amor, especialmente el acento puesto en el incesto —escribe Steiner—, dramatizan la creencia de que el extremismo sexual, el cultivo de lo patológico, puede restaurar la existencia personal a la plenitud de la realidad y negar de algún modo el grisáceo mundo de la clase media» [1, p. 39]. La violencia y la locura, los arrebatos de cualquier tipo, la transgresión de toda norma, son signos de una vida más plena, propia de individuos superiores. Byron, por ejemplo, en el *Don Juan*:

'Tis pity, though, in this sublime world, that
Pleasure's a sin, and sometimes sin's a pleasure.[34]

Contra la medianía, el orden, la racionalidad, el decoro y el buen sentido del hombre vulgar, el romanticismo descubre la superior belleza de lo irracional, de los contrastes. También, por supuesto, la siniestra belleza de la muerte (Shelley: «How wonderful is Death/Death and his brother Sleep!»).[35] Es sólo una consecuencia lógica del retraimiento

---

[34] «Es una lástima que en este mundo sublime/El placer sea pecado y, a veces, el pecado sea un placer» [en Wright, p. 215].
[35] «¡Qué maravillosa es la Muerte/ la Muerte y su hermano el Sueño!» [«The Daemon of the World», en Wright, p. 234].

romántico, encontrar el placer en aquello que más repele a la sensibilidad mediocre y embotada del individuo utilitario, razonable y cómodo. «Para los románticos, la belleza toma relieve precisamente por obra de aquellas cosas que parecen contradecirla: lo horrendo; cuanto más triste y dolorosa es, más la saborean.»[36]

Ciertamente, los hombres vulgares del XIX, optimistas y positivos, difícilmente veían la belleza de la muerte y no se deleitaban con el espectáculo de lo horrendo. Preferían las emociones simples que podían ofrecer Dickens o Balzac; allí el mal era malo, el dolor era dolor y la felicidad era una escena familiar, amorosa y confortable. Como la vida misma. Después de la guerra —acaso es innecesario insistir— la mirada será distinta.

Hay un siglo XIX optimista, reformador y científico, que aspira a la comodidad. Por todo eso, precisamente, es despreciable para el ánimo romántico que después de las guerras napoleónicas no encuentra ningún motivo de entusiasmo, ningún heroísmo, nada que amerite un verdadero *sacrificio* (la palabra misma resulta casi extraña, incómoda para la conciencia progresista). No hay otro refugio que la ensoñación, la fantasía; lo dice, lúcido y terrible como siempre, Stendhal: «Hoy día, en 1836, veo bien claro que mi mayor anhelo ha sido siempre *soñar*, ¿pero soñar con qué?; muchas veces con cosas que me hastían» [Stendhal, p. 382].

Es el verdadero «mal del siglo», según Steiner, un resultado del progreso, del bienestar material que parecía alcanzable, del final desencantamiento del mundo. «En extremos nerviosos cruciales de la vida social e intelectual se percibía

---

[36] Finalmente, se produce una inversión —lógica— por la cual lo horrendo termina siendo hermoso. «El descubrimiento del horror, como fuente del deleite y de belleza, terminó por actuar sobre el mismo concepto de belleza: lo horrendo, en lugar de una categoría de lo bello, acabó por transformarse en uno de los elementos propios de la belleza» [Praz, pp. 68-69].

una especie de gas de los pantanos, un aburrimiento, un tedio, una densa vacuidad» [Steiner 1, p. 26]. Es el *ennui* de Baudelaire ante una realidad impenetrable en su vulgaridad,[37] el tedio que amenaza con tragarse al mundo en un bostezo, y que produce sus propias fantasías terribles:

> C'est l'Ennui! —l'oeil chargé d'un pleur involontaire,
> Il rêve d'échafauds en foumant son houka.
> Tu le connais, lecteur, ce monstre délicat,
> —Hipocrite lecteur —mon sembable —mon frère.[38]

Es difícil exagerar la aversión de los románticos tardíos hacia ese mundo que se quería cómodo y apacible, y que se significa con la figura del burgués. Por esa aversión hay el intento deliberado de situarse en el extremo opuesto y «aterrorizar» al burgués, como decía Villiers de l'Isle-Adam: mostrarle el espanto oculto, apenas disimulado por el bienestar.

(Es modelo ejemplar de todo ello «El convidado de las últimas fiestas» de Villiers de l'Isle-Adam. El relato de una cena alegre, distraída, de una perfecta frivolidad, perturbada por la presencia de un personaje extraño, un desconocido de quien se enteran los comensales, una vez que se ha ido, que es un millonario que viaja por el mundo gastando su

---

[37] Anota Baudelaire en sus cuadernos: «A pesar de la ayuda prestada por algunos pedantes famosos a la tontería cultural del hombre, nunca hubiera creído que fuera posible a nuestra patria el avanzar con tal velocidad por el camino del *progreso*. Este mundo ha adquirido un grosor tal de vulgaridad, que hace que el desprecio del hombre espiritual adquiera la violencia de una pasión» [citado en Cernuda, p. 750]. Anotemos, de paso, lo lejos que está el escritor de la sociedad burguesa de la desenfadada actitud de Lope, que decía de sus comedias: «Porque como las paga el vulgo, es justo/hablarle en necio para darle gusto.»

[38] «¡Es el Tedio! —el ojo cargado de un llanto involuntario/Sueña con patíbulos mientras fuma su *houka*./Tú conoces, lector, a ese monstruo delicado,/Hipócrita lector —mi semejante —mi hermano» [Baudelaire, p. 29].

fortuna para que le permitan —donde sea— ejercer de verdugo: torturar y ejecutar.

    —¡Un loco! —exclamó Antoine—; pero me parece que a esas personas se les encierra ¿no?
    —Creía haber explicado que nuestro caballero es varias veces millonario —replicó muy serio Les Eglisottes—. Es él, pues, mal que os pese, quien hace encerrar a los demás.
    [...]
    Por lo demás, un loco es un loco, nada más. Lean a los alienistas: encontrarán allí casos de una rareza casi sorprendente; y les juro que nos codeamos durante el día, a cada momento, sin sospechar nada, con enfermos semejantes [L'Isle-Adam, pp. 184, 188].

Está todo lo que hace falta: el fondo siniestro del mundo, la estúpida ignorancia de unos y la crueldad descabellada de otros, el despreciable poder del dinero. Ejemplar.)

Aclaremos algo: no hacía falta que nadie le recordase al hombre vulgar la existencia del dolor y el sufrimiento. Era entonces, como siempre, cosa sabida por experiencia. Lo particular del XIX optimista es la idea de que sea posible reducir en mucho el dolor, hasta eliminarlo, mediante la ciencia. Por eso la conciencia general se ha hecho a la vez más pacífica y ordenada, más susceptible. Y cabe aterrorizarla.

El romanticismo tardío y el decadentismo quieren mirar de otra manera el sufrimiento. De hecho, en rasgos fundamentales, lo que hay es un retorno a los temas de la retórica sagrada de siglos anteriores. A la idea católica del pecado, por ejemplo, en Baudelaire,[39] o bien a la retórica —terrible— del

---

    [39] Una acotación de Cernuda: «Acaso como reacción frente a la actitud humanitaria y hostil a la religión de tantos escritores y poetas franceses durante el siglo XIX, creyentes en la perfectibilidad del hombre, y en el progreso de la humanidad, Baudelaire se aparta de ese camino y afirma, con Sade, la existencia del mal y el pecado, con raíces profundas en el hombre,

puritanismo en Hawthorne y Poe. Un caso clásico, «El gato negro», de Poe, donde hay una conciencia de la maldad originaria, inerradicable, que resulta anacrónica en el siglo XIX, pero que hoy, en cambio, parece absolutamente familiar:

> Llegó entonces, para mi derrumbamiento final, e irrevocable, el espíritu de la PERVERSIDAD. La filosofía no ha reparado en este espíritu. Sin embargo, tan seguro estoy de que vive mi alma, como de que la perversidad es uno de los impulsos primitivos o sentimientos primarios e indivisibles que gobiernan el carácter del Hombre.[40]

Pero hay más: no sólo la seguridad de que el mal existe y que la locura y el crimen anidan en los rincones más seguros del mundo confortable del burgués. También hay, en el extremo, un regocijo en el dolor: la extravagante alegría ante el sufrimiento, donde se adivina sin dificultad la larguísima sombra del Marqués de Sade.

Para la sensibilidad *opuesta al burgués* (es difícil definirla de manera afirmativa) el bienestar resulta vulgar, la comodidad es vulgar, la tranquilidad de la rutina es vulgar, la seguridad y el optimismo son vulgares. La pacífica susceptibilidad humanitaria es inagotable vulgaridad. En contra de todo ello se elabora una sofisticada retórica para embellecer el horror y el sufrimiento, un lenguaje del heroísmo y de la violencia, de la maldad: un dandismo esteticista y sádico que prefigura sin duda el discurso radical de la posguerra. En los «Cantos de Maldoror», de Lautréamont, por ejemplo:

---

consecuencia del estado de la naturaleza humana después de la caída» [pp. 751-752].

[40] Continúa: «¿Quién no se ha visto a sí mismo, cientos de veces, cometiendo una acción vil o estúpida, sin otra razón que el saber que *no debería* hacerlo? ¿No tenemos una inclinación perpetua, a pesar de los esfuerzos de la razón, a violar la *Ley* sólo porque sabemos que es ley?» [Poe, p. 650].

Mois je fais servir mon génie à peindre les délices de la cruauté! Délices non passagères, artificielles; mais qui ont commencé avec l'homme, finiront avec lui. La génie ne peut-il pas s'allier avec la cruauté dans les résolutions secrètes de la Providence?[41]

Antes que otra cosa, la crueldad comienza por ser «auténtica» y no artificial. Pero además hay un placer en ella, propio del genio. En una y otra cosa se manifiesta el ánimo de Sade.

Otro tanto sucede con Swinburne, que sólo repite a Sade con el hallazgo de que el mal está en el corazón mismo de la naturaleza, constituyéndola por entero («¿La naturaleza adversa al delito? Os digo que la naturaleza vive y respira por él»). Ni una manifestación de la Providencia, ni un orden armonioso, ni un mecanismo capaz de perfección:

> Amigo querido, es por medio de cosas criminales y de acciones no naturales como la naturaleza obra, se mueve y existe; lo que languidece por la inercia de la virtud, ella lo vivifica con el activo delito; desde la muerte enciende la vida [...]. Amigos, si queremos identificarnos con la naturaleza, hagamos continuamente el mal con todo nuestro poder. Pero ¿qué mal nos queda por hacer donde toda la masa de las cosas es malvada? [Praz, p. 418].

El lenguaje es extraño y deliberadamente escandaloso. Más todavía cuando hace indiscernible el placer y el dolor, bajo la forma de un misticismo de entusiasmo blasfemo.[42] No obs-

---

[41] «¡Yo he dedicado mi genio a pintar las delicias de la crueldad! Delicias que no son pasajeras, artificiales, sino que han comenzado con el hombre y acabarán con él. ¿No podría el genio ser aliado de la crueldad en los designios secretos de la Providencia?» [p. 20].

[42] «La "feroz y lujuriosa" *Dolores* de Swinburne es Nuestra Señora del Dolor no porque sufra, sino porque hace sufrir a los hombres que son sus víctimas. Ella es "Nuestra Señora de la Tortura", cuyo "profeta, predicador y poeta" es el Marqués de Sade. La dulce y misericordiosa Virgen, la intercesora a la que Dios no puede negarle nada, desaparece bajo la Gran Madre del salvaje mundo animal» [Paglia, p. 462].

tante, en esa «languidez de la virtud» resuena la violencia de Nietzsche, lo mismo que en esa vida avasalladora y pródiga, más allá del bien y del mal.

Es una última manifestación del romanticismo, exacerbado en su egotismo y en su hostilidad hacia el mundo burgués: anticapitalista, antimoderno, antihumanitario, antiliberal, de una perversidad amanerada y hasta frívola. Que con frecuencia es apenas un reflejo invertido del mecanismo inhumano de la ciencia, una parodia amanerada del ritual religioso.

A fin de cuentas, el mundo que imagina el Marqués de Sade es rígido y sombrío como el de los teólogos de otro tiempo, sólo que más pesimista y limitado; de hecho, en su iracunda exaltación del placer hay sobre todo la conciencia de esa limitación: la idea de un mundo que no es más que un mecanismo de destrucción sin sentido. La síntesis de Juan Malpartida es justa:

> Desde los surrealistas en adelante ha habido alguna mojigatería respecto a Sade abanderándolo como liberador y gran defensor del placer frente a cortapisas y restricciones. Y es cierto que hizo de la defensa del placer su bandera, pero no es menos cierto que esa defensa del placer consistió en una negación universal. Hizo del placer un monoteísmo: un dios tiránico dispuesto a devorar a sus víctimas convertidas previamente en objetos que, como tales, no ofrecen resistencia (ni misterio) a su voluntad de dominio [p. 81].

No el lenguaje de la liberación, pues, sino el de una sumisión exaltada, violenta. Con todo ello, el decadentismo contribuye a dar forma a un lenguaje característico para hablar del sufrimiento: el lenguaje de un nuevo heroísmo, sacrificial y feroz. Que tendría su momento de auge pocos años después, en la posguerra, entreverado de nacionalismo y fervor proletario, o bien podado y compuesto, adecentado, bajo la forma del vitalismo. Es la sombra que arroja la generosa benevolencia de la Religión de la Humanidad: el culto a la fuerza.

En 1937 escribe Machado:

Por miedo a la muerte, huye el pensamiento metafísico de su punto de mira: el existir humano, lejos del cual toda revelación del ser es imposible. Y surgen las baratas filosofías de la vida, del vivir acéfalo, que son todas ellas filosofías del crimen y de la muerte [1, vol. II, p. 112].

La pregunta de Dostoievski

En *Los hermanos Karamázov*, Iván termina su famoso, apasionado alegato contra Dios con una pregunta escandalosa y melodramática:

> Imagina que estás construyendo el edificio del destino humano con el propósito de hacer a la gente feliz al final, darles al fin paz y reposo, pero que para ello debes, forzosa e inevitablemente, torturar tan sólo a una pequeña criatura, a esa niñita que se golpea el pecho con sus mínimos puños, y levantar tu edificio sobre el cimiento de sus lágrimas sin recompensa. ¿Aceptarías ser el arquitecto en esas condiciones?[1]

Desde luego, el bondadoso Aliosha dice que no. Y supongo que cualquiera, cualquier occidental de fines del siglo XX se sentiría obligado a decir que no. Iván presiona un poco más, añade un matiz: «¿Podrías admitir la idea de que la gente para la que construyes estuviese de acuerdo en aceptar su felicidad a cambio de la sangre irredimible de una niña torturada, y que habiéndolo aceptado fuese efectivamente feliz para siempre?» [Dostoievski, p. 246].

Aliosha dice que no, cualquiera diría que no: es inadmisible. La pregunta es disparatada, ciertamente; pero esa negativa automática, evidente, no es menos disparatada. Porque

---

[1] Por supuesto, se trata del capítulo titulado «Rebelión», inmediatamente antes de la alegoría del Gran Inquisidor [Dostoievski, p. 245].

la pregunta requiere que uno se sitúe en el lugar de Dios, pero la respuesta (automática) supone la seguridad y la inocencia de Dios: precisamente de un Dios bueno. Un disparate, aunque no fuese —no de manera consciente— una hipocresía. Bastaría hoy la mínima dosis de sentido común y la más imprecisa conciencia de la realidad para saber que la comodidad, el bienestar, la escasa seguridad de que disponemos necesitan —forzosa e inevitablemente— mucho llanto y mucho dolor, muchísima miseria: sin remisión ni recompensa.

Es un rasgo característico de nuestra cultura del sufrimiento. Para nuestra sensibilidad es repugnante cualquier dolor injustificado, es inaceptable el sufrimiento de los inocentes. Pero tenemos —como civilización— una miopía selectiva que nos permite *no ver* ese sufrimiento (o no verlo siempre, o no verlo cerca, o al menos no dejarnos conmover por él). No es la mirada disciplinada por la ciencia, de William James, sino una forma de miopía que consiste en no ver más que el mecanismo, el sistema que funciona sin la voluntad de nadie, sin responsabilidad, maquinalmente.

Se trata de una forma de «indiferencia» producida por la sociedad: indispensable para que ésta siga funcionando.[2] Una indiferencia material, de la conducta, es decir, actuar *como si no se viese* nada, pero no una completa indiferencia emotiva, mucho menos una indiferencia moral; en eso consiste la dificultad.[3]

---

[2] Una indiferencia que es, por así decirlo, réplica de la «indiferencia» con que funciona el «mecanismo» de la naturaleza. Hablaba con insistencia de ello, en sus últimos cuadernos, César Simón: «El espectáculo de la naturaleza sólo es hermoso cuando estamos ciegos; cuando *vemos* es indignante [...]. Llaman armonía a que unos seres vivos eliminen a otros [...]. Esa armonía que fundamenta el equilibrio zoológico es armonía, sí, pero monstruosa» [Simón, p. 36].

[3] La discusión sobre los matices de la indiferencia de conducta, la indiferencia emotiva y moral, con todas sus consecuencias, aparece explicada en el caso extremo —particularmente útil por eso— de la *Shoah* en Barnett, pp. 117 y ss.

Sabemos que la indiferencia no significa la inocencia; pero cuanto más aguda y susceptible es la sensibilidad moral, tanto más necesario el mecanismo de producción social de la indiferencia, tanto más necesario el *no ver* lo que sucede.

Ahora bien, esa susceptibilidad, ese ánimo irritable e indiferente a la vez no es la única posibilidad. Hace apenas unos cuantos años, medio siglo, Simone Weil tenía claro que el llanto era aceptable:

> Cualquier motivo, fuera el que fuese, que me pudieran dar para compensar una lágrima de un niño no podría hacer que yo aceptara esa lágrima. Ninguno en absoluto que la inteligencia pueda concebir. Uno solo, pero que es inteligible únicamente para el amor sobrenatural: Dios lo ha querido. Y por ese motivo, yo aceptaría tanto un mundo que no fuera sino mal, como la lágrima de un niño.[4]

Ésa es una de las funciones indispensables de la religión: ofrecer una explicación aceptable del dolor, en términos de *sacrificio*. Fue una de las funciones con que cumplió la retórica del mesianismo mundano (fascista o comunista) después de la Guerra del Catorce.

Hay muchas explicaciones para ese, digamos, retorno religioso de la posguerra. Entre ellas, una bastante obvia: hablar sobre el sufrimiento humano, argumentar que sea necesario o redimible o benéfico en cualquier sentido, re-

---

[4] Un poco más adelante es incluso más explícita: «El objeto de la aceptación es lo que es amargo, en cuanto amargo, y no otra cosa. Decir como Iván Karamázov: nada puede compensar una única lágrima de un solo niño. Y, no obstante, aceptar todas las lágrimas, y los horrores sin cuento que están más allá de las lágrimas. Aceptar estas cosas, no en la medida en que comportarían compensaciones, sino por sí mismas. Aceptar que sean simplemente porque son» [Weil 1, pp. 88, 92]. Esto último, renunciar a la idea mesiánica y satisfacerse en la contemplación de lo que es porque es obra de Dios, es asequible sólo para la experiencia mística (incluso en las lindes del budismo).

quiere un lenguaje siempre próximo a lo sagrado. Pero hay otras: en el extravagante culto a la violencia del decadentismo, en la fascinación del mal —de Sade en adelante— que está en el sustrato de la cultura de la posguerra, hay una evidente, explícita dimensión religiosa. La hay en el delirio de Sade, también en Swinburne, en Baudelaire.[5]

No sólo es consecuencia de una actitud rebelde, no la facilidad para la blasfemia como forma de provocación, sino una búsqueda de significado que excede lo que puede ofrecer el mundo desencantado de la ciencia. Lo dice Eliot, hablando de Baudelaire: para una mente despierta que veía con más lucidez que Victor Hugo la Francia de Napoleón Tercero *(le petit)*, el reconocimiento de la realidad del pecado era verdaderamente una nueva vida:

> La posibilidad de la condenación eterna es un alivio tan grande en el mundo de la reforma electoral, los plebiscitos, la reforma del sexo y la reforma del vestido, que la condenación en sí misma es una forma inmediata de salvación: la salvación del tedio de la vida moderna, porque finalmente da algún significado a la vida.[6]

De hecho, a lo largo del XIX, a la vez que progresa la conciencia optimista y mundana de la Religión de la Humanidad, se desarrolla —en el lado oscuro del siglo— otra sensibilidad religiosa: atormentada, irracionalista, mística, directamente contra-

---

[5] De Swinburne dice Luis Cernuda, en su ensayo sobre el «Pensamiento poético en la lírica inglesa»: «La influencia de Sade determina en Swinburne esa visión de los dioses malignos, atormentando a los hombres, que expresa *Atalanta*; odio a la divinidad, que se cifrará en las palabras suyas: "El mal supremo, Dios" […]. De Sade también procede el tono de las blasfemias con las que satisface su rebeldía, ya que, atacando la idea de lo divino, ataca al mismo tiempo la sociedad. Justo es añadir que ahí también le ayudó Blake» [pp. 433-435].

[6] Por eso, dice Eliot, lo que ocupa la atención de Baudelaire es el pecado en su sentido propiamente cristiano [véase Eliot 1, p. 235].

ria a la Ilustración. Una sensibilidad religiosa de acentos arcaicos —intimista y sentimental, profética y violenta— que se corresponde en mucho con la actitud romántica.

Hay en el romanticismo, en todas sus manifestaciones, una *predisposición* religiosa que es consecuencia bastante obvia de su hostilidad hacia el mundo mecánico de la ciencia, su aversión por la prosaica agitación del «burgués», consecuencia también de su inclinación nostálgica, emotiva, favorable al irracionalismo. No hay una única forma religiosa del romanticismo, pero sí una nueva vitalidad de lo sagrado que se debe al romanticismo.

A veces no es más que una expresión de la nostalgia; en particular, en la idealización de la cristiandad medieval o la religiosidad popular.[7] Los motivos religiosos aparecen como signo de la inocencia perdida. A veces es un «titanismo» torturado y rebelde, inspirado en el ángel caído de Milton, como representación de todas las criaturas que sufren o bien como modelo de la rebelión. A veces una sacralización panteísta de la naturaleza y a veces un impulso gnóstico y revolucionario.[8]

Pero hay también —es lo que ahora me interesa— una actitud romántica del pensamiento religioso. Es decir, una nueva interpretación de las tradiciones religiosas, a través del prisma emotivo, irracionalista y antimoderno del romanticismo.

---

[7] Es curioso verlo, por ejemplo, en los escritos de juventud de Hegel: «Con los progresos de la razón se pierden inevitablemente muchos sentimientos, se debilitan muchas asociaciones de la imaginación que en un tiempo nos consolaban, lo que llamamos sencillez de costumbres, y cuyas imágenes nos alegraban y tranquilizaban. Su pérdida es a menudo lamentada y con motivo. El *Lucus* se convierte en un montón de madera y el templo en una masa de piedras, como cualquier otra» [citado en Innerarity, p. 77].

[8] La exposición clásica de las actitudes religiosas asociadas al romanticismo es la de Schenk. El espectro es muy amplio, desde la religiosidad emotiva, de la experiencia interior, hasta un angustiado y sombrío nihilismo o un catolicismo «estético».

Por una parte está la religiosidad introspectiva y sentimental, cuyo impulso proviene de las efusiones cordiales y el culto a la autenticidad de Rousseau; supone un retorno al pietismo, una renovación (acentuada) de los temas y argumentos de Lutero, también de la experiencia metodista. El ejemplo clásico es Schleiermacher:

> Para Schleiermacher, el sentimiento religioso es la llave maestra y, de hecho, la única clave de la religión. La teología no es, para él, más que el sentimiento religioso explicado. Por tanto, el predicador debe aspirar a una *Selbstmitteilung*, es decir, debe abrir su pecho ante su congregación [Schenk, p. 152].

Hay también, por otra parte, una religiosidad beligerante y explícitamente irracionalista, entreverada con el idealismo alemán. Es la búsqueda de una comunicación inmediata con Dios, sin el artificioso estorbo de la racionalidad y la lógica, tal como se manifiesta en la obra de George Hamman; es la revelación de una fe capaz de iluminar el mundo de manera íntima, directa, absolutamente cierta. Hamman, ha dicho Berlin, «no aceptaba ninguna barrera contra la penetración de la fe, una fe sin la guía de reglas, que no obedecía a ninguna ley, que era inconcebiblemente ajena al pequeño mundo de los artificios humanos» [Berlin 3, p. 186].

Por ese camino, puesto el acento en la indispensable *irracionalidad* de la religión, llegaría Kierkegaard a la idea de que no hay otro fundamento para la religión que la voluntad, la elección.[9] Por supuesto, la intención era resguardar la fe,

---

[9] Para Kierkeggard lo ético es sólo un prólogo a lo religioso, y lo religioso se opone necesariamente a la razón humana. «Desde un punto de vista auténticamente cristiano, el cristianismo debe ser visto como si proporcionara la verdad a una razón que no la posee y que con anterioridad a la revelación cristiana es ajena a la verdad. Por eso el cristianismo aparece necesariamente como paradójico e irracional desde el punto de vista de una

ponerla a salvo de los embates del racionalismo; sobre eso domina, sin embargo, el ánimo de la época, el *pathos* del romanticismo tardío que conduce al escepticismo radical, prácticamente nihilista. Puesto en términos muy esquemáticos, la imperiosa necesidad de una religiosidad auténtica termina confundida con la religión de la autenticidad.

(Eso hace, digámoslo de paso, que Kierkegaard resulte tan atractivo a mediados del siglo XX, con el existencialismo. Propone —hablando mal y pronto— la falta de fundamento (racional) como fundamento: la voluntad, la libertad, la indeterminación como fundamento de una existencia humana significativa. Una proeza intelectual equiparable a la del Barón de Münchausen, que logró salir de un pantano tirándose él mismo del pelo. La dificultad consiste en que no hay apoyo moral o racional para la argumentación; según lo expone Taylor, «este discurso se desliza hacia una afirmación de la elección misma. Toda opción es igualmente valiosa, porque es fruto de la libre elección, y es la elección la que le confiere valor» [p. 73].)

Las manifestaciones extremas de ese romanticismo religioso aparecen en la tradición católica, y con razón. Hay, por un lado, una especial afinidad entre la actitud romántica y el catolicismo: «En la Iglesia católica —escribe Carl Schmitt— los románticos encontraron lo que buscaban: una extensa comunidad irracional, una tradición histórica mundial y el Dios personal de la metafísica tradicional» [3, p. 65]. Por otro lado, la aparatosa teología católica, con su énfasis en el pecado original y el magnífico esplendor del drama de la redención, podía asimilar mucho del lenguaje romántico y su imaginería heroica. Lo demás lo puso el recuerdo trágico de la Revolución Francesa y el genio de Joseph de Maistre, Chateaubriand, Donoso Cortés.

---

razón que se basta a sí misma. La fe cristiana no depende de razonamientos, sino de una elección» [MacIntyre 2, p. 211].

Conviene detenerse un poco en ello porque en la retórica del «catolicismo romántico» —por llamarlo así— están prefigurados con nitidez los motivos típicos del mesianismo mundano de entreguerras: la necesidad del sacrificio, la seguridad de la redención, la virtud purificadora del dolor, el misterioso y sangriento camino de la Providencia.

(Según la expresión de Cioran, con el «catolicismo romántico» salieron a la luz las «reservas de demencia» de la civilización occidental. Y eso fue lo que dio una nueva vitalidad a la religión; también, *mutatis mutandi*, a eso se debió la vitalidad del fascismo y el comunismo: eran formas exaltadas [hasta la demencia] del entusiasmo mesiánico, es decir, formas del pensamiento religioso que no se reconocían como tales.

Ahora bien, la idea, que parece sensata, incluso una obviedad, puede llevar a conjeturas problemáticas. Dicho en una frase, se trata de que la vitalidad de la religión depende de sus momentos «entusiastas», de exaltación irracional, mientras que la humanización, la rutinización conllevan una amenaza y significan el principio de la decadencia. Hasta aquí no salimos del sentido común. Pero el proceso de la civilización en Occidente sugiere algo más: el entusiasmo es lo que la religión tiene de «bárbaro», refractario al orden convencional mecánico, a la fría racionalidad de la rutina; la civilización [esto es, la civilización occidental], en cambio, por cuanto tiende a la moderación y la mesura, al autocontrol, al escepticismo, a la medida humana, la civilización —digo— sería por principio hostil a esa vitalidad del sentimiento religioso.

Los ilustrados razonaban de modo semejante, y suponían que el proceso era irreversible [que las luces de la razón y la civilidad disiparían las sombras de la religión]. Hoy sabemos que no es así. Que los momentos de barbarie entusiasta, básicamente religiosos, pueden reaparecer bajo muchas formas, que acaso hay algo inerradicable en el género humano que asegura su retorno. Lo dudoso es que la civilización pueda sobrevivir a ello.

En sus *Notas para una definición de la cultura* decía Eliot que ninguna cultura puede aparecer ni desarrollarse si no es en relación íntima con una religión; que la religión es indispensable para producir una comunidad de cultura. El problema está en que el desarrollo de la civilización conduce hacia un escepticismo cada vez más acentuado, es decir, cada vez más ajeno al origen religioso de la cultura.[10]

En algo que casi parece una réplica, diez años después, escribía Ortega:

> Así pues, nuestra civilización sabe que sus principios están en quiebra —volatilizados—, y por eso duda de sí misma. Mas no parece que ninguna civilización haya muerto, y con una muerte total, por un ataque de duda. Me parece más bien recordar que las civilizaciones han perecido por la razón contraria —por petrificación o arterioesclerosis de sus creencias [2, p. 147].

Con todo, ambos podrían estar en lo cierto, mientras el escepticismo conservase un principio de vitalidad. Si fuese así, la civilización sería un estado precario de equilibrio, tanto más precario cuanto más complejo, entre el entusiasmo religioso y el distanciamiento escéptico, racional. «Sólo una cultura cristiana —decía Eliot— pudo haber producido un Voltaire o un Nietzsche. Y no creo que la cultura europea pudiese sobrevivir a la completa desaparición de la fe cristiana [...]. Si el cristianismo desaparece, desaparece toda nuestra cultura» [1, p. 304].

---

[10] Proponía, de hecho, un matiz que expresa de manera muy gráfica la precariedad del equilibrio civilizado: «El escepticismo es un rasgo sumamente civilizado; no obstante, cuando degenera en pirronismo, es una de las tendencias que pueden producir la muerte de la civilización. Mientras el escepticismo es signo de fortaleza, el pirronismo lo es de debilidad: porque no sólo necesitamos la fuerza para diferir una decisión, también necesitamos la fuerza bastante para tomar una decisión» [Eliot 1, p. 296].

Una idea plausible. Pero que hoy se antoja mal encaminada, porque el riesgo parece ser precisamente el contrario: que la civilización —refinada, racional y escéptica— desaparezca bajo una oleada de encendido entusiasmo religioso.) En lo que ha llamado el «catolicismo romántico» destaca, con toda razón, la figura de Joseph de Maistre. Anacrónico, apasionado, inclasificable, contribuyó como nadie a dar forma al lenguaje sacrificial y beligerante de la nueva sensibilidad religiosa. Adopta de entrada la medida divina para juzgar las desgracias, es decir, afirma que no hay nunca un motivo justo de queja. No hay lugar para las lamentaciones, «porque no hay un hombre inocente en este mundo, porque todo mal es un castigo, y porque el Juez que nos condena es infinitamente justo y bueno: basta esto, me parece, para que aprendamos al menos a callarnos» [De Maistre, p. 78].

Es un retorno, como ha dicho Cioran, al espíritu del Antiguo Testamento: al Dios de las catástrofes, remoto e inescrutable.[11] Apenas un cambio de acento, dentro de la tradición católica, pero que lo sitúa en oposición absoluta con el pensamiento ilustrado y sus derivaciones. Contra el esforzado optimismo de sus contemporáneos esgrime De Maistre la original, ineliminable maldad del hombre.

Ahora bien, si los hombres no son buenos, ni existe la esperanza razonable de mejorarlos, todos los arreglos jurídicos e institucionales que imagina la buena voluntad son empeños quiméricos, destinados al fracaso. El fundamento del orden social es siempre irracional; siempre necesita la jerarquía, la autoridad, y se mantiene por la mano del verdugo. Lo explica Isaiah Berlin:

---

[11] «Su catolicismo parece judaico, totalmente impregnado de ese frenesí profético del que no encontraba más que una débil traza en la dulce mediocridad de los Evangelios» [Cioran 1, p. 41].

El hombre racional busca maximizar sus placeres, minimizando su sufrimiento. Pero la sociedad no es de ninguna manera el instrumento para llevar a cabo algo así. Está sustentada en algo mucho más elemental, en el perpetuo autosacrificio, en la tendencia humana a inmolarse en bien de la familia, la ciudad, la Iglesia o el Estado, sin pensar en el placer o el provecho propios, con el anhelo de ofrendarse en el altar de la solidaridad social, para sufrir y morir en aras de la continuidad de las formas sacrificadas de vida [1, p. 155].[12]

Dicho de otro modo, el sufrimiento se sitúa en el centro de la experiencia social, como *sacrificio*. Para el individuo, en particular para el justo, todo padecimiento es una forma de bendición: «Enviando Dios tribulaciones al hombre de bien, le purifica de sus faltas, le precave contra las faltas futuras y le dispone para el cielo.»[13] Pero además, el sufrimiento es necesario para preservar la virtud; a contracorriente de un siglo preocupado por el bienestar, entusiasmado con el progreso, De Maistre afirma la necesidad moral del dolor: «Si el hombre pudiese vivir en este mundo exento de toda especie de desgracias, acabaría por embrutecerse hasta el punto de olvidar completamente todas las cosas celestiales, y aun al mismo Dios» [p. 187].

Entre todos los padecimientos posibles hay uno en particular que seduce su imaginación: la guerra. No la guerra justa, no la guerra por la causa de Dios, sino cualquier guerra; guerra en sí misma, que siempre es santa porque es querida por Dios: «La guerra es divina por la gloria misteriosa que la rodea y por el atractivo no menos inexplicable que a ella

---

[12] La idea de Berlin, dicho sea de paso, es que en la retórica de De Maistre está una parte de la historia del fascismo.

[13] Y además, Dios disfruta con ello: «Si hay algún hombre bastante justo para merecer las complacencias de su Criador, ¿quién podrá admirarse de que Dios, *cuidadoso de su propia obra*, experimente un placer en perfeccionarla?» [De Maistre, p. 206].

nos conduce» [De Maistre, p. 165]. Si el mundo entero está bajo el gobierno de la Divina Providencia, también la guerra obedece a su imperio: «El hombre es quien está encargado de degollar al hombre [...]. La guerra es la que está encargada de ejecutar el *decreto*. ¿No oís a la *Tierra* que grita y pide sangre?» [De Maistre, p. 163]. El culto a Dios —al Dios católico— se confunde con el culto a la violencia, a la muerte, hasta ser una misma cosa. Toda destrucción es un *sacrificio* en obsequio de la Divinidad:

> De este modo se cumple sin cesar, desde el más pequeño insecto hasta el hombre, la gran ley de la destrucción violenta de los seres vivientes. La Tierra entera, empapada continuamente en sangre, no es más que un ara inmensa donde todo lo que vive debe ser inmolado sin fin, sin medida, sin descanso, hasta la consumación de las cosas, hasta la extinción del mal, hasta la muerte de la muerte [De Maistre, p. 164].

Salvando la distancia, que no es tanta, resulta mucho más parecido al Marqués de Sade que a Channing.[14] En todo caso, lo importante es que elabora una nueva retórica sacrificial, capaz de exaltar el sufrimiento y la violencia, de una manera que resulta inusitada a principios del siglo XIX, pero extrañamente afín a la sensibilidad posterior a la Guerra del Catorce. Representa, por así decirlo, un fondo olvidado de nuestra *cultura del sufrimiento:* lo que tiene de más primitivo y radical el mesianismo monoteísta. Si Dios es uno y es justo, todo sufrimiento está justificado.[15]

---

[14] Acaso sobre recordarlo, pero casi al mismo tiempo que De Maistre, del otro lado del Atlántico William Ellery Channing daba forma al unitarismo que, según Parrington, «en su más noble expresión se convirtió en una religión esencialmente humanista, racional, ética, individual, pero de hondas y cálidas simpatías sociales» [p. 319].

[15] Sustitúyase a Dios por la nación, la raza, la revolución o el proletariado; se entenderá —supongo— sin más el entusiasmo homicida de los mesianismos mundanos del siglo XX.

Razona de modo muy similar, a mediados del siglo, Juan Donoso Cortés, en cuyo *Ensayo sobre el catolicismo, el liberalismo y el socialismo* hay algunas de las páginas más fogosas y melodramáticas del romanticismo español (acaso por el acento barroco que ha señalado D'Ors); en su imagen de la historia universal, por ejemplo:

> Tended los ojos por toda la prolongación de los tiempos, y veréis cuán turbias y cenagosas vienen las aguas de ese río en que la humanidad va navegando: allí viene haciendo cabeza de motín Adán el rebelde, y luego Caín el fratricida, y tras él muchedumbres de gentes sin Dios y sin ley, blasfemas, concubinarias, incestuosas, adúlteras; los pocos magnificadores de Dios y de su gloria olvidan al cabo su gloria y sus magnificencias, y todos juntos tumultúan y bajan en tumulto, en el ancho buque que no tiene capitán, la turbias corrientes del gran río, con espantoso y airado clamoreo, como de tripulación sublevada. Y no saben ni adónde van, ni de dónde vienen, ni cómo se llama el buque que los lleva, ni el viento que los empuja [...]. Hasta que en un momento solemnísimo todo cesa a la vez: los festines espléndidos, las carcajadas frenéticas, las danzas lúbricas, el clamoreo insensato, el crujir del buque y el bramar de los huracanes; las aguas están sobre todo, y el silencio sobre las aguas, y la ira de Dios sobre las aguas silenciosas [p. 560].

En un panorama semejante, sólo es posible concebir el *orden* bajo la forma de una guerra entre el bien y el mal, sin más alternativa. Sólo aceptar el diálogo, proponer la tolerancia, es ya ponerse de parte del mal; por eso es condenable todo el aparatoso sistema de derechos imaginado por el liberalismo decimonónico para «civilizar» la política: porque querría evitar, precisamente, que se piense la única verdadera decisión, escoger entre el bien y el mal. «Según Donoso —dice Schmitt—, pertenece a la esencia del liberalismo burgués el no decidirse en esa lucha y, en lugar de ello, tratar de entablar una discusión. Define incluso a la burguesía abiertamente como *clase discutidora*» [1, p. 81].

Para Donoso, la maldad humana no admite duda; tampoco la justicia divina. Por eso la pregunta de la teodicea es de suyo un absurdo: «Por una demencia inconcebible y por una aberración inexplicable, el hombre, hechura de Dios, cita ante su tribunal al mismo Dios, que le da el tribunal en que se asienta, la razón con que le ha de juzgar y hasta la voz con que le llama» [p. 553]. Es decir, piensa, como De Maistre, en los términos más radicales del monoteísmo; la injusticia de Dios es inconcebible y por tanto todo sufrimiento es justo. Dudar de ello es proferir una blasfemia.

Pero su retórica lo lleva todavía más lejos. El dolor no sólo es justo, sino que es bueno: «El género humano —dice— ha sido unánime en reconocer una virtud santificante en el dolor», que pone en el hombre «un perfectísimo equilibrio» [Donoso Cortés, p. 632]. Algo que podría haber dicho san Francisco de Asís, salvo que hay una inclinación típicamente romántica, que no quiere el sufrimiento humilde y callado, sino heroico: «En el dolor hay un no sé qué de fortificante y de viril y de profundo que es el origen de toda heroicidad y de toda grandeza; ninguno ha sentido su misterioso contacto sin crecerse» [Donoso Cortés, p. 633].

Lo que hay en el mundo es una guerra y lo que hace falta son virtudes guerreras. De nuevo, igual que en De Maistre, la glorificación del sufrimiento desemboca en el culto a la fuerza, en una extraña, beligerante arrogancia pagana y una especie de masoquismo moral:

> El que deja los dolores por los deleites, luego al punto comienza a descender con un progreso a un mismo tiempo rápido y continuo. Desde la cumbre de la santidad se derriba hasta el abismo del pecado, desde la gloria va a la infamia. Su heroísmo se convierte en flaqueza; con el hábito de ceder, pierde hasta la memoria del esfuerzo; con el de caer, pierde hasta la

facultad de levantarse. Con el deleite pierde su vitalidad y su energía todas las potencias del alma, y su elasticidad y fortaleza todos los músculos del cuerpo. En el deleite hay un no sé qué de corruptor y de enervante, que lleva la muerte callada y escondida [Donoso Cortés, pp. 633-634].

Es un lenguaje antiliberal, antidemocrático, antihumanitario, antirracionalista, antimoderno, cuya sonoridad no parece siquiera cristiana. No obstante, se trata efectivamente de una restauración: una revuelta contra la civilización (decadente) y un retorno al origen religioso del orden, a la idea básicamente sacrificial y guerrera que forma parte de nuestra tradición. Y que encontraría su momento en 1914.

En el plano de la sensibilidad, el gran antagonista de Donoso y de De Maistre es, por supuesto, Rousseau, con su convicción de ser inocente. Según la expresión de Eugenio D'Ors, contra el ingenuo optimismo rousseauniano, ambos «vuelven a comprender la importancia del *mal* y le conceden el debido papel» porque «descubren en la naturaleza —en la del mundo o en la del hombre— una desarmonía, un *conflicto*, un *drama*... La ruina de algo que estaba ordenado y que se ha roto» [D'Ors, p. 27].

Por otra parte, el deleite —porque lo hay— en la descripción del dolor, la consagración del sufrimiento y la violencia, los sitúa mucho más cerca de Byron, Baudelaire, Swinburne. El catolicismo romántico, para decirlo en una frase, es tan católico como romántico: primitivo, irracional, belicoso, nostálgico, irreconciliable con el curso «humanitario» de la civilización.

Puede parecer un anacronismo; en realidad, es una reacción consciente y deliberada *en contra* del espíritu de los tiempos. La que explicaría con todo detalle el papa Pío IX en el *Syllabus*: el catolicismo es contrario a todas las ideas, tendencias, formas e instituciones modernas, y lo es por necesidad.

En Donoso Cortés y en De Maistre hay la conciencia de ese antagonismo; por eso proponen un retorno a las formas más arcaicas del razonamiento teológico. Sencillamente, pasan por alto todas las dificultades —de doctrina y de sentido común— que plantea la promesa de la redención: dan por supuesto que Dios escogerá a los suyos. Hacen de todo sufrimiento a la vez castigo, virtud, purificación y sacrificio. Como Kant, piensan que no tiene sentido, en términos racionales, la pregunta de la teodicea; digámoslo con una hipérbole: ante la queja de Job, se sitúan en el lugar de Dios, terrible y airado, que no se rebaja a ofrecer una respuesta, mucho menos un consuelo.

La sociedad compleja, liberal, civilizada y democrática del siglo xix no podía recuperar la inocencia de la barbarie, como hubiese querido el catolicismo romántico. De hecho, la violencia y la intemperancia de éste provenía, en buena medida, de saber que era imposible. Donoso o De Maistre exigían anular el valor de la vida humana como tal, menospreciar toda obra humana, porque sólo podía tener un origen pecaminoso. Más todavía: para ellos carecía de sentido la pregunta por el dolor inmerecido, como la idea de que fuese necesaria —obligada— una compensación.

Siendo el hombre irreparablemente malvado, todo dolor es justo: es castigo y purificación, siempre necesario. Todo placer y deleite es un modo de condescender con el mal. Por eso su teología se aparta de la mirada compasiva de las Bienaventuranzas y condena la idea misma del progreso, como todas las formas de dulcificación y moderación y humanización de las costumbres y la doctrina. No hay que pensar en una compensación mundana del dolor, ni siquiera tratar de evitarlo; al contrario: «El dolor, aceptado voluntariamente, es la medida de toda grandeza; porque no hay grandeza sin sacrificio, y el sacrificio no es otra cosa sino el dolor voluntariamente aceptado.»[16] No

---

[16] Las imágenes a que recurre son, por otra parte, perfectamente explícitas: «Los que el mundo llama héroes son aquellos que, siendo traspasa-

sólo padecer, sino alegrarse de ello: entender la superioridad que hay en el dolor. En eso De Maistre suena igual que Donoso: «Si el valiente da las gracias al general que le envía al asalto, ¿por qué no ha de dar gracias también a Dios que le hace sufrir? No sé en qué consiste esto; pero sin embargo, es seguro, es cierto que el hombre gana en sufrir voluntariamente, y que la opinión pública lo aprecia más» [De Maistre, p. 187].

La evolución del orden cultural de Occidente orientaba el ánimo de la mayoría precisamente en sentido contrario. En primer lugar, dejaba cada vez más lejana e improbable la doctrina del pecado original; la insurgencia contra todo tipo de privilegio hereditario incluía, vagamente, el rechazo de la «culpa hereditaria». Para la conciencia igualitaria del orden burgués nada tiene significación moral si no es el esfuerzo personal; en las palabras de Scheler, hay una «regla de preferencia» de la moral moderna que dice que «sólo las cualidades, acciones, etc., que el hombre como individuo adquiere, realiza, etc., por su esfuerzo y trabajo, tienen valor moral. No hay, según esto, "dotes" especiales originales que tengan valor moral».[17]

Eso no significa que el hombre sea, necesariamente, «bueno»; tan sólo que el mérito es individual y depende de la voluntad y la conciencia de cada cual. Por otra parte, la lógica del mercado —y su justificación retórica—, lo mismo que el derecho liberal, enseña, en la práctica, que sólo hay la responsabilidad individual. Y, por lo tanto, lo mismo la felicidad

---

dos por un cuchillo de dolor, aceptaron voluntariamente el dolor con su cuchillo. Los que la Iglesia llama santos son aquellos que aceptaron todos los dolores, los del espíritu y los de la carne, juntamente» [Donoso Cortés, p. 632].

[17] Y sigue: «Las "dotes", son "dones de la naturaleza" y, por tanto, opuestas diametralmente a lo que tiene valor moral. "Bienes hereditarios" y "culpas hereditarias" son, en efecto, *contradictiones in adjecto*» [Scheler 2, p. 116].

que la desgracia son justas cuando se corresponden con el esfuerzo personal.

Dicho de otro modo, todo sufrimiento debe ser justificable de acuerdo con una medida humana; y todo sufrimiento injusto debe ser reparado, compensado. En eso consiste la justicia. Ciertamente, la pretensión resulta excesiva pero es verosímil mientras haya progreso: el hombre no es bueno, la sociedad no es justa, pero existe la posibilidad del perfeccionamiento aquí en la tierra. Y en la misma medida en que eso parece posible, el valor de la vida humana y del bienestar presente de los seres humanos tiene un valor intrínseco.

La sociedad del siglo XIX *no necesita* la mirada sacrificial del catolicismo romántico: ni el heroísmo, ni la voluntad de sufrir, ni esa teología «bárbara» que sólo acepta la medida (incomprensible, inimaginable) de la justicia de Dios. Por eso resulta anacrónico y sus afinidades son mayores con la «mística de la transgresión» del romanticismo sombrío, morboso, bajo la larga influencia del Marqués de Sade, que con el cristianismo benevolente y humanitario de los teólogos decimonónicos.

La sociedad del siglo XIX reproduce a su manera, con una medida humana, la mirada de Dios. Quiere que se recompense el esfuerzo, que se reconozca el mérito de cada cual, que no haya sufrimiento sin culpa ni redención. Quiere un orden moral del mundo; pero además quiere que sea entendible para cualquiera, conforme a las reglas de la recta razón (puramente) humana.

(Digamos entre paréntesis que la situación es semejante a principios del siglo XXI, a pesar del interludio de barbarie que representa la mitad del siglo XX; a pesar de los rebrotes del nacionalismo y otros atavismos tribales; a pesar de la seducción del misticismo vagamente oriental que se ha hecho popular como recurso de «superación personal». Hay —dicho sea con cautela— algunas inercias básicas del proceso de civilización occidental que tienden a restaurar siempre, pese a todo, la idea de la responsabilidad individual y la necesidad de una compensación inmanente de la injusticia.

Sin embargo, como dice Conor Cruise O'Brien, la Iglesia católica «puede encontrar algún consuelo de su fracaso en Occidente cuando contempla el Tercer Mundo», donde no se han desarrollado algunos rasgos fundamentales: el Estado de derecho, el mercado, la igualdad ante la ley. Donde no puede contarse con el funcionamiento automático de los mecanismos de intercambio «neutros» de la modernidad, es mucho más factible que se asimile culturalmente una teología de la resignación y el sacrificio: «El Vaticano no puede, al menos no ha podido hacer vacilar a la Ilustración en el corazón de Occidente, pero todavía puede detener o al menos retrasar la difusión de sus valores y de las prácticas asociadas con esos valores en el Tercer Mundo» [O'Brien 3, p. 26].

Acaso ahí, en esa diferente sensibilidad religiosa, se encuentren también diferencias considerables dentro de la cultura del sufrimiento occidental. En particular, entre las formas europeas y las del «extremo occidente» menos desarrollado, en Iberoamérica.)

Lo que permanece —por decirlo así— disponible en el repertorio cultural de Occidente es sobre todo la retórica del heroísmo sacralizado: la glorificación del sufrimiento, el culto a la violencia, la idea del sacrificio como fundamento —y significado— de la vida. Recurre a ella, de modo natural, el mesianismo mundano del siglo xx —fascista o comunista— porque necesita el lenguaje de una teología «bárbara»: no sólo ajena a la compasión, sino incluso a la queja.

Volvamos al principio, a la pregunta de Iván Karamázov. De Maistre y Donoso sin duda aceptarían cualquier llanto: sin duda. Esa claridad, esa seguridad inquebrantable, es lo que tienen de radicalmente antimodernos y lo que explica su afinidad con los mesianismos del siglo xx. Ahora bien, en su origen, la claridad resulta de que sólo pueden imaginar el orden del mundo como una *guerra*, y una guerra de enemistad absoluta entre el bien y el mal. De modo que cualquier sufrimiento, si es necesario, es aceptable.

El liberalismo, y la cultura moderna en general, como producto de una sociedad compleja, aspira a la *neutralidad*, sobre todo con respecto a los fines últimos. Por eso le resulta particularmente difícil justificar el sufrimiento dándole la forma de un *sacrificio* (la decisión acerca de aquello que amerita un sacrificio sólo puede ser individual y sólo tiene sentido subjetivo). Los sustitutos que pueden ofrecer —que ofrecían ya a principios del siglo xx— el humanitarismo, la socialdemocracia, el progreso, son demasiado frágiles, incapaces, por ejemplo, de hacer frente a las consecuencias de la Guerra del Catorce.

Las formas políticas radicales del mesianismo, en cambio, pueden dar una significación plena —y pública y compartida— al sufrimiento como sacrificio porque ofrecen un orden (ideológico) del mundo como guerra absoluta. Y de ahí deriva su afinidad con el catolicismo romántico en particular, y su propensión a adoptar formas, motivos y rituales religiosos en general. Así fabrica Hitler la unidad imaginaria del destino alemán, mediante la invocación de lo demoniaco, lo antialemán, apoyándose, dice Kenneth Burke, en una «forma bastarda de pautas de pensamiento fundamentalmente religioso».[18] Así se constituye también, como forma política, el estalinismo, a partir de una concepción militar de las relaciones sociales y políticas: «Toda forma de conflicto es asimilada a una confrontación armada. Los problemas sociales tienden a recibir soluciones de tipo militar. El propio partido se convierte pura y simplemente en el ejército de la revolución, donde no caben debates ni deserciones» [Elorza,

---

[18] Anotemos, porque es razonable, el repaso de Burke: «No hay nada en la religión, en estricto sentido, que requiera un estado fascista. Pero hay mucho en la religión que, si es usado de manera abusiva, conduce a un estado fascista» [Burke, p. 379].

p. 238]. La rigidez y la urgencia de la guerra favorecen, por su parte, la *sacralización* de la causa, puesto que se trata de una guerra absoluta.[19]

(El mismo mecanismo de sacralización mediante una idea del orden como guerra absoluta es habitual en cierto tipo de nacionalismo; del nacionalismo «judaico», como lo llama Talmon. Hagamos un aparte. Con frecuencia, como dice Edward Shils, «la persecución o una aguda convicción de ser perseguido es uno de los pasos que conducen de la conciencia nacional al nacionalismo» [p. 204]; y fácilmente sucede, como ha anotado Berlin, en el caso de naciones débiles o escasamente desarrolladas, donde el nacionalismo resulta de un sentimiento de dignidad herido.

Hay algunos casos, no obstante, en que ese nacionalismo «victimista» coincide con el culto a la violencia y la teología bárbara de la guerra absoluta. El resultado es un esperpento político de entusiasmo homicida, capaz de justificarlo todo: de una irracionalidad propiamente religiosa y por eso inexpugnable. Me viene a la memoria, como caso clásico, el del nacionalismo vasco. Un histórico militante de ETA, Federico Krutwig:

> No se deberá dejar nunca lugar a dudas de que todo policía o militar enemigo es un objetivo de nuestra actividad guerrera. Los policías que hasta hoy han torturado a los detenidos vascos deberían ser pasados por las armas o degollados. En estos casos es recomendable, siempre que se pueda, emplear el degüello de estos seres infrahumanos. No se debe tener para ellos otro sentimiento que el que se posee frente a las plagas que hay que exterminar. Cuando ello no represente ningún peligro para el

---

[19] Según Elorza, en el caso del estalinismo, la sacralización comienza por la «codificación ritualizada» del pensamiento, y continúa con la consagración del «precursor», Lenin, «en medio de una reinvención de rituales de raíz religiosa, que van desde los enterramientos en la Plaza Roja a las procesiones/desfiles del Primero de Mayo» [Elorza, pp. 246-247].

guerrillero, estos torturadores deberán ser eliminados por medio de tortura [citado en Juaristi 1, p. 296].

Es la retórica de la «víctima milenaria» en una «guerra absoluta», donde la sacralización de la nación —y la nación misma— depende de la guerra. Según sus ideólogos de fines del siglo XX —Azurmendi en este caso—, los *euskaldunes* son los «vascos sin romanizar», que se han mantenido en lucha «contra los romanos, contra los visigodos, contra los castellanos, contra los españoles». Es decir, anota Jon Juaristi, que «la etnia sólo es posible como etnia en guerra. Si la guerra termina, la etnia desaparece, porque un vasco que no resiste a los romanos no es un vasco […]. La nación es la lucha misma contra la asimilación» [2, pp. 249-250].)

Es conocida la idea de Carl Schmitt de que fue Lenin quien dio una forma política a la *enemistad absoluta* (aunque parece ya bastante «politizada» en Donoso Cortés), y que eso explica su eficacia, su crueldad y su falta de escrúpulos:

> La guerra de la enemistad absoluta no conoce ninguna limitación. Encuentra su justificación y su sentido propio en esta voluntad de llegar a las últimas consecuencias. La única cuestión que resta es la siguiente: ¿existe un enemigo absoluto, y quién es *en concreto*? Para Lenin la respuesta era inmediata, y su superioridad respecto a todos los demás socialistas y marxistas deriva justamente de haber tomado en serio el concepto de enemistad total [Schmitt 2, p. 154].

No obstante, a pesar de su importancia para justificar una política pragmática y sin limitaciones, la idea de la «enemistad absoluta» fue decisiva —y convincente— porque ofrecía una justificación de *cualquier* sufrimiento (porque era un retorno a la teología bárbara del monoteísmo primario). Tampoco en ese terreno hay límites: todo dolor puede ser entendido como sacrificio por la causa. Es decir, cabe desentenderse de la pregunta de Iván Karamázov diciendo que sí, con claridad y conciencia tranquila. Es aceptable cualquier llanto, de quien sea.

La combinación del lenguaje violento, antiburgués, del decadentismo, la retórica del catolicismo romántico y la definición de una «enemistad absoluta» configuró el discurso del mesianismo mundano de entreguerras. Y lo fundamental es que restableció una significación religiosa del sufrimiento, capaz de hacer de todo individuo doliente, un héroe.

Tiene razón Claudio Magris cuando señala el ridículo de la «mística de la transgresión» en la estética decadentista.

> La mística de la transgresión, palabra envuelta en un énfasis edificante, se engaña exaltando el mal por el mal y despreciando todo tipo de moral; el tecnicolor sugestivo y tenebroso del Mal es más seductor que el sobrio blanco y negro del bien, y una obra que exalta la más mínima infracción es reverenciada con deferencia, como si bastase casi con disparar contra un amigo, como Verlaine a Rimbaud, para escribir los poemas de Verlaine [Magris 1, p. 85].

Puede ser ridícula, irrisoria como pose estética. Empero, como elemento de una retórica política de la enemistad absoluta es algo distinto: sí hace de cualquier atropello un acto heroico, del menor sufrimiento un sacrificio glorioso, de cualquier individuo un héroe redimido por la causa. Cualquier dolor presente es aceptable en aras de la felicidad futura, porque es el triunfo del bien sobre el mal.

A principios del siglo XX, sin embargo, el ánimo dominante en Occidente era otro, más afín al de Iván Karamázov o Aliosha Karamázov. Simplificando mucho, digamos que cualquiera se hubiese sentido incómodamente obligado a decir que no, que es inaceptable una felicidad basada en el sufrimiento de los inocentes. Vale la pena detenerse un poco en ello, en la obligación, pero sobre todo en la incomodidad, que en la torturada conciencia de Iván Karamázov es auténtica angustia.

El problema consiste en que Iván y Aliosha (y con ellos, nosotros) son lo bastante civilizados para considerar que la vida humana es valiosa *en sí misma* y que el sufrimiento es un mal que hace falta eliminar; pero a la vez participan de una cultura que no se explica el mundo sin un orden moral, sin la justicia, que consiste en el castigo de los culpables y el premio, la recompensa, de los virtuosos y los inocentes. Es decir, están en una situación en que no hay un lenguaje teológico coherente y significativo para responder las preguntas propiamente teológicas: la pregunta por el significado del sufrimiento, la pregunta por la naturaleza del mal. De modo que no puede hablarse de ello sin bordear el absurdo.

Repasemos a grandes rasgos el alegato de Iván para entender su angustia (para entender nuestra incomodidad). El argumento está enteramente centrado en los niños, en el sufrimiento de los niños, que por principio resulta injusto, porque los niños son inocentes. Eso significa que Iván Karamázov es un ilustrado hasta el punto de no pensar siquiera en el pecado original; pero de una ilustración tardía, decimonónica, que no supone que los hombres sean, en general, buenos ni fácilmente perfeccionables. De hecho, su idea del género humano es muy poco optimista:

> Afirmo positivamente que esta característica en particular existe en buena parte de la humanidad: esta afición a torturar niños, pero sólo niños [...]. Precisamente la indefensión de estas criaturas es lo que resulta tentador para los torturadores, la angelical confianza de los niños, que no tienen hacia dónde volverse ni pueden correr a buscar refugio con nadie: eso es lo que enciende la sangre vil del torturador [Dostoievski, p. 241].

Quedan los niños como refugio de la inocencia (y uno diría que más bien por la necesidad cultural de disponer de un modelo de inocencia). Uno puede amar al prójimo, dice Iván, de manera abstracta, incluso a veces con alguna distancia, pero no de cerca; los niños son distintos; los adultos no son dignos de amor y compasión porque «ya han mordido la manzana» y cargan siempre alguna culpa. «Pero los niños pequeños no han mordido nada y no son todavía culpables de nada» [Dostoievski, p. 238].

(También el doliente Rousseau había descubierto la inocencia de los niños: «No creo que nunca ningún hombre haya disfrutado más que yo de ver a los niños pequeños corretear y jugar juntos, y con frecuencia en la calle y en mis paseos me detengo a mirar sus travesuras y sus juegos con un interés que a nadie veo compartir» [4, p. 163]; en esa condición de beatífica alegría se le manifestaba lo que el hombre *podría ser* o *podría haber sido*. «Si he hecho algún progreso en el conocimiento del corazón humano, se lo debo al placer con que he observado a los niños», porque en ellos se dejan ver «los primeros y verdaderos movimientos de la naturaleza» [4, p. 164]. También nosotros, a fines del siglo xx, nos conmovemos con facilidad con la inocencia de los niños;[20] de hecho, la angustiosa necesidad de sentirnos inocentes se transforma —de manera monstruosa— en una progresiva, avasalladora «infantilización» del mundo: del consumo, del lenguaje, de las relaciones.)

Ahora bien, la necesidad de recurrir a la inocencia infantil significa también que el sufrimiento le resulta justificable *como castigo*. El hecho de que los culpables padezcan corresponde al orden moral del mundo, es justo: es el único significado inteligible del sufrimiento. Lo escandaloso, en cambio, lo intolerable, es el dolor de los inocentes; «para el corazón humano, aquí en la tierra, es incomprensible».

---

[20] Una apostilla, de César Simón: «El niño representa lo que podría ser la vida si no fuera en verdad lo que es; el niño es el anhelo puro, el goce puro, la felicidad pura e inmensa del vivir. Él alarga sus brazos a todo lo que le rodea y desea... pero lo malo es que muchas veces alarga los brazos para atrapar un pájaro y torcerle el cuello. Santa indiferencia del niño asesino que yo he sido» [Simón, p. 49].

Por supuesto, Iván tiene (como nosotros) muchas explicaciones disponibles; su angustia proviene de que se rehúsa a aceptarlas:

No comprendo nada y ya no quiero comprender nada. Quiero apegarme a los hechos. Hace mucho tomé la decisión de no comprender. Si quisiera comprender algo, inmediatamente tendría que traicionar a los hechos, pero estoy decidido a quedarme con los hechos, tal como son [Dostoievski, p. 243].

En esa renuncia está una de las claves de la cultura del sufrimiento del siglo xx: en la renuncia a aceptar una interpretación *sacrificial* del dolor, porque ninguna resulta creíble. De ese modo, la respuesta religiosa tradicional, que justifica el dolor presente mediante la felicidad futura, deja un vacío que es el centro de la angustia (y una razón de la fragilidad de la cultura). No es posible creer, de buena fe, en la recompensa futura; no es posible renunciar a la idea de que el dolor tenga alguna compensación, porque de otro modo el mundo carecería de orden moral. Sería absurdo.

En la medida en que la vida humana, aquí en la tierra, resulta ser valiosa *en sí misma*, se agrieta y se hunde buena parte del lenguaje teológico de Occidente (y sus derivaciones mundanas). La recompensa y el castigo en *otra vida*, más allá, no sirven para justificar el sufrimiento de esta vida. Sin embargo, conforme pierde su fundamento, la lógica «justiciera» de la idea mesiánica se hace cada vez más apremiante: «No me importa que nadie tenga la culpa, eso lo sé: necesito que haya una retribución o voy a destruirme yo mismo. Y no una retribución en algún lugar y algún momento en el infinito, sino aquí y ahora, sobre la tierra, de modo que pueda yo verla» [Dostoievski, p. 244].

Hay la aspiración de la *armonía*, del orden moral. Que las culpas sean compensadas con sufrimiento, que exista el castigo del mal. Pero eso no resuelve el problema que plantea el sufrimiento de los inocentes, el hecho de su dolor actual, irredimible: «¿Qué me importa que haya una venganza? ¿Qué me importa que sus torturadores estén en el infierno? ¿Qué es lo que puede remediar el infierno si estos niños, aquí, ya han sido atormentados?» [Dostoievski, p. 245]. El *hecho* simple, inmediato, del sufrimiento se convierte en el argumento final, único, frente al cual no hay nada que decir. Es un rasgo que define la cultura del sufrimiento occidental: el hecho de que los padecimientos de los inocentes sirvan como argumento contra cualquier forma de orden, contra cualquier decisión, cualquier credo secular: revolucionario, progresista, conservador, nacionalista.

Digámoslo de otro modo: nuestra sensibilidad moral, como la de Iván Karamázov, no puede aceptar el sufrimiento de los inocentes como condición de la organización social. La dificultad consiste en que siempre hay inocentes que sufren. Por eso resulta tan incómoda la pregunta y la obligación de decir que no: que es inaceptable el dolor. Porque lo que queda es el cinismo, la hipocresía consciente, o una rebelión absurda, como la de Iván:

> Prefiero quedarme con mi sufrimiento incomprendido y mi indignación insaciable, *incluso si estoy equivocado*. Le han puesto un precio demasiado alto a la armonía; no podemos darnos el lujo de pagar tanto para ser admitidos [Dostoievski, p. 245].

Para un orden cultural semejante, como era a fines del siglo XIX (compasivo y mesiánico, a la vez que escéptico, escasamente religioso, susceptible y humanitario), la experiencia de la Guerra del Catorce fue devastadora. Tanto que no resulta extraordinario el atractivo general de la nueva sacralidad heroica que ofrecían los movimientos políticos radicales.

A partir de 1945, sin embargo, pasado el entusiasmo homicida y la nueva destrucción de Europa, la conciencia occidental recibe otro sacudimiento, que afecta en particular nuestra idea del sufrimiento: la persecución y el exterminio de los judíos en los campos de concentración. «A partir de Auschwitz —escribe Safranski—, la cultura occidental está señalada por el nihilismo. Ya antes se sabía que las culturas son perecederas. Pero se había conservado siempre la fe en un fondo de orden en el mundo» [p. 228]. Esa (precaria) fe se pierde después de la *Shoah*. Pero las consecuencias han sido, por lo menos, ambiguas.

Hay en primer lugar el hecho, sumamente problemático, de que Auschwitz se haya convertido en un símbolo: en el emblema de la maldad. Que se presta —como todos los símbolos— para la manipulación trivial, porque convertir el sufrimiento en un símbolo, como decía Iván Karamázov, es ya haber traicionado los hechos. Pero mucho peor si ese símbolo se convierte en criterio moral, en la definición del mal: porque todo lo que no llegue a ese extremo, es decir, todo lo demás, será siempre *relativamente* bueno.

Así sucede que la sola mención de Auschwitz sirva para ahorrarse explicaciones; en nuestra economía moral ocupa el lugar del infierno, como Hitler es el demonio. Algo que a fuerza de ser repetido resulta obvio, y a fuerza de ser obvio termina siendo también remoto, ajeno, insignificante; útil para cumplir con el rito de la compasión.

En segundo lugar, hay una serie de problemas morales y propiamente teológicos que son suscitados por la *Shoah*. La dificultad de situar el sufrimiento —un sufrimiento semejante— frente a la vida, de modo que tenga algún sentido; así fue, al menos, para muchos de los supervivientes que han dejado su testimonio. Viktor Frankl:

> La pregunta que a mí, personalmente, me angustiaba era esta otra: ¿tiene algún sentido todo este sufrimiento, todas estas muertes? Si carecen de sentido, entonces tampoco lo tiene el sobrevivir al internamiento. Una vida cuyo último y único sentido consistiera en superarle o sucumbir, una vida, por tanto cuyo

sentido dependiera, en última instancia, de la casualidad, no merecería en absoluto la pena de ser vivida [1, p. 101].

Dicho de otro modo, la magnitud del sufrimiento y la abrumadora injusticia del sufrimiento, en contraste con las explicaciones asequibles para una civilización mundana racionalista, utilitaria, hace que resurja lo que, en el sentido más laxo, se podría llamar una «necesidad religiosa». O bien, según la expresión de Jean Améry, otro superviviente, una necesidad de «trascendencia»:

> Quienquiera que sea un creyente, en el sentido más amplio de la palabra, tanto si su credo es metafísico como si está atado a la realidad más concreta, se trasciende a sí mismo. No es cautivo de su individualidad, sino que forma parte de una continuidad espiritual que no se interrumpe en ningún lugar, ni siquiera en Auschwitz [p. 14].

No obstante, la angustia teológica del Occidente finisecular ha sido escasamente imaginativa; se ha buscado, sobre todo, una religiosidad «terapéutica», de vagas inclinaciones contraculturales e incongruentes motivos budistas.

(Un paréntesis. Tiene razón Christopher Lasch cuando dice que el clima contemporáneo —habla de Estados Unidos, también de las «nuevas elites» del resto de Occidente— es terapéutico y no religioso: «La gente hoy no ambiciona la salvación, mucho menos la restauración de alguna pretérita edad dorada, sino la sensación, la ilusión momentánea de bienestar personal, salud y seguridad psicológica» [1, p. 7]. Y sin embargo, ésa es acaso la forma típica de la religiosidad del fin de siglo: apropiada para un orden complejo, inseguro, fragmentario. «Todo esto —dice Allan Bloom sobre la mística del compromiso y la autenticidad— es terriblemente superficial y decepcionante, pues trata de asegurarnos en realidad que todas las agonías del nihilismo que estamos viviendo no son más que neurosis que pueden curarse con un poco de terapia y firme resolución» [1, p. 150].

El problema no consiste, empero, en que sea un autoengaño más o menos trivial, sino en que efectivamente funciona, que *sirve como* religión. «*El miedo a la libertad* de Erich Fromm —sigue Bloom— es sólo Dale Carnegie con un poco de nata batida cultural centroeuropea encima. Basta con liberarse de la alienación capitalista y de la represión puritana, y todo estará bien tal y como cada hombre elija para sí mismo» [1, p. 150]. Hay que insistir: funciona. Es el sustituto —al parecer el único asequible a la imaginación general— de la Religión de la Humanidad. De espaldas a la historia, a la tradición, al sacrificio. Pero tal vez con un adarme de buen sentido.)

Desde luego, el gran problema moral que genera la *Shoah* es la *culpa*, es decir, el orden moral del mundo, que es necesario para la mirada mesiánica. Y ahí sí hay, acaso, algo «irrevocable» que «ha cambiado la imagen del hombre» [Safranski, p. 230]. Porque la culpa crece, en círculos concéntricos, hasta comprender el conjunto de la civilización occidental, en un perverso retorno al pecado original: el pecado de la civilización (el mismo que descubrió Rousseau, o uno muy parecido).

No es, por cierto, un planteamiento hiperbólico ni una evasiva; al contrario: acaso es la única forma razonable y coherente de ponerse frente al problema. Sigo, como ejemplo, la argumentación serena, sobria y melancólica de Jaspers. «La aceptación parcial del nacionalsocialismo, la *insatisfacción* y a veces la *adaptación interna* y la conformidad constituyeron una culpa moral carente de los rasgos de tragedia característicos» de los modos de culpa más inmediata [p. 84]; pero eso —la «indiferencia» programada e inducida de cualquier modo— no es una disculpa moral. Y la conciencia entraña una obligación: «Porque sentimos la culpa colectiva, sentimos la completa tarea de la renovación del ser humano desde el origen» [p. 94]. Ahora bien, esa tarea corresponde también a otros, en la medida en que se trata de dotar de sentido nuevamente a la humanidad:

> El tener en cuenta las acciones de los otros no vale para aliviar nuestra culpa, pero está justificado a partir de la preocupación por la humanidad que, como hombres, compartimos con los demás; humanidad que actualmente no sólo ha llegado a cobrar conciencia de sí como un todo sino que, a consecuencia de los acontecimientos de la época de la técnica, o contribuye a su ordenamiento o se pierde sin remedio [p. 109].

El mecanismo mesiánico ha funcionado con toda lógica, buscando la culpa, el castigo, la compensación: la justicia. Pero la enormidad del hecho en sí hace que los conceptos resulten insignificantes. En nuestro lenguaje moral cabe hablar de la «culpa colectiva» del pueblo alemán; también, con parecida justicia, de la culpa de la modernidad, del capitalismo, de Occidente (digámoslo con una hipérbole: es como si cada uno de nosotros tuviese conciencia bastante para dirigirse a sí mismo la pregunta de Iván Karamázov: «¿Podrías admitir la idea de que la gente acepte su bienestar y su felicidad a cambio de la sangre irredimible de seis millones de inocentes torturados, y que con plena conciencia siga siendo feliz?»).

Ahí pisa terreno firme —o golpea con solidez— ese impulso que se suele llamar de «contracultura»: «¿Qué cosa buena hizo el elevado humanismo por las masas oprimidas de la comunidad? ¿Qué utilidad tuvo la cultura cuando llegó la barbarie?» [Steiner 1, p. 115]. A partir de ahí, como dice Steiner, puede concluirse cualquier disparate, porque la pregunta misma es desproporcionada; entre la indignación, el nihilismo y la culpa hay lugar para un renovado primitivismo, una mística de la autenticidad o formas más o menos democráticas de consuelo terapéutico.[21]

---

[21] Las variaciones son interminables, desde el orientalismo al ecologis-

Con frecuencia se ha hablado de la imposibilidad de explicar, incluso de describir Auschwitz, la imposibilidad de hacerlo inteligible o hacer inteligible el mundo después de Auschwitz. «Un hombre que lo cuente con ira o con piedad —escribe Claudio Magris— lo embellece sin querer, transmite a la página una carga espiritual que atenúa, en el lector, el choque de esa monstruosidad» [1, p. 131]. Lo mismo que dice Adorno cuando sentencia la imposibilidad de la metafísica después de Auschwitz; lo mismo que dice Steiner: «¿Cómo puede uno referirse, sin un persistente sentimiento de fatuidad y hasta de indecencia, al tema de la inhumanidad última?» [1, p. 47]. Lo mismo que ha dicho Susan Sontag:

> Al llamar tragedia al asesinato de esos millones, reconocemos un motivo situado más allá de lo intelectual (conocimiento de lo que sucedió y cómo sucedió) o lo moral (detención de los criminales para llevarlos ante la justicia) para comprenderlo. Reconocemos que el acontecimiento es, en cierto sentido, incomprensible. En último término, la única respuesta consiste en continuar reteniendo en la mente el hecho, recordándolo [p. 142].

Sin embargo, nuestra mirada no puede ser *trágica*. No dejamos, no podemos dejar de buscar una explicación. En ese intento cobra forma la consecuencia de mayor alcance que

---

mo radical; lo que domina es un impreciso ánimo de inculpar al mundo —todo— por sufrimientos indecibles: sufrimientos que se manifiestan en la comodidad, por ejemplo. Un par de ejemplos. Hillman: «Ahora encontramos la patología en la psique de la política y de la medicina, en el lenguaje y en el diseño, en los alimentos que comemos. La enfermedad está ahora "ahí fuera"» [p. 140]. O Norman O. Brown: «Derrocar el gobierno del principio de realidad, que es el príncipe de la oscuridad, el gobernador de la oscuridad de este mundo. No luchamos contra carne y sangre, sino contra principados, contra poderes, contra los gobernantes de la oscuridad del mundo. El principio de realidad es el principio del poder, *Realpolitik*, el guardián de la cárcel. Para liberar la carne y la sangre de la reificación, hay que derrocar el principio de realidad» [p. 233].

ha tenido, para Occidente, la *Shoah:* algo mucho más hondo y perdurable que el desencanto de la Guerra del Catorce, una desesperanza general, que trastorna nuestra cultura del sufrimiento de modo definitivo.

Sabemos que la idea mesiánica, la idea de que haya un orden moralmente inteligible en el mundo carece de fundamento. Queda el refugio, precario, de una religiosidad anterior a la Ilustración. Cualquier otra esperanza ha sido desbaratada: los medios humanos con los que se podía contar para producir una justicia de medida humana son, precisamente, los que han creado el último horror.

> Lo que aún hoy estremece es la simultaneidad de la construcción minuciosa, casi racional o realista de una gran organización y del uso de tecnologías científicas, por un lado, y de la degradación y decadencia moral ante los sufrimientos y la muerte de millones de hombres, mujeres y niños, por el otro lado [...]; de seres humanos que no representaban ningún peligro para los grupos dirigentes, que no poseían armas, y que fueron asesinados con saña y crueldad, peor que si fueran reses de matadero [Elias 4, p. 50].

Porque no sólo fueron procesos simultáneos, sino relacionados de manera inmediata. Hay que descartar la hipótesis (consoladora) de la locura, la maldad diabólica, excepcional; porque la aniquilación fue obra de personas normales, que actuaban con normalidad. A eso se refería Hannah Arendt cuando hablaba de la «banalidad del mal» en el caso de Eichmann. No era un monstruo:

> Salvo por una diligencia extraordinaria para buscar su propia promoción personal, no tenía motivos para hacer lo que hizo. Y esa diligencia, en sí misma, no era en absoluto criminal: desde luego, nunca habría asesinado a su superior para quedarse con el puesto. Sencillamente, para decirlo de manera coloquial, nunca se dio cuenta de lo que estaba haciendo [p. 287].

Hay trazas de esa banalidad en las inconscientes bufonadas de Eichmann, en la grotesca volubilidad de los procesados en Nüremberg.[22] Pero hay algo más siniestro: la eficacia de la producción social de la indiferencia; el funcionamiento de un orden —moderno, racional, tecnificado, complejo— donde los conflictos morales, las decisiones moralmente significativas han sido borradas; donde no existe una relación visible entre las acciones individuales y los resultados que produce la configuración, como conjunto.

Es algo siniestro porque es un orden como el nuestro: donde *podemos saber* que hay inocentes que sufren, pensamos que *no deberían* sufrir, y todo funciona en orden. Creo que la idea de Bauman es justa: «La noticia más aterradora que produjo el Holocausto, y lo que sabemos de los que lo llevaron a cabo, no fue la probabilidad de que nos pudieran hacer "esto", sino la idea de que también nosotros podíamos hacerlo» [p. 198]. Así explicaba, de hecho, Primo Levi su necesidad de escribir sobre la experiencia de los campos de concentración: «Ha sucedido y, por consiguiente, puede volver a suceder: esto es la esencia de lo que tenemos que decir» [p. 173].

La cultura del sufrimiento en Occidente, durante los últimos cincuenta años, gira sin cesar en torno a esa idea. Vivimos un mesianismo fatigado y sin fundamento, pero sin alternativa. Necesitamos creer en un orden moral del mun-

---

[22] Pienso, en particular, en el repentino e histórico arrepentimiento de Hans Frank, gobernador de Polonia durante la ocupación, que compulsivamente habla con el psicólogo de la prisión durante el proceso: «¡Pensar que vivíamos como reyes y creíamos en esa bestia! ¡Que nadie le diga que no tenía idea de lo que pasaba! Todos sentían que había algo horrorosamente malo en el sistema, aunque conociésemos los detalles. ¡No querían saber! Era demasiado cómodo vivir en el sistema, mantener a la familia con lujo de reyes y pensar que todo estaba bien. Nos tratan ustedes demasiado bien [...]. Los prisioneros y nuestra propia gente morían de hambre en los campos. ¡Que Dios tenga piedad de nuestras almas! Sí, Doctor, lo que le dije es la verdad. Este juicio ha sido querido por Dios» [Gilbert, p. 47].

do, en el cual no podemos creer. Necesitamos pensar que el sufrimiento es un castigo o un mérito: un sacrificio; pero sabemos que es una creencia inútil, infundada. Nos resulta imposible (salvo en las franjas demenciales del nacionalismo étnico) volver a la retórica del heroísmo y la violencia sagrada; tanto como recuperar el optimismo mesurado y mundano de la Religión de la Humanidad de principios de siglo. Y no hay a quien culpar.

Somos más civilizados, es decir, más susceptibles y más escépticos, justicieros y desencantados. Entre los balbuceos de la religiosidad «terapéutica» y la producción sistemática de la indiferencia, ingresamos acaso a una postrera forma de la idea mesiánica. Como los personajes de Isaac Bashevis Singer, cabos sueltos y últimos de la familia Moskat, que esperan en Varsovia la llegada del ejército alemán:

—El Mesías llegará pronto.
Asa Heshel lo miró con asombro:
—¿Qué quieres decir?
—La Muerte es el Mesías. Ésa es la única verdad [p. 636].

Bibliografía

Abrams, M. H., *Natural Supernaturalism. Tradition and Revolution in Romantic Literature*, Nueva York: Norton & Co., 1973.
Acton, lord, *Essays in the History of Liberty*, edición de J. Rufus Fears, Indianapolis: Liberty Fund, 1985.
Adams, Henry, *The Education of Henry Adams*, Oxford: Oxford University Press, 1999.
Alain, *Mars, ou la guerre jugée*, París: Folio/Gallimard,1995.
Aldana, Francisco de, *Poesía*, edición de Rosa Navarro Durán, Barcelona: Planeta, 1994.
Améry, Jean, *At the Mind's Limits. Contemplations by a Survivor on Auschwitz and Its Realities*, Indianapolis: Indiana University Press, 1980.
Arendt, Hannah, *Eichmann in Jerusalem. A Report on the Banality of Evil*, Londres: Penguin, 1994.
Auden, William H., *Collected Poems*, edición de E. Mendelson, Nueva York: Vintage International, 1991.
Azorín, *Obras selectas*, prólogo de Mario Vargas Llosa, Madrid: Espasa-Calpe, 1998.
Babbitt, Irving, [1] *Democracy and Leadership*, Indianapolis: Liberty Fund, 1979.
——, [2] *Literature and the American College*, Washington: Natural Humanities Institute, 1986.
——, [3] *Rousseau and Romanticism*, New Brunswick: Transaction Publications, 1991.
——, [4] *Character and Culture. Essays on East and West*, New Brunswick: Transaction Publications, 1995.

BAKER, KENNETH (comp.), *The Faber Book of War Poetry*, Londres: Faber & Faber, 1997.

BARNETT, VICTORIA J., *Bystanders. Conscience and Complicity during the Holocaust*, Westport, Connecticut: Greenwood Press, 1999.

BAROJA, PÍO, *La caverna del humorismo*, Madrid: Caro Raggio Editor, 1986.

BATAILLE, GEORGES, *Teoría de la religión*, trad. Fernando Savater, Madrid: Taurus, 1998.

BAUDELAIRE, CHARLES, *Obra poética completa*, edición bilingüe, Madrid: Ediciones 29, 1977.

BAUMAN, ZYGMUNT, *Modernidad y Holocausto*, trad. A. Mendoza, Madrid: Sequitur, 1998.

BECKER, ERNEST, *La lucha contra el mal*, trad. Carlos Valdés, México: Fondo de Cultura Económica, 1992.

BÉNICHOU, PAUL, *La coronación del escritor, 1750-1830. Ensayo sobre el advenimiento de un poder espiritual laico en la Francia moderna*, trad. A. Garzón, México: Fondo de Cultura Económica, 1981.

BENJAMIN, WALTER, *Poesía y capitalismo*, trad. J. Aguirre, Madrid: Taurus, 1980.

BENN, GOTTFRIED, *El Yo moderno y otros ensayos*, trad. E. Ocaña, Valencia: Pre-Textos, 1999.

BENTHAM, JEREMY, [1] *Fragmento sobre el gobierno*, trad. J. Larios Ramos, Madrid: Aguilar, 1973.

——, [2] *The Principles of Morals and Legislation*, Nueva York: Prometheus Books, 1998.

BERGER, PETER, *Una gloria lejana*, Barcelona: Herder, 1994.

BERLIN, ISAIAH, [1] *Árbol que crece torcido. Capítulos de historia de las ideas*, trad. Jaime Moreno Villarreal, México: Vuelta, 1992.

——, [2] *The Sense of Reality. Studies in Ideas and their History*, edición de H. Hardy, Londres: Pimlico, 1996.

——, [3] *Against the Current. Essays in the History of Ideas*, edición de H. Hardy, Londres: Pimlico, 1997.

BESANÇON, ALAIN, *Les origines intellectuelles du léninisme*, París: Gallimard, 1977.

BLAKE, WILLIAM, *Selected Poems*, Londres: Penguin, 1996.

BLOOM, ALLAN, [1] *El cierre de la mente moderna*, trad. A. Martín, Barcelona: Plaza y Janés, 1989.

——, [2] *Giants and Dwarfs. Essays 1960–1990*, Nueva York: Simon & Schuster/Touchstone, 1991 [versión en castellano: *Gigantes y enanos. Interpretaciones sobre la historia sociopolítica de Occidente*, trad. Alberto L. Bixio, Buenos Aires: Gedisa, 1991].

BLOOM, HAROLD, *La religión en los Estados Unidos. El surgimiento de la nación poscristiana*, trad. M. T. Macías, México: Fondo de Cultura Económica, 1994.

BLUMENBERG, HANS, *The Legitimacy of the Modern Age*, Cambridge, Massachussetts: MIT Press, 1995.

BORGES, JORGE LUIS, [1] *Otras inquisiciones*, Madrid: Alianza, 1977.

——, [2] *Introducción a la literatura norteamericana*, Buenos Aires: Emecé, 1997.

BOSSUET, JACQUES-BÉNIGNE, «Oraison Funèbre de Henriette-Marie de France, Reine de la Grande Bretagne» (1669), *Orateurs sacrés et écrivains chretiens*, París: Aristide Quillet, 1953.

BRETON, ANDRÉ, *Manifiestos del surrealismo*, trad. A. Bosch, Madrid: Guadarrama, 1974.

BROWN, NORMAN O., *Love's Body*, Berkeley: University of California Press, 1990.

BUEHRENS, JOHN, y FORREST CHURCH, *A Chosen Faith. An Introduction to Unitarian Universalism*, Boston: Beacon Press, 1998.

BURKE, EDMUND, *Reflexiones sobre la Revolución Francesa*, trad. E. Tierno Galván, Madrid: Centro de Estudios Constitucionales, 1978.

BURKE, KENNETH, «The Rethoric of Hitler's "Battle"», en Michael Shapiro (comp.), *Language and Politics*, Oxford: Basil Blackwell, 1984.

BURY, JOHN, *La idea del progreso*, trad. E. Díaz y J. Rodríguez, Madrid: Alianza, 1971.

CALASSO, ROBERTO, *Los cuarenta y nueve escalones*, trad. J. Jordá, Barcelona: Anagrama, 1994.

CANSINOS-ASSENS, RAFAEL (comp.), *Las bellezas del Talmud*, Buenos Aires: M. Glaizer Editor, 1945.

CARSON, ANNE, *Glass, Irony and God*, Nueva York: New Directions, 1995.

Cassirer, Ernst, *La filosofía de la Ilustración*, trad. Eugenio Imaz, México: Fondo de Cultura Económica, 1984.

Céline, Louis Ferdinand, *Viaje al fin de la noche*, trad. Carlos Manzano, Barcelona: Edhasa, 1998.

Cernuda, Luis, *Obra completa. Prosa*, edición de D. Harris y L. Maristany, Madrid: Siruela, 1994.

Chesterton, Gilbert K., [1] *Collected Works*, vol. 5, San Francisco: Ignatius Press, 1987.

——, [2] *Dickens*, trad. E. Gómez Orbaneja, Valencia: Pre-Textos, 1995.

Cioran, Emil, [1] *Ensayo sobre el pensamiento reaccionario y otros textos*, trad. R. Panizo, Barcelona: Montesinos, 1985.

——, [2] *Silogismos de amargura*, Barcelona: Tusquets, 1997.

Cohn, Norman, *En pos del milenio. Revolucionarios milenaristas y anarquistas místicos de la Edad Media*, trad. R. Alaix Busquets, Madrid: Alianza, 1993.

Collins, Randall, y Michael Makowsky, *The Discovery of Society*, Boston: McGraw-Hill, 1998.

Comte, Auguste, *Discurso sobre el espíritu positivo*, trad. Javier Marías, Madrid: Alianza, 1985.

Conrad, Joseph, *Heart of Darkness*, Londres: Penguin Books, 1994 [versión en castellano: *El corazón de las tinieblas*, trad. Sergio Pitol, Barcelona: Lumen, 1992].

Cuesta, Jorge, *Ensayos críticos*, México: Universidad Nacional Autónoma de México, 1991.

cummings, e. e., *Buffalo Bill ha muerto* (antología bilingüe), M. A. Muñoz (comp.), trad. José Casas, Madrid: Hiperión, 1998.

Darnton, Robert, *La gran matanza de gatos y otros episodios en la historia de la cultura francesa*, México: Fondo de Cultura Económica, 1987.

De Maistre, Joseph, *Las veladas de San Petersburgo o Coloquio sobre el gobierno temporal de la Providencia*, Madrid: Espasa-Calpe, 1966.

Döblin, Alfred, *Berlin Alexanderplatz*, trad. M. Sáenz, Barcelona: Destino, 1996.

Donoso Cortés, Juan, *Obras completas*, Madrid: Biblioteca de Autores Cristianos, 1970.

Dostoievski, Fiodor, *The Brothers Karamazov*, trad. R. Pevear y L. Volokhonsky, Nueva York: Alfred A. Knopf, 1992 [versión en castellano: *Los hermanos Karamázov*, trad. José Laín Entralgo, Madrid: Debate, 2000].

Dyer, Wayne W., *Construye tu destino. Manifiesta tu yo íntimo y realiza tus aspiraciones*, trad. J. M. Pomares, Barcelona: Grijalbo/Mondadori, 1997.

Edwards, Jonathan, *The Works of Jonathan Edwards*, Peabody, Massachusets: Hendrickson, 1998.

Elias, Norbert, [1] *Sociología fundamental*, trad. G. Muñoz, Barcelona: Gedisa, 1982.

——, [2] *La soledad del moribundo*, Madrid: Fondo de Cultura Económica, 1986.

——, [3] *El proceso de la civilización. Investigaciones sociogenéticas y psicogenéticas*, trad. R. García Cotarelo, México: Fondo de Cultura Económica, 1987.

——, [4] *Humana conditio. Consideraciones en torno a la evolución de la humanidad*, trad. P. Ciralt, Barcelona: Península, 1988.

——, [5] *Compromiso y distanciamiento*, trad. J. A. Alemany, Barcelona: Península, 1990.

Eliot, T. S., [1] *Selected Prose of T. S. Eliot*, edición de F. Kermode, Nueva York: Harvest Books, 1975.

——, [2] *To Criticize the Critic and Other Writings*, Lincoln: University of Nebraska Press, 1992.

Elorza, Antonio, *La religión política*, San Sebastián: Haramburu, 1996.

Éluard, Paul, *Une leçon de morale*, París: Gallimard, 1949.

Emerson, Ralph Waldo, [1] *Selected Writings*, edición de W. Gilman, Nueva York: Signet Classics, 1965.

——, [2] *Emerson on Trascendentalism*, edición de E. Ericsson, Nueva York: Continuum, 1994.

Epicteto, *Enquiridión*, trad. José Manuel García de la Mora, Madrid: Anthropos, 1991.

EVANS-PRITCHARD, EDWARD, *Historia del pensamiento antropológico*, trad. I. Vericat, Madrid: Cátedra, 1987.

FANON, FRANTZ, *Los condenados de la tierra*, México: Fondo de Cultura Económica, 1965.

FEBVRE, LUCIEN, *Martín Lutero: un destino*, trad. Tomás Segovia, México: Fondo de Cultura Económica, 1994.

FERNÁNDEZ DE ANDRADA, ANDRÉS, *Epístola moral a Fabio*, edición de Dámaso Alonso, estudio preliminar de Juan F. Alcina y F. Rico, Barcelona: Crítica, 1993.

FERRY, LUC, *El hombre-dios o El sentido de la vida*, trad. M.-P. Sarazín, Barcelona: Tusquets, 1997.

FLEW, ANTHONY, *The Politics of Procustes. Contradictions of Enforced Equality*, Nueva York: Prometheus Books, 1981.

FRANCISCO DE ASÍS, SAN, *Escritos, biografías, documentos de la época*, edición de José Antonio Guerra, Madrid: Biblioteca de Autores Cristianos, 1998.

FRANKL, VIKTOR, [1] *El hombre en busca de sentido*, trad. Diorki, Barcelona: Herder, 1998.

——, [2] *Psicoanálisis y existencialismo. De la psicoterapia a la logoterapia*, trad. C. Silva y J. Mendoza, México: Fondo de Cultura Económica, 1998.

FREUD, SIGMUND, [1] *Los textos fundamentales del psicoanálisis*, edición de Anna Freud, trad. L. López Ballesteros, Madrid: Alianza, 1988.

——, [2] *Algunos tipos de carácter dilucidados por el trabajo psicoanalítico*, en Freud 3.

——, [3] *Obras completas*, vol. XIV, edición de J. Strachey y A. Freud, trad. J. Etcheverry, Buenos Aires: Amorrortu, 1993.

——, [4] *El malestar en la cultura y otros ensayos*, trad. R. Rey Ardid. Madrid: Alianza, 1999.

FROMM, ERICH, [1] *La patología de la normalidad*, trad. Eloy Fuente Herrero, Barcelona: Paidós, 1994.

——, [2] *Psicoanálisis de la sociedad contemporánea. Hacia una sociedad sana*, trad. F. Torner, México: Fondo de Cultura Económica, 1997.

——, [3] *Ética y psicoanálisis*, trad. H. Morck, México: Fondo de Cultura Económica, 1998.

GARCILASO DE LA VEGA, *Poesías castellanas completas*, edición de E. L. Rivers, Madrid: Castalia, 1996.

GARDNER, BRIAN (comp.), *Up the Line to Death. The War Poets, 1914-1918*, Londres: Magnum/Methuen, 1980.

GAUCHET, MARCEL, *Le désenchantement du monde. Une histoire politique de la religion*, París: Gallimard, 1985.

GAY, PETER, [1] *The Enlightenment: An Interpretation. The Rise of Modern Paganism*, Nueva York: Norton, 1995.

——, [2] *The Enlightenment: An Interpretation. The Science of Freedom*, Nueva York: Norton, 1996.

GELLNER, ERNEST, *Antropología y política. Revoluciones en el bosque sagrado*, trad. A. L. Bixio, Barcelona: Gedisa, 1997.

GILBERT, G. M., *Nüremberg Diary*, Nueva York: Da Capo Press, 1995.

GINSBERG, ALLEN, *Death and Fame. Poems 1993-1996*, edición de R. Rosenthal, Londres: Penguin, 1999.

GIRARDET, RAOUL, *Nationalisme et nations*, París: Complexe, 1996.

GOETHE, JOHANNES WOLFGANG, *Escritos políticos*, edición de Dalmacio Negro Pavón, trad. L. Suárez, Madrid: Editora Nacional, 1982.

GOMBROWICZ, WITOLD, *Diario*, trad. B. Zaboklicka y F. Miratvalles, Madrid: Alianza, 1988.

GÓNGORA, LUIS DE, *Romances y letrillas*, Buenos Aires: Losada, 1939.

GRAEF, HILDA, *María. La mariología y el culto mariano a través de la historia*, trad. R. Ruiz Bueno, Barcelona: Herder, 1968.

GRAVES, ROBERT, *Goodbye to All That*, Londres: Penguin, 1960.

GROETHUYSEN, BERNARD, *La formación de la conciencia burguesa en Francia durante el siglo XVIII*, trad. José Gaos, México: Fondo de Cultura Económica, 1985.

GUIZOT, FRANÇOIS, *De la democracia en Francia*, trad. Dalmacio Negro Pavón, Madrid: Centro de Estudios Constitucionales, 1981.

HALÈVY, ÉLIE, *L'ère des tyrannies*, París: Tel/Gallimard, 1990.

HAYEK, FRIEDRICH A., *Los fundamentos de la libertad*, trad. J. V. Torrente, *Obras completas*, vol. XVIII, Madrid: Unión Editorial, 1991.

HAZARD, PAUL, *El pensamiento europeo en el siglo XVIII*, Madrid: Alianza, 1985.

HAZLITT, WILLIAM, *Selected Writings*, edición de Jon Cook, Oxford: Oxford University Press, 1998.
HEINEMAN, ROBERT, *Authority and the Liberal Tradition. From Hobbes to Rorty*, New Brunswick: Transaction Publishers, 1994.
HELLER, HERMAN, *El sentido de la política y otros ensayos*, trad. M. Hernández Marcos, Valencia: Pre-Textos, 1996.
HERMAN, ARTHUR, *The Idea of Decline in Western History*, Nueva York: Free Press, 1997.
HERR, RICHARD, *España y la revolución del siglo XVIII*, trad. E. Fernández Mel, Madrid: Aguilar, 1979.
HILL, CHRISTOPHER, [1] *The World Turned Upside Down*, Londres: Penguin, 1990.
——, [2] *Puritanism and Revolution*, Nueva York: St. Martin Press, 1997.
HILLMAN, JAMES, *El pensamiento del corazón. Anima mundi*, trad. F. Borrajo, Madrid: Siruela, 1999.
HIMMELFARB, GERTRUDE, *Matrimonio y moral en la época victoriana*, trad. E. Rodríguez Halfter, Madrid: Debate, 1991.
HOBHOUSE, LEONARD T., *Teoría metafísica del Estado*, introducción de Dalmacio Negro Pavón, Madrid: Aguilar, 1981.
HOPKINS, G. M., *The Terrible Crystal/El terrible cristal*, edición bilingüe, trad. Juan Tovar, México: El Tucán de Virginia/Universidad Nacional Autónoma de México, 1989.
HORKHEIMER, MAX, Y THEODOR W. ADORNO, *Sociológica*, trad. V. Sánchez de Zavala, Madrid: Taurus, 1986.
HUGHES, ROBERT, *La cultura de la queja*, Barcelona: Anagrama, 1986.
HUGHES, TED, *New Selected Poems, 1957-1994*, Londres: Faber & Faber, 1995.
HUIZINGA, JOHAN, *El otoño de la Edad Media*, trad. José Gaos, Madrid: Alianza, 1984.
HUME, DAVID, [1] *An Enquiry Concerning the Principles of Morals*, La Salle, Illinois: Open Court, 1947.
——, [2] *Investigación sobre el conocimiento humano*, trad. Jaime de Salas, Madrid: Alianza, 1981.
——, [3] *Diálogos sobre la religión natural*, trad. C. Mellizo, Madrid: Alianza, 1999.

IGLESIAS, MARÍA DEL CARMEN, *El pensamiento de Montesquieu. Política y ciencia natural*, Madrid: Alianza, 1984.

INNERARITY, DANIEL, *Hegel y el romanticismo*, Madrid: Tecnos, 1993.

JACOBS, ALAN (comp.), *The Element Book of Mystical Verse*, Rockport, Massachusets: Element, 1997.

JAMES, HENRY, *The Turn of the Screw*, Oxford: Oxford University Press, 1998 [versión en castellano: *Otra vuelta de tuerca*, trad. Antonio J. Desmonts, Barcelona: Plaza y Janés, 1999].

JAMES, WILLIAM, [1] *The Will to Believe*. Nueva York: Dover, 1956.

——, [2] *The Varieties of Religious Experience, A Study in Human Nature*, Nueva York: Penguin, 1982.

——, [3] *Writings: 1902-1910*. Nueva York: The Library of America, 1984.

JASPERS, KARL, *El problema de la culpa. Sobre la responsabilidad política de Alemania*, trad. R. Gutiérrez Cuartango, Barcelona: Paidós, 1998.

JOHNSON, SAMUEL, *The False Alarm* (1770), *Political Writings*, edición de D. Greene, New Haven: Yale University Press, 1977.

JUAN DE LA CRUZ, SAN, *Poesía*, edición de D. Ynduráin, México: REI, 1988.

JUARISTI, JON, [1] *El bucle melancólico. Historias de nacionalistas vascos*, Madrid: Espasa, 1997.

——, [2] *Sacra Némesis. Nuevas historias de nacionalistas vascos*, Madrid: Espasa, 1999.

JUNG, CARL GUSTAV, *Respuesta a Job*, trad. A. Sánchez-Pascual, México: Fondo de Cultura Económica, 1998.

JÜNGER, ERNST, *Sobre el dolor*, trad. A. Sánchez Pascual, Barcelona: Tusquets, 1995.

KANT, IMMANUEL, *En defensa de la Ilustración*, trad. J. Alcoriza y A. Lastra, Barcelona: Alba Editorial, 1999.

KAZIN, ALFRED, *God and the American Writer*, Nueva York: Vintage, 1997.

KEDOURIE, ELIE, *Nationalism*, Cambridge: Blackwell, 1993.

KIERKEGAARD, SÖREN, «Repercusión de la tragedia antigua en la moderna», *Obras y papeles*, trad. D. Gutiérrez Rivero, Madrid: Guadarrama, 1969.

Kirk, Russell, *Redeeming the Time*, Wilmington, Delaware: Intercollegiate Studies Institute, 1998.

Klee, Paul, *Diarios: 1898-1918*, edición de Félix Klee, trad. J. Reuter, Madrid: Alianza, 1998.

Kloppenberg, James T., *Uncertain Victory. Social Democracy and Progressivism in European and American Thought, 1870-1920*, Oxford: Oxford University Press, 1988.

Knox, Ronald A., *Enthusiasm. A Chapter in the History of Religion*, Notre Dame, Indiana: University of Notre Dame Press, 1994.

Kolakowski, Leszek, [1] *Vigencia y caducidad de las tradiciones cristianas*, Buenos Aires: Amorrortu, 1973.

——, [2] *Cristianos sin Iglesia. La conciencia religiosa y el vínculo confesional en el siglo XVII*, trad. F. Pérez Gutiérrez, Madrid: Taurus, 1982.

——, [3] *Dios no nos debe nada. Un breve comentario sobre la religión de Pascal y el espíritu del jansenismo*, Barcelona: Herder, 1996.

Kristol, Irving, *Reflexiones de un neoconservador*, Buenos Aires: Grupo Editor Latinoamericano, 1986.

La Bruyère, Jean de, *Oeuvres complètes*, edición de Julien Benda, París: Gallimard, 1951.

Laing, Ronald D., *El cuestionamiento de la familia*, trad. Adolfo A. Negrotto, Buenos Aires: Paidós, 1972.

Lamennais, Félicité Robert de, «*Paroles d'un croyant*», *Orateurs Sacrés et Écrivains Chretiens*, París: Aristide Quillet, 1953.

Lange, Nicholas de, *Judaísmo*, Barcelona: Riopiedras, 1996.

Larkin, Philip, *Collected Poems*, edición de A. Thwaite, Nueva York: Noonday Press, 1997.

Lasch, Christopher, [1] *The Culture of Narcissism. American Life in an Age of Diminishing Expectations*, Nueva York: Norton, 1991.

——, [2] *La rebelión de las elites y la traición a la democracia*, trad. Francisco Javier Ruiz Calderón, Barcelona: Paidós, 1996.

Lautréamont, Isidore Ducasse Comte de, *Oeuvres complètes*, París: Gallimard, 1973.

Leach, Edmund, *Los sistemas políticos de la Alta Birmania*, Barcelona: Anagrama, 1977.

LEVI, PRIMO, *Los hundidos y los salvados*, trad. P. Gómez Bedate, Barcelona: Muchnik, 1995.

L'ISLE-ADAM, VILLIERS DE, *Cuentos crueles*, trad. E. Pérez Llamosa, Madrid: Cátedra, 1984.

LOCKE, JOHN, *Ensayo sobre el gobierno civil*, trad. A. Lázaro Ros, Madrid: Aguilar, 1981.

LODGE, DAVID, *Therapy*, Londres: Penguin, 1996.

LOMNITZ ADLER, CLAUDIO, *Las salidas del laberinto. Cultura e ideología en el espacio nacional mexicano*, México: Joaquín Mortiz, 1995.

LÓPEZ ARANGUREN, JOSÉ LUIS, *Catolicismo y protestantismo como formas de existencia*, Madrid: Biblioteca Nueva, 1998.

LUTERO, MARTÍN, *Escritos políticos*, trad. J. Abellán, Madrid: Tecnos, 1986.

MACINTYRE, ALASDAIR, [1] *Tras la virtud*, trad. Amelia Valcárcel, Barcelona: Crítica, 1987.

——, [2] *Historia de la ética*, trad. R. J. Walton, Barcelona: Paidós, 1971.

MACHADO, ANTONIO, [1] *Juan de Mairena. Sentencias, donaires, apuntes y recuerdos de un profesor apócrifo*, 2 vols., Buenos Aires: Losada, 1977.

——, [2] *Los complementarios*, *Obras*, vol. II, Buenos Aires: Losada, 1997.

——, [3] *Poesías completas*, edición de Manuel Alvar, Madrid: Espasa Calpe, 1997.

MAGRIS, CLAUDIO, [1] *El Danubio*, trad. J. Jordá, Barcelona: Anagrama, 1997.

——, [2] *Ítaca y más allá*, trad. P. L. Ladrón de Guevara, Madrid: Huerga y Fierro, 1998.

MALPARTIDA, JUAN, *La perfección indefensa. Ensayos sobre literaturas hispánicas del siglo XX* Madrid: Fondo de Cultura Económica, 1998.

MANCINI, PASQUALE STANISLAO, *Sobre la nacionalidad*, trad. M. Carrera. Madrid: Tecnos, 1985.

MANENT, PIERRE, *Tocqueville et la nature de la Démocratie*, París: Fayard, 1993.

Mann, Thomas, *Relato de mi vida*, trad. Andrés Sánchez-Pascual, Madrid: Alianza, 1990.

Markale, Jean, *El amor cortés o la pareja infernal*, trad. M. Serrat, Palma de Mallorca: J. J. de Olañeta Editor, 1998.

Marshall, T. H., *Class, Citizenship and Social Development*, Nueva York: Doubleday, 1965.

Martínez Keisler, Luis, *Refranero general ideológico español*, Madrid: Hernando, 1989.

Maslow, Abraham, *El hombre autorrealizado. Hacia una psicología del ser*, trad. R. Ribé, Barcelona: Kairós, 1998.

Mason, Philip, *The English Gentleman. The Rise and Fall of an Ideal*, Londres: Pimlico, 1993.

Mauss, Marcel, *Sociología y antropología*, Madrid: Tecnos, 1979.

McDannell, C., y Bernhard Lang, *Historia del cielo*, trad. J. A. Moreno, Madrid: Taurus, 1990.

Mehta, Gita, *Karma Cola. The Marketing of the Mystic East*, Londres: Minerva, 1997.

Michelet, Jules, *Histoire de la Révolution Française*, París: R. Laffont, 1988.

Miller, Alice, *Por tu propio bien. Raíces de la violencia en la educación del niño*, trad. J. del Solar, Barcelona: Tusquets, 1998.

Montaigne, Michel de, *Essais*, 3 vols., edición de P. Michel, París: Gallimard, 1965.

Montesquieu, Charles, [1] *Lettres persanes*, París: Folio/Gallimard, 1973 [versión en castellano: *Cartas persas*, México: Consejo Nacional para la Cultura y las Artes, 1992].

——, [2] *Del espíritu de las leyes*, trad. M. Blázquez y P. de Vega, Madrid: Tecnos, 1987.

Moro, Tomás, *Utopía*, trad. E. García Estébanez, Madrid: Tecnos, 1987.

Müller-Armack, Alfred, *El siglo sin Dios*, trad. P. Benemann, México: Fondo de Cultura Económica, 1986.

Munro, Hector Hugh (Saki), *The Collected Short Stories of Saki*, Ware, G. B.: Wordsworth Classics, 1993.

Nabokov, Vladimir, *Pnin*, Nueva York: Penguin, 1997.

NEGRO PAVÓN, DALMACIO, [1]*Liberalismo y socialismo. La encrucijada intelectual de Stuart Mill*, Madrid: Instituto de Estudios Políticos, 1975.

——, [2] *Augusto Comte: positivismo y revolución*, Madrid: Cincel, 1985.

NIETZSCHE, FRIEDRICH, [1] *El Anticristo*, trad. Andrés Sánchez-Pascual, Madrid: Alianza, 1989.

——, [2] *La voluntad de poderío*, trad. A. Froufe, Madrid: Edaf, 1994.

——, [3] *La genealogía de la moral*, trad. Andrés Sánchez-Pascual, Madrid: Alianza, 1997.

——, [4] *Más allá del bien y del mal*, trad. Andrés Sánchez-Pascual, Madrid: Alianza, 1997.

——, [5] *El ocaso de los ídolos*, trad. Roberto Echavarren, Barcelona: Tusquets, 1998.

NISBET, ROBERT, *La sociología como forma de arte*, trad. C. Luca de Tena, Madrid: Espasa-Calpe, 1979.

NUSSBAUM, MARTHA C., *La fragilidad del bien. Fortuna y ética en la tragedia y la filosofía griega*, trad. Antonio Ballesteros, Madrid: Visor, 1995.

OAKESHOTT, MICHAEL, *La política de la fe y la política del escepticismo*, edición de T. Fuller, trad. E. Suárez, México: Fondo de Cultura Económica, 1998.

O'BRIEN, CONOR CRUISE, [1] *God Land. Reflections on Religion and Nationalism*, Cambridge: Harvard University Press, 1988.

——, [2] *Voces ancestrales*, Madrid: Espasa, 1998.

——, [3] *On the Eve of the Millenium*, Nueva York: Martin Kessler Books, 1999.

ORS, EUGENIO D', *Diccionario filosófico portátil*, Introducción de Dalmacio Negro Pavón, Madrid: Criterio Libros, 1999.

ORTEGA Y GASSET, JOSÉ, [1] *Una interpretación de la historia universal*, Madrid: Alianza/Revista de Occidente, 1984.

——, [2] *Europa y la idea de nación*, Madrid: Alianza/Revista de Occidente, 1985.

——, [3] *Ideas y creencias*, Madrid: Alianza/Revista de Occidente, 1987.

—, [4] *El tema de nuestro tiempo*, Madrid: Espasa Calpe, 1987.

—, [5] *El ocaso de las revoluciones*, Obras completas, vol. III, Madrid: Alianza/Revista de Occidente, 1994.

—, [6] *España invertebrada*, Obras completas, vol. III, Madrid: Alianza/ Revista de Occidente, 1994.

—, [7] *La deshumanización del arte*, Obras completas, vol. III, Madrid: Alianza/Revista de Occidente, 1994.

OZICK, CYNTHIA, «Preface», *The Book of Job*, Nueva York: Random House/Vintage Classics, 1998.

PAGLIA, CAMILLE, *Sexual Personae. Art and Decadence from Nefertiti to Emily Dickinson*, Nueva York: Vintage, 1991.

PAINE, THOMAS, *Los derechos del hombre*, Madrid: Doncel, 1977.

PARRINGTON, VERNON L., *Main Currents in American Thought. The Romantic Revolution in America: 1800-1860*, Nueva York: Harvest Books, 1954.

PASCAL, BLAISE, *Pensées*, edición de L. Brunschvicg, París: Flammarion, 1976.

PAZ, OCTAVIO, [1] *Los hijos del limo. Del romanticismo a la vanguardia*, México: Seix-Barral, 1989.

—, [2] *El arco y la lira*, México: Fondo de Cultura Económica, 1998.

POE, EDGAR ALLAN, *The Complete Stories*, Nueva York: Knopf/Everyman, 1992 [versión en castellano: *Cuentos*, 2 vols., trad. Julio Cortázar, Madrid: Alianza, 1970].

PRAZ, MARIO, *La carne, la muerte y el diablo en la literatura romántica*, trad. R. Mettini, Barcelona: El Acantilado, 1999.

QUEVEDO, FRANCISCO DE, [1] *Poemas escogidos*, edición de J. M. Blecua, Madrid: Castalia, 1989.

—, [2] *Sueños y discursos*, edición de J. O. Crosby, Madrid: Castalia, 1993.

RANGEL, CARLOS, *Del buen salvaje al buen revolucionario*, Caracas: Monte Ávila, 1982.

RENAN, ERNEST, *Études d'histoire religieuse. Nouvelles études d'histoire réligieuse*, edición de H. Pischari, París: Gallimard, 1992.

Rico y Amat, Juan, *Diccionario de los políticos para divertimiento de los que ya lo han sido y enseñanza de los que aun quieren serlo*, México: Porrúa, 1990 (facsímil de la edición de 1855).
Rodgers, Daniel T., *Contested Truths*, Nueva York: Basic Books, 1985.
Rodríguez y Puértolas (comp.), *Poesía crítica y satírica del siglo xv*, Madrid: Castalia, 1989.
Rogers, Carl, *El proceso de convertirse en persona*, trad. L. Wainberg. Buenos Aires: Paidós, 1964.
Rose, Gillian, *Mourning Becomes the Law. Philosophy and Representation*, Cambridge: Cambridge University Press, 1997.
Rousseau, Jean-Jacques, [1] *Las confesiones*, trad. Juan del Agua, Madrid: Espasa-Calpe, 1983.
——, [2] *Del contrato social*, trad. M. Armiño, Madrid: Alianza, 1986.
——, [3] *Discurso sobre el origen y los fundamentos de la desigualdad entre los hombres, y otros escritos*, trad. A. Pintor, Madrid: Tecnos, 1987.
——, [4] *Les rêveries du promeneur solitaire*, París: Flammarion, 1997 [versión en castellano: *Las ensoñacones del paseante solitario*, trad. Mauro Armiño, Madrid: Alizanza, 1979].
Ruggiero, Guido de, *Historia del liberalismo europeo*, trad. G. C. Posada, Madrid: Pegaso, 1944
Ruiz, Juan (Arcipreste de Hita), *Libro del buen amor*, edición de G. B. Gybbon-Montpenny, Madrid: Castalia, 1990.
Safranski, Rüdiger, *El mal o El drama de la libertad*, trad. R. Gabás, Barcelona: Tusquets, 2000.
Sahlins, Marshall, *Cultura y razón práctica*, trad. G. Valdivio, Barcelona: Gedisa, 1997.
Saint-Just, Louis Antoine de, *On ne peut régner innocemment*, París: Mille et Une Nuits, 1996.
Salinas, Pedro, *Jorge Manrique: tradición y originalidad, Ensayos completos*, Madrid: Taurus, 1983.
Sánchez-Ferlosio, Rafael, *Vendrán más años malos y nos harán más ciegos*, Barcelona: Destino, 1993.
Sarrailh, Jean, *La España ilustrada de la segunda mitad del siglo xviii*, trad. Antonio Alatorre, México: Fondo de Cultura Económica, 1979.

SCHAMA, SIMON, *Ciudadanos. Crónica de la Revolución Francesa*, trad. A. Leal, Buenos Aires: Javier Vergara, 1990.
SCHELER, MAX, [1] *On Feeling, Knowing and Valuing*, edición de H. Bershady, Chicago: The University of Chicago Press, 1992.
——, [2] *El resentimiento en la moral*, trad. José Gaos, Madrid: Caparrós Editor, 1998.
SCHENK, H. G., *El espíritu de los románticos europeos*, trad. Juan José Utrilla, México: Fondo de Cultura Económica, 1983.
SCHMITT, CARL, [1] *Interpretación europea de Donoso Cortés*, trad. F. Caballero, Madrid: Rialp, 1963.
——, [2] *El concepto de lo político. Teoría del partisano*, México: Folios Ediciones, 1985.
——, [3] *Political Romanticism*, trad. Guy Oakes, Cambridge: MIT Press, 1986.
SCHOLEM, GERSHOM, *Conceptos básicos del judaísmo. Dios, Creación, Revelación, Tradición, Salvación*, trad. J. L. Barbero, Madrid: Trotta, 1998.
SCHOPENHAUER, ARTHUR, *El amor, las mujeres y la muerte*, Madrid: Edaf, 1996.
SCHUTZ, ALFRED, *El problema de la realidad social*, Buenos Aires: Amorrortu, 1974.
SHILS, EDWARD, *The Virtue of Civility. Selected Essays on Liberalism, Tradition and Civil Society*, edición de S. Grosby, Indianapolis: Liberty Fund, 1997.
SIMÓN, CÉSAR, *En nombre de nada*, Valencia: Pre-Textos, 1998.
SIMMEL, GEORG, [1] *Filosofía del dinero*, trad. R. García Cotarelo, Madrid: Instituto de Estudios Políticos, 1977.
——, [2] *Sociología. Estudio sobre las formas de socialización*, Madrid: Revista de Occidente, 1977.
SINGER, ISAAC BASHEVIS, *The Family Moskat*, trad. A. Gross, Londres: Penguin, 1980.
SLOTERDIJK, PETER, *Extrañamiento del mundo*, Valencia: Pre-Textos, 1998.
SÓFOCLES, *Edipo rey, Tragedias*, trad. Fernando Segundo Brieva, Madrid: Edaf, 1997.

SONTAG, SUSAN, *Contra la interpretación*, trad. H. Vázquez Rial, Barcelona: Seix Barral, 1984.
SPINOZA, BARUCH, *Tratado político*, trad. Enrique Tierno Galván, Madrid: Tecnos, 1985.
STEINER, GEORGE, [1] *En el castillo de Barba Azul. Aproximación a un nuevo concepto de cultura*, trad. A. Bixio, Barcelona: Gedisa, 1991.
——, [2] *La muerte de la tragedia*, Caracas: Monte Ávila, 1991.
——, [3] *Pasión intacta*, trad. M. Gutiérrez y E. Castejón, Madrid: Siruela, 1997.
STENDHAL, *Vida de Henry Brulard*, trad. J. Bravo, Madrid: Alfaguara, 1988.
STEPHEN, JAMES FITZJAMES, *Liberty, Equality, Fraternity*, Indianapolis: Liberty Fund, 1993.
STEPHEN, LESLIE, *Samuel Johnson*, Nueva York: AMS Press, 1968.
STEVENSON, ROBERT L., *The Works of Robert Louis Stevenson*, Londres: Spring Books, 1989.
STUART MILL, JOHN, [1] *Sobre la libertad*, trad. J. Sáinz, Madrid: Aguilar, 1977.
——, [2] *La utilidad de la religión*, Madrid: Alianza, 1986.
TALMON, J. L., [1] *Mesianismo político. La etapa romántica*, trad. A. Gobernado, Madrid: Aguilar, 1969.
——, [2] *Romanticism and Revolt. Europe 1815-1848*, Nueva York: Norton, 1979.
TAWNEY, R. H., *Equality*, Londres: Allen & Unwin, 1952.
TAYLOR, CHARLES, *La ética de la autenticidad*, trad. P. Carbajosa, Barcelona: Paidós, 1994.
TENORIO TRILLO, MAURICIO, *Argucias de la historia. Siglo XIX, cultura y "América Latina"*, México: Paidós, 1999.
TERESA DE JESÚS, SANTA, *Libro de la vida*, edición de O. Steggink, Madrid: Castalia, 1986.
The Concise Oxford Dictionary of Proverbs, Oxford: Oxford University Press, 1998.
THOMPSON, E. P., [1] «The Moral Economy Reviewed», *Customs in Common*, Londres: Penguin, 1993.

—, [2] *Witness Against the Beast. William Blake and the Moral Law*, Cambridge: Cambridge University Press, 1994.
—, [3] *The Romantics. England in a Revolutionary Age*, Nueva York: The New Press, 1997.
TOCQUEVILLE, ALEXIS DE, *De la democracia en América*, trad. D. Sánchez de Aleu, Madrid: Alianza, 1980.
TODOROV, TZVETAN, *Frágil felicidad. Un ensayo sobre Rousseau*, trad. M. R. Segura, Barcelona: Gedisa, 1997.
TRILLING, LIONEL, *Sincerity and Authenticity*, Cambridge: Harvard University Press, 1997.
TURNER, JAMES, *Without God, Without Creed. The Origins of Unbelief in America*, Baltimore: Johns Hopkins University Press, 1986.
VALÈRY, PAUL, *Regards sur le monde actuel*, París: Gallimard, 1945.
VAN DEN BERG, J. H., «The Subject and His Landscape» en Harold Bloom (comp.), *Romanticism and Consciousness. Essays in Criticism*, Nueva York: Norton, 1970.
VOEGELIN, ERIC, [1] *From Enlightenment to Revolution*, Durham, N. C.: Duke University Press, 1975.
—, [2] *Science, Politics and Gnosticism*, Washington, D. C.: Regnery, 1997.
—, [3] *The New Science of Politics. An Introduction*, Chicago: The University of Chicago Press, 1997.
—, [4] *History of Political Ideas. Renaissance and Reformation*, *The Collected Works of Eric Voegelin*, vol. 4, edición de D. Morse y W. Thompson, Columbia: University of Missouri Press, 1998.
—, [5] *History of Political Ideas. The New Order and Last Orientation*, *The Collected Works of Eric Voegelin*, vol. 25, edición de J. Gebhardt y T. Hollweck, Columbia: University of Missouri Press, 1999.
VOLTAIRE, *Mélanges*, edición de Jacques Van den Heuvel, París: Gallimard/La Plèiade, 1961.
WALTON, DOUGLAS, *Appeal to Pity. Argumentum ad misericordiam*, Nueva York: State University of Nueva York Press, 1997.
WEAVER, RICHARD, *Ideas have Consequences*, Chicago: University of Chicago Press, 1984.

WEBER, MAX, [1] *La ética protestante y el espíritu del capitalismo*, trad. L. Legaz-Lacambra, Barcelona: Península, 1979.

——, [2] *El político y el científico*, trad. F. Rubio, Madrid: Alianza, 1980.

——, [3] *Ensayos sobre sociología de la religión*, trad. J. Almaraz, Madrid: Taurus, 1988.

——, [4] *La ética económica de las religiones universales. El judaísmo antiguo*, en Weber 3.

WEIL, SIMONE, [1] *La gravedad y la gracia*, trad. J. Pendás y A. Del Río, Madrid: Caparrós, 1994.

——, [2] *Oeuvres*, edición de F. de Lucsy, París: Quatro/Gallimard, 1999.

WHITMAN, WALT, *Hojas de hierba* (antología bilingüe), trad. Manuel Villar Rosso, Madrid: Alianza, 1997.

WRIGHT, DAVID (comp.), *English Romantic Verse*, Londres: Penguin, 1986.

ZAMBRANO, MARÍA, [1] *Séneca*, Madrid: Siruela, 1994.

——, [2] *La confesión: género literario*, Madrid: Siruela, 1995.

ZWEIG, STEFAN, *The World of Yesterday*, Lincoln: University of Nebraska Press, 1964.

La mirada de Dios.
Estudio sobre la cultura del sufrimiento,
de Fernando Escalante Gonzalbo,
se terminó de imprimir y encuadernar en los talleres
de Programas Educativos, S. A. de C. V.
Calzada Chabacano 65, local A,
col. Asturias, México D. F., el 25 de octubre de 2000.
Se tiraron 2 000 ejemplares. Su composición y formación,
realizadas por computadora en tipos Giovanni Book de 30, 11, 10
y 9 puntos, estuvieron a cargo de Literal, S. de R. L. Mi.
Biblioteca Iberoamericana de Ensayo es una colección
dirigida por Manuel Cruz, Juliana González
y León Olivé, coordinada editorialmente
por Laura Lecuona.